● 全科医学系列教材 ●

丛书主编：单 鸿
丛书副主编：夏瑾瑜 薛 青 李中和

CLINICAL THINKING OF
GENERAL PRACTICE MEDICINE

全科医学临床思维

王 成 ◎ 主编

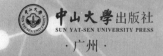

中山大学出版社
·广州·

版权所有　翻印必究

图书在版编目（CIP）数据

全科医学临床思维/王成主编. —广州：中山大学出版社，2021.12
（全科医学系列教材/单鸿主编）
ISBN 978-7-306-07363-1

Ⅰ.①全… Ⅱ.①王… Ⅲ.①家庭医学—教材 Ⅳ.①R499

中国版本图书馆 CIP 数据核字（2021）第 253391 号

QUANKE YIXUE LINCHUANG SIWEI

| 出 版 人：王天琪
| 项目策划：徐　劲
| 策划编辑：鲁佳慧
| 责任编辑：罗永梅
| 封面设计：曾　斌
| 责任校对：谢贞静
| 责任技编：靳晓虹
| 出版发行：中山大学出版社
| 电　　话：编辑部 020-84111996，84113349，84111997，84110779
|　　　　　发行部 020-84111998，84111981，84111160
| 地　　址：广州市新港西路 135 号
| 邮　　编：510275　　传　真：020-84036565
| 网　　址：http://www.zsup.com.cn　E-mail：zdcbs@mail.sysu.edu.cn
| 印 刷 者：佛山市浩文彩色印刷有限公司
| 规　　格：787mm×1092mm　1/16　19.5 印张　468 千字
| 版次印次：2021 年 12 月第 1 版　2021 年 12 月第 1 次印刷
| 定　　价：89.80 元

如发现本书因印装质量影响阅读，请与出版社发行部联系调换

丛书编委会

主　　编：单　鸿

副 主 编：夏瑾瑜　薛　青　李中和

编写人员（以姓氏笔画为序）：

　　　　于翠香　王　成　王建英　田　琳　孙　辽
　　　　李中和　李啸峰　李绍林　张　雷　单　鸿
　　　　陈新野　陈红涛　陈　剑　尚斌芳　罗礼云
　　　　林岫芳　夏瑾瑜　曹庆东　黄燕霞　赖开兰
　　　　薛　青　戴英波

本书编委会

主　　编：王　成

副 主 编：薛　青　陈　剑　李啸峰

编写秘书：朱　晔

编写人员（以姓氏笔画为序）：

卜巨源　王　成　朱　晔　伍　俊　刘　洋
刘　曦　麦　蕾　李啸峰　张华勇　张奎渤
陈　乐　陈　剑　陈惠丽　罗世坚　岳计辉
周　奕　庞文正　郑方芳　郑晓硕　郑晓滨
房昭雄　洪海裕　徐家琪　高良庆　高敏照
唐文仪　唐超刚　康　莹　梁立中　蒋夏阳
韩岩智　温盛霖　廖振鹏　薛　青

全科医学系列教材

序 一

"共建共享、全民健康"是建设健康中国的战略主题。其核心是以人民健康为中心，坚持以基层为重点，以改革创新为动力，预防为主，中西并重。我国于20世纪80年代后期引进全科医学的理念，并一直致力于全科医学教育体系、医疗服务模式和全科医学人才培养模式的建设。国务院办公厅于2020年颁发的《关于加快医学教育创新发展的指导意见》对全科医学学科建设提出了明确的要求：系统规划全科医学教学体系，3年内推动医学院校普遍成立全科医学教学组织机构，加强面向全体医学生的全科医学教育，建设100个左右国家全科医学实践教学示范基地，加强师资培训，推进毕业后医学教育基地认证和继续医学教育学分认证，将住院医师规范化培训结业考核通过率、年度业务水平测试结果等作为住院医师规范化培训基地质量评估的核心指标。

加强党的全面领导是新时期教材建设工作的根本遵循。教材是解决培养什么人、怎样培养人、为谁培养人这一根本问题的重要载体，是国家意识在教育领域的直接体现。全科医学教材建设更要面向党和国家对健康事业发展的需求。

为了加快培养以岗位胜任力为导向的全科医生队伍，夯实全科住院医师医学理论基础，强化评判性临床思维和临床实践能力培养，在全科医学毕业后教育的不断实践基础上，来自临床实践与教学一线的教材编写团队，在单鸿教授的带领下，根据全科领域的发展现状及国家对全科医生培养的长远要求，不断总结经验，紧扣全科专业住院医师规范化培训的内容与标准，形成理论、实践教学与临床实际有效衔接的课程体系。在全科医学教育教材相对匮乏的当下，有针对性地组织编写这套全科医学系列教材，这一工作值得推荐。

中国工程院院士、教授、主任医师

2021年10月

序 二

以生物医学和前沿技术为支持的专科医学是现代临床医学的主体，体现"以疾病为中心"的指导思想；"以人为本"和"以健康为中心"的理念则是当下社会经济发展与进步的必然，于是，全科医学应运而生，乘势而起。

全科医学从"全科医生"（general practitioner，GP）而来，后演变为"家庭医生"（family physician）和"家庭医学"（family medicine）。1972年，世界家庭医生组织（The World Organization of National Colleges, Academies and Academic Association of General Practitioners/Family Physicians，WONCA）成立，系统地提出了全科医学的学科概念。我国著名的医学教育家陈竺院士、曾益新院士、付小兵院士及杨秉辉教授等是全科医学理念最早的传播者、设计者与先行者。全科医学历经30多载的建设发展，已形成具有鲜明中国特色理论、教育、实践相融合的学科体系，面向人民的生命健康，风帆劲起正当时。

全科医学（general practice medicine，GPM）是现代生物医学、工程与信息科学、社会科学的前沿交叉与高度融合的学科，是现代临床医学的重要组成部分。"以人民健康为中心"是该学科的核心思想，用以指导医生为个人、家庭及社会提供连续性、综合性与专业性的医疗与健康保障服务。

医学教育是卫生健康事业发展的重要基石。在实施健康中国战略的新任务的过程中，我国全科医学教育还存在人才培养结构亟须优化、培养质量亟待提高、创新能力有待提升等问题。为加快全科医学教育的创新发展，本教材编写团队以科学规划全科医学教育、培养服务基层群众的全科医学人才作为抓手，充分发挥广东省全科师资培训基地、广东省重点全科住院医师规范化培训基地的引领示范作用，在积极承担广东省骨干全科师资及全科医生培训任务的实践基础上，认真总结经验，针对全科医生规范化培训特点，组织编写了全科医学系列教材，包括《全科医学慢性病管理》《全科医学临床思维》《全科医学社区护理》《全科医学辅助检查》《全科医学临床操作》五个分册，重点在于提升全科住院医师规范化培训内涵建设及培训质量，加强岗位胜任力培养。后续还将编写关于社区感染防控、智慧医疗方面的两个分册，以完善全科医学系列教材的设置，初步形成具有理论引领与实用操作并重的专业特色教材。

本系列教材的特点是紧扣全科规范化培训大纲和最新基层防治指南，图文并茂，将严谨、规范、实用结合在一起。

各位编委历时3年，在完成繁重的临床、教学工作之余，尽心尽力，博采众长，倾囊相授，顺利完成了本书的编写工作。衷心感谢来自中山大学孙逸仙纪念医院的熊小强主任医师、金小岩副主任医师、张璟璐副主任医师，中山大学附属第三医院张扣兴主任医师、周凤丽副主任医师、董睿敏副主任医师，中山大学附属第一医院刘敏主任、陈妙虹副主任护师，中山大学护理学院张利峰副教授，华中科技大学同济医学院附属同济医院王良主任医师，南方医科大学深圳医院陈龙副主任医师、张楠楠副主任医师，深圳市宝安人民医院（集团）吴华主任医师对教材提出的宝贵意见和建议。在编写过程中，中山大学附属第五医院全科医学办公室的老师们进行了大量的素材、图片、表格处理，以及稿件校正、查实文献出处等工作，也一并致以感谢！

由于编者学识和经验有限，本系列教材仍会有许多不足之处，希望各位读者及专家予以批评指正。

丛书主编、教授、主任医师

2021年10月

前　言

全科医生承担着基层常见病与多发病的诊疗和转诊、预防保健和慢性病管理等一体化服务，被称为人民健康的"守门人"。党的十九大报告明确要求"加强基层医疗卫生服务体系和全科医生队伍建设"。2016年，习近平总书记出席全国卫生与健康大会并发表重要讲话，明确提出把健康"守门人"制度建立起来。因此，如何培养更多合格的全科医生是"强基层"的关键所在。

临床思维是评估全科医生质量的重要维度。使全科医生经过规范化培训后具备缜密、全面的思维方式是全科医生规范化培训的终极目标。实现这一目标的前提就是规范化的培训。因此，我们组织具有丰富临床与教学经验的临床专家编写此书，旨在提升全科医生临床思维培训的规范化和同质化。

本书从临床实践出发，以临床症状为纲，通过精炼的文字、清晰的图片进行全面翔实的描述，具有较强的实用性、可读性。本书根据《住院医师规范化培训内容与标准》（2020年修订版）中的全科培训细则及全科本科教学大纲要求，收集涉及内科、外科、妇科、儿科、神经科、眼科、耳鼻喉科等相关学科的全科常见症状。首先，本书简明扼要地介绍全科常见症状的定义、病因和发病机制，以便读者能建立症状的基本概念；然后，重点围绕全科医生必须掌握的诊断思路、诊断流程和转诊原则进行阐述。

本书的编写得到中山大学附属第五医院各级领导的支持和帮助，在此致以诚挚的感谢！感谢各位编者对本书的无私付出，感谢他们在繁忙的临床工作之余抽出宝贵的个人时间完成此书。感谢中山大学附属第五医院在培全科医生反馈的宝贵意见。感谢中山大学附属第三医院的张扣兴教授、周凤丽教授为本书提出的宝贵意见。感谢圆果文创工作室的赵梓云先生为本书绘制各类图表。

本书可供全科医学专业学生学习使用，亦可作为全科医生、全科医生师资培训或基层医疗机构专业技术人员学习的参考资料。虽然全体编者尽力完善此书，但限于学术水平和编写经验的不足，书中一定存有不足或者缺陷，期望读者不吝赐教，以便在再版时予以修正。

2021年3月

目　录

第一章　内科常见临床症状 ·· 1
第一节　咳嗽 ··· 1
第二节　咯血 ··· 6
第三节　呼吸困难 ··· 10
第四节　胸腔积液 ··· 16
第五节　胸痛 ··· 21
第六节　心悸 ··· 26
第七节　晕厥 ··· 31
第八节　发绀 ··· 37
第九节　吞咽困难 ··· 41
第十节　呕吐 ··· 44
第十一节　黄疸 ··· 50
第十二节　腹痛 ··· 56
第十三节　腹泻 ··· 64
第十四节　便秘 ··· 68
第十五节　呕血 ··· 72
第十六节　便血 ··· 77
第十七节　腹水 ··· 81
第十八节　血尿 ··· 88
第十九节　蛋白尿 ··· 93
第二十节　水肿 ··· 98
第二十一节　头晕及眩晕 ··· 104
第二十二节　头痛 ··· 108
第二十三节　瘫痪 ··· 114
第二十四节　感觉障碍 ··· 119
第二十五节　意识障碍 ··· 125
第二十六节　认知障碍 ··· 130
第二十七节　发热 ··· 137
第二十八节　贫血 ··· 143
第二十九节　关节痛 ··· 148
第三十节　淋巴结肿大 ··· 153
第三十一节　消瘦 ··· 159

第三十二节　肥胖 ……………………………………………………………… 163
　　第三十三节　乏力 ……………………………………………………………… 168

第二章　外科常见临床症状 …………………………………………………………… 178
　　第一节　体表肿物 ……………………………………………………………… 178
　　第二节　腹部肿块 ……………………………………………………………… 182
　　第三节　腰腿痛 ………………………………………………………………… 191
　　第四节　颈部肿块 ……………………………………………………………… 196
　　第五节　乳腺肿块 ……………………………………………………………… 201

第三章　妇科常见临床症状 …………………………………………………………… 206
　　第一节　异常阴道出血 ………………………………………………………… 206
　　第二节　阴道分泌物异常 ……………………………………………………… 210
　　第三节　盆腔肿块 ……………………………………………………………… 214

第四章　儿科常见临床症状 …………………………………………………………… 219
　　第一节　小儿发热 ……………………………………………………………… 219
　　第二节　小儿咳嗽 ……………………………………………………………… 224
　　第三节　小儿水肿 ……………………………………………………………… 228
　　第四节　小儿呕吐 ……………………………………………………………… 233
　　第五节　小儿腹泻 ……………………………………………………………… 237
　　第六节　小儿皮疹 ……………………………………………………………… 240

第五章　眼科常见临床症状 …………………………………………………………… 246
　　第一节　视力下降 ……………………………………………………………… 246
　　第二节　视野异常 ……………………………………………………………… 249
　　第三节　眼红 …………………………………………………………………… 252
　　第四节　眼痛 …………………………………………………………………… 255

第六章　耳鼻喉科常见临床症状 ……………………………………………………… 260
　　第一节　鼻出血 ………………………………………………………………… 260
　　第二节　咽痛 …………………………………………………………………… 263
　　第三节　耳痛 …………………………………………………………………… 266
　　第四节　耳鸣 …………………………………………………………………… 269
　　第五节　听力下降 ……………………………………………………………… 273
　　第六节　嗅觉障碍 ……………………………………………………………… 276

第七章 口腔科常见临床症状 ·· 280
   第一节 牙痛 ··· 280
   第二节 口腔溃疡 ·· 283

第八章 精神心理科常见临床症状 ·· 287
   第一节 抑郁 ··· 287
   第二节 焦虑 ··· 290

附录 中英文名词对照表 ··· 294

第一章 内科常见临床症状

第一节 咳 嗽

一、定义

咳嗽（cough）是机体的一种防御性反射动作，可保护肺免受误吸物损伤，也有助于将呼吸道分泌物、气道内异物及有害因子清除，但频繁剧烈的咳嗽往往提示存在病理情况，是临床上多种疾病的症状，也是患者就诊的常见原因。咳嗽按症状持续时间分为：小于3周的急性咳嗽、持续3～8周的亚急性咳嗽和超过8周的慢性咳嗽。咳嗽按性质又可分为干咳与湿咳，一般以每天痰量大于10 mL作为湿咳的标准。气管、支气管黏膜腺体的分泌物和/或肺泡内的渗出物，借助咳嗽动作从口中排出，该分泌物或渗出物称为痰液。咳出痰液的过程称为咳痰（expectoration）。

二、原因

咳嗽的常见原因见表1-1。

表1-1 咳嗽的原因

分类	常见原因
急性咳嗽	可危及生命的疾病：气道异物、急性左心衰竭、张力性气胸、急性肺血栓栓塞症等
	急性呼吸系统感染：普通感冒、急性气管-支气管炎、肺炎等
	慢性气道疾病急性发作：支气管哮喘急性发作、慢性支气管炎急性发作、支气管扩张症等
	环境或职业有害因素暴露
亚急性咳嗽	感染后咳嗽、咳嗽变异型哮喘、上气道咳嗽综合征、嗜酸性粒细胞性支气管炎等
慢性咳嗽	咳嗽变异型哮喘、上气道咳嗽综合征、嗜酸细胞性支气管炎、胃食管反流相关性咳嗽、变应性咳嗽、慢性支气管炎、支气管扩张症、气管-支气管结核、血管紧张素转换酶抑制剂类降压药相关性咳嗽、支气管肺癌、间质性肺疾病、心理性咳嗽等

三、发生机制

咳嗽的本质是一种暴发性的呼气动作，表现为深吸气后声门关闭，继而突然用力呼气，气流通过狭窄的声门裂而产生声音。咳嗽可为自主或非自主动作，非自主咳嗽由完整的反射弧参与。反射弧由外周感受器、传入神经（三叉神经、舌咽神经、迷走神经）、延髓咳嗽中枢、传出神经（脊神经、副神经、迷走神经）、效应器官（咽肌、膈肌、胸腹部肌群）构成。

咳嗽一般由喉至二级支气管之间的气道黏膜受刺激后诱发，以喉部杓状间隙和气管隆突最为敏感，但从鼻腔至终末细支气管整个呼吸道的黏膜（包括鼻窦、咽部、喉部）受刺激均可诱发咳嗽。此外，外耳、胸膜、食管等部位均存在咳嗽感受器，而肺泡、肺间质水肿也可刺激分布于肺部的 C 纤维末梢 J 感受器引起咳嗽。

引起咳嗽的刺激是多样的，如吸入粉尘、气道黏膜分泌物、气道及肺泡的炎症渗出物、气道新生物及异物、支气管壁受压等。这些刺激可分为三类：①机械性刺激，如吸入粉尘及香烟的烟雾，肺纤维化及肺不张对气道的牵拉应力；②气道炎症，如急性上呼吸道感染、急性气管-支气管炎、慢性支气管炎、支气管哮喘；③精神心理因素，如焦虑抑郁状态常引起日间干咳，但多无器质性疾病，精神心理因素可加重器质性疾病所致咳嗽。

咳痰一般是病理现象。生理情况下，气管及支气管黏膜腺体和杯状细胞可分泌少量黏液，保持呼吸道黏膜湿润，其中的一些免疫成分起保护作用。当呼吸道存在炎症时，黏液分泌增多，同时由于毛细血管通透性增加，浆液渗出，黏液和浆液与吸入的尘埃和组织破坏产物混合而形成痰液，随咳嗽动作而排出。此外，在肺循环静水压（如心源性肺水肿）或肺泡毛细血管通透性增加（如急性呼吸窘迫综合征）时，肺泡和细支气管内会出现浆液渗出，也可引起咳痰。

四、诊断思路

通过详细的病史采集和细致的体格检查，可对咳嗽的病因进行初步的判断，再选择相应的辅助检查做进一步的鉴别诊断，必要时可予诊断性治疗。

（一）问诊要点

（1）发病至就诊时间：以小于 3 周、3～8 周、大于 8 周为界，分别分为急性、亚急性、慢性咳嗽，提示不同的疾病谱，可指导辅助检查种类及诊断性治疗方案的选择。

（2）发病的前驱症状及伴随症状：发病前期有鼻塞、流涕、咽痛、声嘶等症状，提示急性上呼吸道感染（简称"上感"）可能；上感症状缓解后出现迁延性干咳或咳少量白色黏液痰则提示感染后咳嗽可能；而发病前有呛咳、误吸情况提示有气道异物可能；劳力性呼吸困难、夜间不能平卧和下肢水肿常提示心力衰竭。

（3）咳嗽的性质：干咳常见于急慢性咽喉炎、感染后咳嗽、咳嗽变异型哮喘、变应性咳嗽、气道异物、气管受压或牵拉、胸膜疾病、原发性肺动脉高压、二尖瓣狭窄等。湿性咳嗽常见于上气道咳嗽综合征、慢性支气管炎、支气管扩张症、肺炎、肺脓肿等。

（4）痰液的性状：黏液性痰见于支气管哮喘、急慢性支气管炎及支气管肺炎初期；浆液性痰见于肺水肿及细支气管肺泡癌，前者常为粉红色泡沫样；脓痰则提示细菌性下呼吸道感染；血痰是由于呼吸道黏膜损伤、病变损伤毛细血管或红细胞渗出至肺泡所致。铁锈色痰常提示肺炎链球菌肺炎；砖红色胶冻样痰为肺炎克雷伯菌感染的特征；黄绿色痰常提示铜绿假单胞菌感染，多见于支气管扩张症；恶臭痰见于厌氧菌感染，如肺脓肿；每日咳大量浆液性痰，痰量达数百至上千毫升则要考虑细支气管肺泡癌可能。

（5）咳嗽的日夜节律和诱发及加重因素：咳嗽变异型哮喘多为刺激性干咳，夜间及凌晨加重，易因剧烈运动、冷空气、异味、灰尘等诱发或加重；夜间咳嗽常见于左心衰竭患者；心理性咳嗽则一般出现在日间，在夜间休息或专注于工作学习时消失，常伴焦虑症状。

（6）既往史：应注意患者有无过敏性鼻炎、异位性皮炎、心脏疾病、胃食管反流病等病史。也应注意患者是否存在造成免疫损害的基础病或正在接受会造成免疫损害的治疗，如肝硬化、糖尿病或正接受免疫抑制剂、糖皮质激素、生物制剂治疗，因为这种情况易出现下呼吸道感染。

（7）个人史：应采集吸烟史、粉尘接触史、药物使用史［如血管紧张素转换酶抑制剂（angiotensin converting enzyme inhibitor，ACEI）类降压药、β受体阻滞剂等］、结核病接触史。

（8）家族史：注意询问有无变应性鼻炎、支气管哮喘、慢性阻塞性肺疾病、支气管扩张症、先天性心脏病等家族史。

（二）体格检查要点

（1）生命体征。

（2）头颈部查体：注意球结膜有无充血、水肿，各鼻窦区有无压痛，咽部视诊，甲状腺、颈部及锁骨上淋巴结触诊。

（3）胸部查体：胸部视、触、叩、听诊，心脏叩诊和听诊。

（4）其他查体：意识状态，口唇、甲床有无发绀，有无杵状指（趾）。

（5）必要时进行心理测试。

（三）鉴别诊断

咳嗽的鉴别诊断要点详见表1-2。

表1-2 咳嗽的鉴别诊断要点

病因	临床表现及体征	辅助检查
上呼吸道疾病（急慢性鼻窦炎、过敏性鼻炎）	存在喷嚏、鼻塞、流涕、频繁清喉咙、咽后黏液附着感、鼻后滴流感	鼻窦CT、鼻内镜、变应原检查
气管支气管炎	常存在上呼吸道感染前驱症状，随后咳嗽加剧，伴或不伴咳痰，可有胸骨后不适感，双肺可闻及散在干、湿性啰音	血常规、CRP、降钙素原、痰病原学、胸部X线

续表 1-2

病因	临床表现及体征	辅助检查
大叶性肺炎	常有上呼吸道感染前驱症状，初为干咳，而后出现咳痰，伴发热、胸痛、呼吸困难，有肺实变体征	血常规、CRP、降钙素原、痰病原学、胸部 X 线
慢性支气管炎	咳白色泡沫或黏液痰，晨起明显，夜间可有阵发性咳嗽、排痰，双肺有时可闻及干、湿性啰音；常有吸烟或粉尘接触史	胸部 X 线、胸部 CT、肺功能
支气管扩张症	咳大量绿脓痰，常带臭味；痰液放置后可分层；常自幼年起反复咳嗽、咳痰	胸部 X 线、肺高分辨率 CT、痰病原学
肺结核	持续咳嗽数周至数月，咯血或痰中带血；伴结核中毒症状	胸部 X 线、胸部 CT、痰病原学、结核菌素试验、γ-干扰素释放试验
肺真菌病	持续咳嗽数周至数月，咯血或痰中带血；常存在免疫损害的因素	胸部 X 线、胸部 CT、痰病原学、半乳甘露聚糖试验、$(1,3)$-β-D-葡聚糖试验
支气管肺癌	持续干咳或咳少量黏液痰数周至数月，可反复出现少量咯血或痰中带血	胸部 X 线、胸部 CT、痰细胞学、肿瘤标志物
左心衰竭	平卧加重，伴劳力性呼吸困难；心力衰竭体征	胸部 X 线、超声心动图
胃食管反流病	干咳或咳少量白色黏痰；大多发生于日间、直立体位及体位变换时；可伴反酸、胃灼热、嗳气；进食促进胃酸分泌的食物可诱发和加重症状	24 小时食管 pH 监测
药物性咳嗽	干咳；使用 ACEI 类降压药；停药 1～4 周后咳嗽缓解或明显减轻	排除其他引起咳嗽疾病的检查

CRP：C-reactive protein，C 反应蛋白。

五、诊断流程

咳嗽的诊断流程如图 1-1 所示。

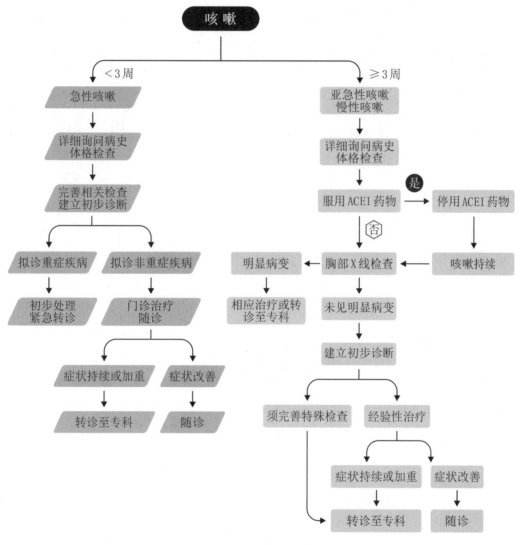

图 1-1　咳嗽的诊断流程

六、转诊原则

（1）提示可能为严重疾病的急性咳嗽，如气道异物、肺炎、自发性气胸、急性肺血栓栓塞症、急性左心功能不全；合并咯血，存在窒息风险等，需要紧急转诊。

（2）存在呼吸道传染性疾病可能。

（3）亚急性咳嗽、慢性咳嗽病因不明，经验性治疗无效，须完善鼻内镜、支气管激发试验、诱导痰细胞学、24 小时食管 pH 监测、支气管镜、胸部 CT 等检查进一步明确诊断。

（4）常规治疗疗效不佳者。

七、小结

（1）咳嗽的病因诊断应重视病史采集及进行细致体格检查，首先注意确定是否伴有重症疾病，及时给予转诊。

（2）可根据病史、体征得出初步临床诊断，给予经验性治疗。

（3）病因不明，经验性治疗无效，须转诊至专科。

八、思考题

患者，男性，17岁，高中生，因"突发右侧胸痛，伴干咳1天"就诊。请思考该患者的可能诊断及进一步处理。（问诊要点、体格检查要点、鉴别诊断、转诊原则）

（郑晓滨）

第二节 咯 血

一、定义

咯血（hemoptysis）是指经口腔咯出下呼吸道，包括喉部以下气道及肺的任何部位的出血。咯血是常见的呼吸系统症状，少量咯血常表现为痰中带血，多为自限性过程，但接近5%的咯血患者可出现大咯血，可造成窒息死亡。大咯血若不及时治疗，死亡率可高达50%。

二、原因

咯血的常见原因见表1-3。

表1-3 咯血的原因

分类	常见原因
呼吸系统疾病	气道疾病：如支气管炎、支气管扩张症、支气管肺癌、支气管结石、外伤性气道损伤、气道异物、支气管血管畸形、支气管结核、真菌感染等
	肺实质间质疾病：如肺炎、继发性肺结核、肺脓肿、肺梗死、侵袭性肺曲霉菌病、肺挫伤、结缔组织病累及肺、肺出血肾炎综合征、特发性肺含铁血黄素沉积症等
	肺血管疾病：如肺动静脉畸形、肺动脉血栓栓塞症、特发性肺动脉高压等

续表1-3

分类	常见原因
心血管疾病	心源性肺水肿、二尖瓣狭窄、先天性心脏病所致肺动脉高压等
医源性因素	支气管镜术后、气道支架植入术后、使用抗凝药物、使用抗血小板药物等
其他因素	血液系统疾病（如急性白血病、血小板减少性紫癜等）；子宫内膜异位症等

三、发生机制

咯血是由各种原因造成气道黏膜通透性增高或损伤、肺部血管通透性增高或损伤所致，如：支气管炎症、结石导致支气管黏膜或黏膜下毛细血管通透性增高或黏膜下血管破裂；肺真菌病可侵袭小血管，使其管壁破溃；支气管扩张症、肺结核、肺真菌病、肺脓肿等由于组织破坏及修复、慢性炎症刺激促进血管生成素释放等因素，使病变局部形成新生血管、小动脉瘤、动静脉瘘，而这些血管均较脆弱，易于破裂；恶性肿瘤也可释放血管生成素，于病变局部形成较易损的血管结构；心血管疾病所致咯血多因左心输出量下降致肺循环淤血、静水压增高，造成肺泡壁或支气管内膜毛细血管破裂、支气管黏膜下静脉曲张破裂。

四、诊断思路

对于咯血，应首先鉴别口腔排血的来源，可通过有针对性的问诊及查体初步判断出血确系咯血，抑或出血来自上呼吸道、口腔或上消化道，并以此确定进一步的辅助检查。对于大咯血患者，应首先采取措施维持呼吸道通畅，保证氧合，简单扼要地采集病史及重点查体后立即联系救护车转诊。

（一）问诊要点

（1）前驱症状：若自觉肺部有液体流动，继而出现咽痒、咳嗽、咯血，基本可确定为咯血；若出现上腹部不适、饥饿感、反酸等上消化道症状，继而出现口腔排血，应注意是否为呕血。

（2）口腔排出血液的性质：痰中带血、鲜血带血块或泡沫样血性分泌物。

（3）伴随症状及体征：有无咳痰、发热、心悸、胸痛、胸闷、发绀、晕厥、劳力性呼吸困难、恶心、呕吐、黑便；夜间可否平卧，可否自闻及喘鸣音；是否伴血压变化、意识状态改变、下肢水肿等。

（4）服药史：是否服用阿司匹林、氯吡格雷、华法林、利伐沙班等抗血小板、抗凝药以及避孕药、糖皮质激素。

（5）既往史：有无过敏性鼻炎、呼吸系统疾病、消化性溃疡、心脏病、肝脏疾病病史及目前治疗情况。

（6）个人史：有无吸烟史及粉尘接触史。

（7）月经史：咯血与月经周期的关系。

（8）家族史：有无肺结核、支气管扩张症、支气管肺癌、凝血功能障碍性疾病、心脏病家族史。

(二) 体格检查要点

(1) 生命体征。
(2) 头颈部查体：检查鼻腔、口腔、咽部。
(3) 胸部查体：进行胸部视、触、叩、听诊，心脏叩、听诊。
(4) 腹部查体：进行腹部听、触诊。
(5) 其他查体：检查意识状态，口唇、甲床有无发绀，有无杵状指（趾），下肢是否水肿，双侧周径是否对称。

(三) 鉴别诊断

咯血的鉴别诊断要点见表1-4。

表1-4 咯血的鉴别诊断要点

病因	临床表现及体征	辅助检查
支气管扩张症	慢性咳嗽、咳痰，咳大量脓性痰，反复咯血；肺部可闻及固定性粗湿啰音，可见杵状指（趾）	胸部高分辨率CT
继发性肺结核	咳嗽、咳痰，痰中带血或咯鲜血，午后低热、乏力、盗汗、消瘦	胸部X线、胸部CT、痰涂片镜检、结核菌素试验、γ-干扰素释放试验
支气管肺癌	刺激性干咳、痰中带血或咯鲜血，肺部局限性哮鸣音	胸部X线、胸部CT、肿瘤标志物、痰病原学
肺栓塞	存在深静脉血栓形成的危险因素或体征；突发气促、咯血、胸痛、晕厥、咳嗽、心悸；发绀、心动过速，$P_2 > A_2$，不对称性下肢肿胀	D-二聚体、心电图、下肢深静脉彩超、超声心动图、CT肺动脉造影、放射性核素肺通气/血流灌注显像
肺炎	发热、咳嗽、咳痰，可伴胸痛，肺实变体征，肺部可能闻及湿啰音	胸部X线、胸部CT、炎症指标
二尖瓣狭窄	劳力性呼吸困难、咳嗽、痰中带血、咯鲜血、咳粉红色泡沫痰、声嘶；二尖瓣面容，心脏杂音	超声心动图
急性左心衰竭	有心脏病史；劳力性呼吸困难，夜间不能平卧，可出现夜间阵发性呼吸困难、端坐呼吸，可伴咳嗽、咳痰、咯血、乏力、疲倦、少尿；肺部可闻及湿啰音，有基础心脏病相应的体征	心电图、超声心动图、胸部X线
血液系统疾病	常伴皮肤及其他黏膜出血	血常规、骨髓穿刺
鼻咽部出血	吸涕带血、咽部异物感	纤维喉镜
呕血	伴上腹部不适、恶心、黑便，多为暗红色，无咳嗽、咳痰	呕吐物隐血试验、大便隐血试验、胃镜

五、诊断流程

咯血的诊断流程见图1-2。

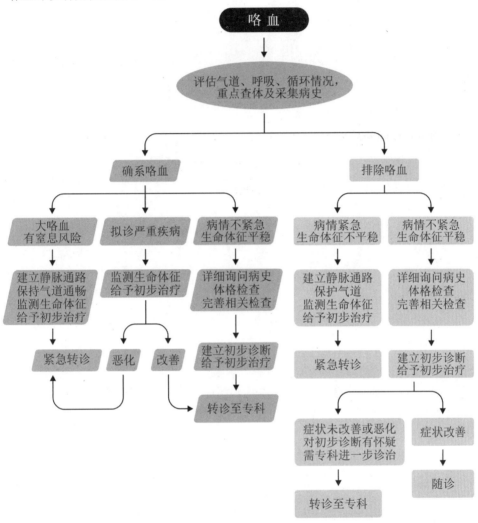

图1-2 咯血的诊断流程

六、转诊原则

（1）大咯血可在短时间内造成窒息而危及生命，接诊时应首先采取措施维持呼吸道通畅，保证氧合，简单扼要地采集病史及重点查体后立即联系救护车转诊。

（2）提示可能为严重疾病者，如肺栓塞、气道异物、外伤。

（3）考虑为呼吸道传染性疾病者，如继发性肺结核。

（4）诊断不明，需进一步完善胸部CT、支气管镜、CT肺动脉造影（computed tomographic pulmonary angiography，CTPA）等检查的患者。

（5）常规治疗疗效不佳者。

七、小结

（1）咯血应注意与口腔出血、咽部出血、鼻衄及呕血相鉴别。
（2）突发咯血的患者应注意及时排除严重疾病，可先采集简要病史及重点查体。
（3）大咯血可造成窒息，应及时联系救护车转诊。
（4）对于初步判断无窒息风险、排除严重疾病的咯血患者，应进行详细病史采集及细致体格检查，根据拟诊诊断给予相应治疗或转诊至相应专科。

八、思考题

患者，男性，26岁，程序员，因"咳嗽、低热2周余，伴咯血1小时"就诊。请思考该患者的可能诊断及进一步处理。（问诊要点、体格检查要点、鉴别诊断、转诊原则）

（郑晓滨）

第三节 呼吸困难

一、定义

呼吸困难（dyspnea）是一种主观感觉，就诊者常将其描述为气短、气急、气紧、呼吸费力、憋气感等，客观上可表现为呼吸用力，程度严重时可出现烦躁、发绀、端坐呼吸、呼吸辅助肌参与呼吸运动、张口呼吸、缩唇呼气、鼻翼扇动，可伴呼吸节律、频率、幅度的变化，也可无呼吸运动的改变。

二、原因

呼吸困难的常见原因见表1-5。

表1-5 呼吸困难的原因

分类	常见原因
呼吸系统疾病	气道疾病：如喉、气管、主支气管因炎症、水肿、瘢痕、肿瘤、异物、外压等原因所致大气道管腔狭窄或阻塞；支气管哮喘、慢性阻塞性肺疾病、支气管扩张症等
	肺实质间质疾病：如肺炎、继发性肺结核、肺淤血、心源性肺水肿、特发性肺纤维化、结缔组织病相关性间质性肺疾病、支气管肺泡癌等
	肺血管疾病：如肺动脉栓塞症、多发性大动脉炎累及肺动脉、原发性及继发性肺动脉高压症等，可引起通气血流比失调

续表 1-5

分类	常见原因
呼吸系统疾病	胸廓及胸膜疾病：如多发性肋骨骨折、胸廓畸形、胸腔积液、气胸、胸膜粘连等
	神经肌肉疾病：如颈髓或高位胸髓损伤、多发性神经炎、重症肌无力、肌萎缩侧索硬化症、破伤风、狂犬病累及呼吸相关运动神经元或肌群等
	膈肌运动障碍：如膈神经损伤致膈肌麻痹、腹腔巨大肿瘤、大量腹腔积液、妊娠晚期等
心脏疾病	冠心病、心肌病、心瓣膜病、严重心律失常、心包疾病等均可导致通气和换气功能障碍
代谢性疾病及中毒	如糖尿病酮症酸中毒、甲状腺功能亢进症、有机磷中毒、氰化物中毒、亚硝酸盐中毒、一氧化碳中毒、阿片类药物中毒等
神经精神性疾病	如脑干梗死、脑炎、脑外伤、脑肿瘤等可损伤呼吸中枢；焦虑症、癔症等精神心理因素可致过度通气
血液病	各种原因导致的贫血（一般常见于急性贫血，如急性溶血性贫血）、高铁血红蛋白血症、硫化血红蛋白血症等

三、发生机制

呼吸困难是一种主观感觉，如同痛觉，其程度由外周感受器受刺激的强度及大脑皮层对传入信号的体验共同决定。与呼吸困难相关的外周感受器首先主要是机械感受器，其分布于气道、肺组织、呼吸肌、胸壁；其次是化学感受器，中枢化学感受器位于延髓腹外侧，感受脑脊液及局部细胞外液的 pH 变化，外周化学感受器位于颈动脉体及主动脉体，感受动脉血氧分压的变化。关于呼吸困难的产生机制，有以下观点：①机体获得相应氧摄取所需的通气量相对较高；②呼吸肌收缩未达中枢呼吸驱动的需求；③酸中毒、低氧血症、高 CO_2 血症刺激化学感受器。根据引起呼吸困难疾病的不同，分述如下：

（1）肺源性呼吸困难：各种呼吸系统疾病引起通气和/或换气功能障碍，导致低氧血症和/或 CO_2 潴留。

（2）心源性呼吸困难：肺淤血使肺弥散功能下降；肺泡张力增高刺激牵张感受器，兴奋呼吸中枢；肺泡弹性下降使肺活量减少；右心房、上腔静脉、肺循环压力升高，刺激压力感受器，兴奋呼吸中枢；淤血性肝大、胸腔积液、腹腔积液，引起限制性通气障碍。

（3）代谢性疾病及中毒所致呼吸困难：代谢性酸中毒时低 pH 直接刺激呼吸中枢引起呼吸困难；药物直接抑制呼吸中枢；一氧化碳中毒时血红蛋白与一氧化碳结合，形成碳氧血红蛋白，失去携氧能力，导致缺氧而产生呼吸困难；亚硝酸盐中毒时血红蛋白变为高铁血红蛋白而失去携氧能力，导致缺氧而引起呼吸困难。

（4）神经精神性呼吸困难：呼吸中枢由于颅内高压和缺血受抑制；颅内感染、脑肿瘤时呼吸中枢受刺激；精神性呼吸困难常见于焦虑症、癔症，常突然出现，可因过度通气致呼吸性碱中毒。

（5）血源性呼吸困难：贫血、高铁血红蛋白血症、硫化血红蛋白血症等血液疾病可引起红细胞携氧量下降，刺激呼吸中枢，引起呼吸困难。

四、诊断思路

对于急性呼吸困难，应通过简单扼要的病史采集和重点查体先排除危及生命的疾病，采取相应措施尽可能地纠正病理生理变化、维持生命体征平稳，再详细查体及选择相应的辅助检查做进一步的鉴别诊断；对于氧合、血压稳定的患者，应进行详细的病史采集和细致的体格检查，得出初步的判断，再选择相应的辅助检查做进一步的鉴别诊断。

（一）问诊要点

（1）发作的缓急："突发性"出现在儿童应注意异物吸入，出现在成人应考虑自发性气胸、肺栓塞等；"发作性"多为支气管哮喘。

（2）性质：呼气性或吸气性。

（3）诱发及缓解因素：明确有无诱因，如突然用力、接触可疑变应原、天气变化、服药等；休息、改变体位、使用特定药物后是否有助于缓解；发作有无昼夜规律，如是否常在夜间或凌晨发作。

（4）伴随症状及体征：明确有无咳嗽、心悸、胸痛、胸闷、发绀、晕厥、咯血；可否自闻及喘鸣音；是否伴血压变化、意识状态改变、呼吸节律改变、下肢水肿等。

（5）服药史：服用阿司匹林、β-受体阻滞剂后发作有助于支气管哮喘的诊断；长期服用避孕药、糖皮质激素应注意排除血栓性疾病。

（6）既往史及个人史：明确有无过敏性鼻炎、异位性皮炎、高血压、内分泌和代谢疾病、呼吸系统疾病、心脏病、肾脏疾病、肝脏疾病、神经精神疾病等病史及目前治疗情况；有无吸烟史及粉尘接触史。

（7）家族史：明确有无支气管哮喘、过敏性鼻炎、心脏病家族史。

（二）体格检查要点

（1）生命体征。

（2）头颈部查体：检查面容、球结膜、颈静脉、甲状腺。

（3）胸部查体：进行胸部视、触、叩、听诊，心脏视、触、叩、听诊。

（4）腹部查体：进行腹部触、叩诊。

（5）其他查体：检查意识状态，构音及音色，口唇、甲床有无发绀，有无杵状指（趾），下肢是否水肿、双侧周径是否对称。

（6）必要时进行心理测试。

（三）鉴别诊断

呼吸困难的鉴别诊断要点见表1-6。

表1-6 呼吸困难的鉴别诊断要点

病程	病因	临床表现及体征	辅助检查
急性呼吸困难	急性上呼吸道感染	儿童多见，发热、咽痛、吞咽困难、声嘶或发音不清、吸气性喘鸣音，可出现发绀	间接喉镜、可弯曲性喉镜
	气道异物	儿童多见，误吸异物后剧烈呛咳，多伴进食哭闹、欢笑或玩耍奔跑等诱因；突发呼吸窘迫、呛咳、发绀、吸气性喘鸣；吸气性三凹征、鼻翼扇动、呼吸音减弱	胸部X线、颈侧位X线、颈部及胸部CT、支气管镜
	肺炎	发热、咳嗽、咳痰，可伴胸痛，肺实变体征，肺部可能闻及湿啰音	胸部X线、胸部CT、炎症指标
	急性肺水肿	多有心脏基础病病史，突发气促、喘息、端坐呼吸，伴阵发性咳嗽，可咳粉红色泡沫痰，双肺可闻及广泛哮鸣音和湿啰音，心界扩大，心率增快，可闻及奔马律	心电图、胸部X线、超声心动图
	支气管哮喘急性发作	夜间或凌晨多见；焦虑、烦躁、端坐呼吸、三凹征、弥漫哮鸣音；危重者可出现嗜睡、胸腹矛盾运动、哮鸣音减弱或消失（寂静肺）	胸部X线、心电图、超声心动图（排除其他心肺疾病及气胸等并发症）、肺通气功能、支气管舒张试验
	自发性气胸	突发胸痛、气促，可有持重物、屏气、剧烈活动等诱因；伴刺激性干咳；张力性气胸者迅速出现烦躁、发绀、冷汗、脉速；气管偏向健侧、患侧胸廓隆起、肋间隙增宽、叩诊鼓音	胸部X线
	急性肺血栓栓塞症	存在深静脉血栓形成的危险因素；突发气促、胸痛、晕厥、咯血、咳嗽、心悸；发绀、心动过速、不对称性下肢肿胀	D-二聚体、心电图、超声心动图、下肢深静脉彩超、CT肺动脉造影、放射性核素肺通气/血流灌注显像

续表1-6

病程	病因	临床表现及体征	辅助检查
慢性呼吸困难（常伴不同程度的进行性加重）	慢性阻塞性肺疾病	有吸烟、职业粉尘接触等危险因素；慢性咳嗽、咳痰，可伴喘息；反复发作，在天气变化及上感后加重；桶状胸、呼吸困难较重时缩唇呼气、肺部叩诊过清音、肺下界和肝浊音界下降	肺功能检查、X线胸片
	左心衰竭	有冠心病、风心病等基础病病史；劳力性呼吸困难，夜间不能平卧，可出现夜间阵发性呼吸困难、端坐呼吸，可伴咳嗽、咳痰、咯血、乏力、疲倦、少尿；肺部可闻及湿啰音，有基础心脏病相应的体征	心电图、超声心动图、胸部X线
	间质性肺疾病	可有结缔组织病病史、器官移植史、诱发纤维化药物使用史、家族史、职业环境暴露史、宠物接触史；进行性加重的呼吸困难、干咳；肺部Velcro啰音、杵状指（趾）、肺动脉高压及肺心病体征、基础病相应体征	动脉血气分析、肺功能、胸部高分辨率CT
	特发性肺动脉高压	进行性加重的呼吸困难、胸痛、头晕或晕厥、咯血；发绀、三尖瓣区收缩期杂音、剑突下心脏搏动增强	心电图、胸部X线、胸部CT、超声心动图、右心导管检查
	慢性肺源性心脏病	有慢性气道疾病、肺实质及间质疾病、胸廓畸形、肺血管病等基础疾病；咳嗽、咳痰、气促、乏力；基础疾病体征、发绀、三尖瓣区收缩期杂音、剑突下心脏搏动增强	心电图、肺功能、胸部X线、胸部CT、超声心动图

五、诊断流程

呼吸困难的诊断流程见图 1-3。

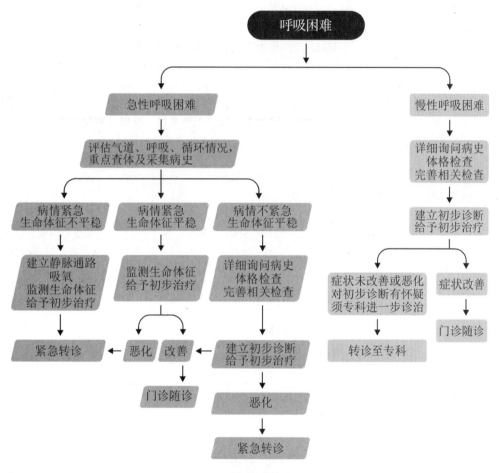

图 1-3　呼吸困难的诊断流程

六、转诊原则

（1）各种疾病引起的急性呼吸困难均可能在短时间内危及生命，若初步判断病情在社区缺乏有效治疗手段，应立即联系救护车转诊。

（2）慢性呼吸困难病因不明，或诊断明确但考虑需要到相应专科进一步接受诊治者。

（3）常规治疗疗效不佳者。

七、小结

（1）急性呼吸困难是重要的生命体征变化，往往提示病情危重，应迅速进行简单扼要的病史采集及重点查体，做出初步临床诊断并给予相应处理。若治疗后未见好转，应及时转诊至上级医院急诊科。

（2）急性呼吸困难经初步处理后若明显好转，应进行详细病史采集及细致体格检查，根据拟诊诊断转诊至相应专科。

（3）慢性呼吸困难应进行详细病史采集及细致体格检查，根据拟诊诊断转诊至相应专科。

八、思考题

患者，男性，65岁，退休人员，因"反复咳嗽、咳痰、喘息20余年，加重1周余"就诊。请思考该患者的可能诊断及进一步处理。（问诊要点、体格检查要点、鉴别诊断、转诊原则）

（郑晓滨）

第四节　胸腔积液

一、定义

胸腔积液（pleural effusion）是指胸膜腔内体液异常积聚，又称胸水，属于病理情况，可由肺、胸膜或肺外的疾病引起。临床上按胸腔积液的成因分为渗出性胸腔积液与漏出性胸腔积液：漏出性胸腔积液常由全身性疾病，如充血性心力衰竭、肝硬化、肾病综合征等引起，这些疾病本身并不直接累及胸膜；渗出性胸腔积液则常由直接损伤胸膜表面的局部或全身性疾病，如结核性胸膜炎、肺动脉血栓栓塞症、类风湿性关节炎等引起。此外，当渗出性胸腔积液呈脓性时，称为脓胸；胸导管破裂导致淋巴乳糜液在胸腔积聚时，称为乳糜胸；而血液积聚在胸腔，且胸腔积液内血红蛋白浓度超过血液血红蛋白浓度的一半以上时，称为血胸。

二、原因

胸腔积液的常见原因见表1-7。

表1-7 胸腔积液的原因

分类	常见原因
漏出性胸腔积液	充血性心力衰竭、缩窄性心包炎、上腔静脉或奇静脉阻塞、肝硬化、肾病综合征、急性肾炎、黏液性水肿、腹膜透析、甲状腺功能减退症等
渗出性胸腔积液	胸膜炎症（肺炎旁胸腔积液、结核性胸膜炎）、胸膜肿瘤（间皮瘤、恶性肿瘤胸膜转移）、肺动脉栓塞症、气胸、胸部手术后、心肌梗死后综合征、膈下炎症（膈下脓肿、肝脓肿、急性胰腺炎）、自身免疫性疾病（类风湿性关节炎、系统性红斑狼疮）等
脓胸	各种肺部感染、肺结核、胸穿后感染、胸部外伤、气胸、食管破裂等
血胸	肺结核、恶性肿瘤、肺动脉栓塞症、胸部外伤、气胸、主动脉瘤破裂等
乳糜胸	胸导管破裂等

三、发生机制

胸膜是覆盖于胸膜腔表面的一层浆膜，脏层胸膜覆盖在肺脏表面，壁层胸膜覆盖在肋骨、膈肌及纵隔表面，脏、壁层胸膜之间是连续的，二者形成的腔隙为胸膜腔。生理情况下胸膜腔内存在少量的体液，在呼吸运动中起润滑作用。胸膜腔内的体液并非处于静止状态，而是持续生成与吸收，并处于动态平衡。胸腔积液是由各种因素导致胸膜腔内液体生成过快或吸收过缓而产生的。胸腔积液的生成与吸收与胸膜的血供和淋巴回流有关，与血液胶体渗透压、流体静水压及胸膜腔内压力有关。壁层胸膜血供来自体循环，含有淋巴管；而脏层胸膜血供主要来自肺循环，部分来自体循环的支气管动脉。由于体循环压力远高于肺循环，液体从壁层和脏层胸膜的体循环血管遵循压力梯度通过胸膜进入胸膜腔，再经壁层胸膜的淋巴管吸收。

液体从胸膜漏出的驱动力包括毛细血管内流体静水压、胸膜腔内负压和胸腔液体胶体渗透压。阻止液体漏出的力主要为毛细血管内胶体渗透压。所以，胸膜液体进入胸膜腔的压力梯度 = 毛细血管内流体静水压 + 胸膜腔内负压 + 胸腔液体胶体渗透压 - 毛细血管内胶体渗透压。当影响胸腔积液形成和吸收的平衡被改变，有利于积液时，就会发生漏出性胸腔积液，此时毛细血管对蛋白质的通透性正常。相反，当胸膜表面和/或局部毛细血管通透性改变时，就会出现渗出性胸腔积液。

四、诊断思路

胸腔积液的诊断包括两部分：①胸腔积液的诊断，确诊有赖于胸部影像学检查。②确定胸腔积液的病因，大部分漏出性胸腔积液的病因可根据临床表现做出诊断，无须行胸膜腔穿刺；而渗出性胸腔积液一般须行胸膜腔穿刺，完善胸腔积液的相关实验室检查方可明确诊断。详细的病史采集和细致的体格检查有助于初步疑诊胸腔积液，并可对胸腔积液是渗出性还是漏出性做出初步的判断，缩小鉴别诊断范围。

(一) 问诊要点

(1) 诱因：了解本次发病的诱发因素，如胸外伤、呼吸道感染、饮食失调、慢性心血管疾病控制情况等，有助于明确诊断。

(2) 主要症状及其程度：呼吸困难为最常见的症状，多伴咳嗽、心悸，病程中可出现胸痛。呼吸困难的程度与积液量有关，少于 500 mL 时症状常不明显，一般大于 500 mL 时可出现呼吸困难及心悸。

(3) 伴随症状：伴发热、咳嗽、咳痰、胸痛常提示肺炎、肺脓肿和支气管扩张合并肺部感染等引起的肺炎旁胸腔积液；伴咳血丝痰、体重下降、声嘶往往提示恶性肿瘤累及胸膜引起的恶性胸腔积液；若伴午后潮热、盗汗、干咳等结核中毒症状应注意排除结核性胸膜炎。

(4) 诊治经过：若患者已接受过其他医疗机构诊治，应询问具体检查结果、诊断和治疗措施及效果，以及症状的变化。

(5) 既往史：应注意患者有无慢性心力衰竭、肾病综合征、系统性红斑狼疮、类风湿性关节炎等病史，也应注意近期是否曾接受胸部手术、放射治疗、腹膜透析。

(6) 个人史：应注意患者有无吸烟史、石棉接触史、药物使用史（如甲氨蝶呤、胺碘酮等）、结核病接触史等个人史。

(7) 家族史：注意询问是否有支气管扩张症、先天性心脏病等家族史。

(二) 体格检查要点

(1) 生命体征。

(2) 头颈部查体：面部有无蝶形红斑，注意颈静脉是否怒张，是否存在肝-颈静脉回流征，颈部及锁骨上淋巴结触诊。

(3) 胸部查体：胸部（含心区）视、触、叩、听诊。

(4) 腹部查体：上腹部触诊，肾区叩诊，移动性浊音叩诊。

(5) 其他查体：意识状态，口唇、甲床有无发绀，有无杵状指（趾），有无关节变形。

(三) 鉴别诊断

胸腔积液的鉴别诊断见表 1-8。

表 1-8 胸腔积液的鉴别诊断要点

病因	临床表现及体征	辅助检查
充血性心力衰竭	常有劳力性呼吸困难，腹胀、食欲不振等消化道症状；胸腔积液多为双侧，积液量右侧多于左侧，也可仅表现为右侧胸腔积液；常伴颈静脉怒张、身体低垂部位对称性凹陷性水肿等体征	血清脑钠肽、胸部 X 线、超声心动图

续表 1-8

病因	临床表现及体征	辅助检查
肺炎旁胸腔积液	常有上呼吸道感染前驱症状，初为干咳，而后出现咳痰，伴发热、胸痛、呼吸困难，肺实变体征	血常规、C 反应蛋白、降钙素原，痰病原学、胸部 X 线，胸腔积液常规、生化及病原学
恶性胸腔积液	有胸部闷痛、咳血丝痰、体重下降等症状；可有浅表淋巴结肿大等体征	胸部 CT、胸腔积液细胞学检查、胸膜活检、经皮胸内肿块穿刺活检、胸腔镜活检、锁骨上淋巴结活检等
结核性胸膜炎	多见于青壮年，常伴午后潮热、盗汗等结核中毒症状	胸部 X 线、胸部 CT、结核菌素试验、痰病原学、胸腔积液细胞学、胸腔积液生化、胸腔积液腺苷脱氨酶
肝硬化	有消化不良、黄疸等肝功能减退和腹水、侧支循环开放、脾大等门静脉高压表现	胸部 X 线、血常规、肝功能试验、腹部超声或 CT
药物性因素	有使用甲氨蝶呤、胺碘酮、苯妥英钠等药物史	排除其他引起胸腔积液的疾病的检查

五、诊断流程

胸腔积液的诊断流程如图1-4所示。

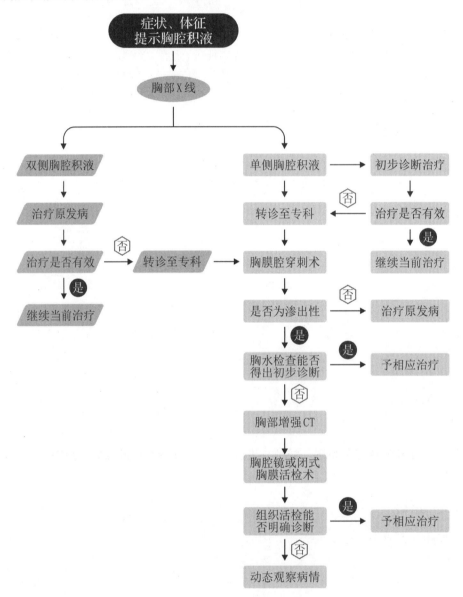

图1-4 胸腔积液的诊断流程

六、转诊原则

（1）一般而言，若疑诊单侧胸腔积液，均应转诊至呼吸专科就诊。

（2）因可在短时间内危及生命，若疑诊血胸，接诊后应迅速建立通畅静脉通道，简单扼要地采集病史及重点查体后立即联系救护车转诊。

（3）双侧胸腔积液，经积极治疗原发病后效果不佳者，应转诊至相应专科进一步诊治。

七、小结

（1）单侧胸腔积液的病因诊断有赖于胸腔积液的实验室检查，但对少量胸腔积液、行胸膜腔穿刺术存在风险者，可根据病史、体征得出初步诊断，给予经验性治疗。

（2）双侧胸腔积液常为漏出性，除非病因不明确、经验性治疗无效或存在压迫症状，一般不建议行胸膜腔穿刺术。

八、思考题

患者，男性，20岁，在读大学生，因"低热、盗汗、消瘦1月余，伴右胸痛、气促1周余"就诊。请思考该患者的可能诊断及进一步处理。（问诊要点、体格检查要点、鉴别诊断、转诊原则）

（郑晓滨）

第五节 胸　　痛

一、定义

胸痛（chest pain）是指解剖学胸部范围内的疼痛感受，是临床上常见的症状，病因繁杂，涉及多个器官和系统，病情程度轻重不一。胸痛的程度因个体痛阈的差异而不同，与疾病病情轻重程度不完全一致。

二、原因

胸痛的常见原因见表1-9。

表1-9　胸痛的常见原因

部位	疾病	特点
胸壁病变	外伤导致骨折、肌肉损伤等，皮炎、皮下蜂窝织炎、带状疱疹、肌炎、皮肌炎、肋软骨炎、骨肿瘤、肋间神经炎、神经根痛、血液系统疾病（如急性白血病、多发性骨髓瘤）所致骨痛等	局部固定压痛、胸廓活动可使疼痛加剧

续表 1-9

部位	疾病	特点
呼吸系统疾病	肺炎、气胸、胸膜炎、胸腔积液、肺结核、肺脓肿、肺栓塞、肺癌、肺动脉高压等	多伴咳嗽和/或咳痰，咳嗽、深呼吸时胸痛加重，胸壁局部无压痛
消化系统疾病	胃食管反流病、自发性食管破裂、食管痉挛、食管裂孔疝、食管癌、急性胰腺炎、胆囊炎、消化性溃疡和穿孔等	可呈节律性、周期性、季节性，腹部查体可有阳性体征
心血管系统疾病	心绞痛、心肌梗死、急性心包炎、心肌炎、肥厚梗阻型心肌病、应激性心肌病、急性主动脉综合征（主动脉夹层、主动脉壁间血肿、主动脉穿透性溃疡）、二尖瓣脱垂等	多位于胸骨后或心前区，常因体力活动诱发或加重，可伴血压波动
精神、心理疾病	抑郁症、焦虑症、惊恐障碍等	经检查未发现器质性病变，多为超过6个月的慢性疼痛，活动后反觉舒适，临床症状累及多个系统，心理治疗和精神药物治疗有效

三、发生机制

各种化学、物理因素及刺激因子均可刺激胸部的感觉神经纤维产生痛觉冲动，并传至大脑皮质的痛觉中枢引起胸痛。

胸部感觉神经纤维包括肋间神经感觉纤维、支配主动脉的交感神经纤维、支配气管与支气管的迷走神经纤维、膈神经的感觉纤维。

另外，胸痛还包括放射痛（radiating pain）或牵涉痛，其原因是内脏病变与相应区域体表的传入神经进入脊髓同一节段并在后角发生联系，所以来自内脏的感觉冲动可刺激脊髓体表感觉神经元，引起相应体表区域的痛感。例如，急性心肌梗死患者有时表现为下颌的牙痛或者上腹痛，容易导致误诊。

四、诊断思路

胸痛的病因涵盖多个系统，有多种分类方法，根据受累部位进行的分类如表 1-9 所示。从实用的角度，可将胸痛分为致命性胸痛和非致命性胸痛两大类，对于全科医生和急诊科医生而言，重点是对致命性胸痛的快速识别与转诊（表 1-10）。

表1-10 常见致命性胸痛的鉴别要点

临床特点	急性心肌梗死	急性肺栓塞	主动脉夹层	张力性气胸
胸痛诱因	劳力或激动等	长期卧床,近期活动、劳力等	劳力、激动等	劳力、外伤等
胸痛部位	胸骨后或心前区	患侧胸部	胸背部	患侧胸部
胸痛性质	压榨性伴濒死感,逐渐达到高峰	牵拉性疼痛	突发撕裂样剧痛,迅速到达疼痛高峰	牵拉性或撕裂样痛,深呼吸时加重
放射痛	向颈前、下颌、左肩部、左上肢尺侧	较少见	向背部、腹部	向同侧肩部、对侧胸部或腹部
持续时间	长	长	长	持续性疼痛,多由外伤引起
伴呼吸困难或发绀	可有	有	疼痛剧烈或夹层穿透气管时可有呼吸困难,少有发绀	有
既往类似发作史	心绞痛发作史	一般无	一般无	自发性气胸发作史
危险因素	吸烟、高血压、高脂血症、糖尿病、冠心病家族史等	深静脉血栓、骨折、肿瘤、髋关节置换等	高血压、马凡氏综合征史等	肺大疱、外伤史、慢性阻塞性肺疾病等
辅助检查	心肌损伤标志物、心电图、超声心动图、冠状动脉造影等	D-二聚体、血气分析、心电图、超声心动图、肺动脉CTA等	主动脉CTA、经食道超声、主动脉MRI等	胸部X线、胸部CT等

CTA:computed tomography angiography,计算机断层血管成像。

全科医生通过详细的病史询问和体格检查可以对胸痛的病因进行初步分类,再选择相应的辅助检查做进一步诊断。

(一)问诊要点

(1)性别和年龄:青年女性和中老年男性的胸痛,常常病因各异。

(2)胸痛特点:疼痛的部位、范围、性质、持续时间,是否转移,有无放射痛。例如,位于心前区或胸骨中上段后,巴掌范围大小,表现为逐渐加重又逐渐减轻的紧缩感、压迫感甚至濒死感,持续数分钟或更长时间,此类胸痛如同时放射至颈前、下颌或左肩及左上臂尺侧，则考虑为缺血性胸痛；而位于前胸、或后背、或前胸向后背转移的突发撕裂样、刀割样剧痛，且迅速到达疼痛高峰，持续不能缓解者则需要重点考虑主动脉病变所致胸痛（如主动脉夹层、主动脉壁间血肿等）。

（3）胸痛影响因素：有无诱因或前驱症状，有无加重或缓解因素，如是否与劳力、深呼吸、进食等因素相关。

（4）伴随症状：有无咳嗽、咳痰、咯血、呼吸困难、大汗、黑蒙甚至晕厥等。

（5）既往史：有无心脏疾病、肺部疾病、肾脏疾病、肝脏疾病、胃肠道疾病病史；有无肿瘤、传染病史；有无手术或外伤史。

（二）体格检查要点

（1）生命体征：体温、呼吸、脉搏、血压（注意测量四肢血压）。

（2）一般情况：意识、体位、面容与表情、皮肤（有无苍白、湿冷）、查体能否配合。

（3）颈部查体：有无颈静脉充盈、肝-颈静脉回流征、血管杂音，以及气管位置等。

（4）胸壁及胸廓：胸壁有无皮下气肿、局部红肿、皮温增高、压痛、肋间隙膨隆等，胸廓有无畸形、局部隆起、塌陷等。

（5）肺部查体：呼吸频率、呼吸节律、呼吸深度、触觉语颤、叩诊、呼吸音、干啰音、湿啰音、胸膜摩擦音、语音共振等。

（6）心脏查体：心尖冲动位置、心包摩擦感、心脏大小、心率、心律、心音强弱，有无心音分裂、额外心音、杂音等。

（7）腹部查体：有无压痛、反跳痛、肌紧张、腹部包块、移动性浊音、血管杂音等。

（8）其他体征：下肢对称或不对称水肿等，必要时进行心理测试。

（三）致命性胸痛的鉴别诊断要点

根据上述症状和体征，尤其需要注意对于生命体征异常的胸痛患者，神志模糊和/或意识丧失、烦躁、面色苍白、大汗及四肢厥冷、低血压（血压小于90/60 mmHg）、呼吸急促或困难、脉搏细速、低氧血症（血氧饱和度小于90%），提示为高危患者，需马上紧急处理。在抢救的同时，积极明确病因。对于暂时无上述高危临床特征的胸痛患者，应该认识到疾病发展通常需要一个过程，仍须警惕可能潜在的风险。

五、诊断流程

胸痛的诊断流程如图 1-5 所示。

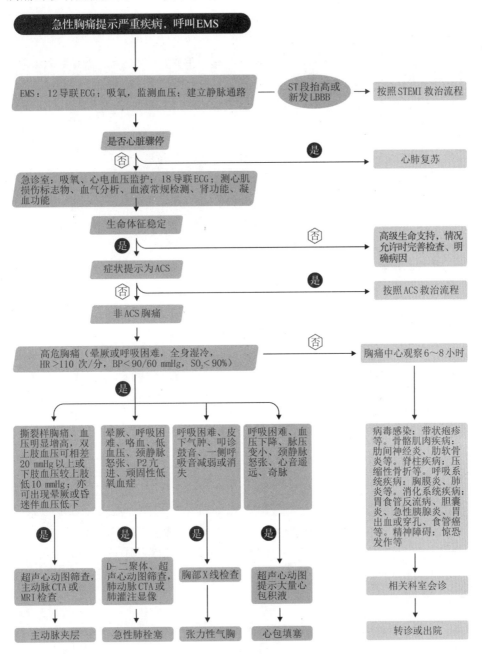

EMS：emergence medical service，紧急救援医疗服务；ECG：electrocardiogram，心电图；ACS：acute coronary syndrome，急性冠脉综合征；HR：heart rate，心率；BP：blood pressure，血压；LBBB：left bundle-branch block，左束支传导阻滞；STEMI：ST segment elevation myocardial infarction，ST 段抬高型心肌梗死。

图 1-5 胸痛的诊断流程

六、转诊原则

胸痛患者如出现以下情况需稳定基本生命体征后经急救车紧急转诊至专科医院：
（1）高度怀疑致命性胸痛的患者。
（2）胸痛的部位、性质、程度、持续时间及伴随症状可能提示病情严重的患者。
胸痛患者如出现以下情况也建议尽早转诊至专科医院：
（1）胸痛原因诊断不明的患者。
（2）须进一步行心肌核素显像、冠状动脉CTA或冠状动脉造影等辅助检查明确病因者。
（3）经常规治疗疗效不佳者。

七、小结

（1）对于胸痛患者首先应注意按照对生命的威胁程度区分是致命性胸痛还是非致命性胸痛。前者极可能在短时间内危及患者的生命，需给予及时、有效的处理。
（2）若胸痛患者出现晕厥、呼吸困难、血压显著升高或血流动力学不稳定，应立即将其转至上级医院就诊。
（3）注意心理精神性胸痛患者的存在。对于该类患者应关注患者的性格、其症状掩盖下的心理动力、创伤体验、原生家庭中父母的性格、家庭关系及人际关系的模式。

八、思考题

患者，男性，69岁，因"发现血压升高2年，突发撕裂样胸痛半小时"就诊。请思考该患者的可能诊断及下一步处理。（问诊要点、体格检查要点、鉴别诊断、转诊原则）

（陈剑　唐文仪）

第六节　心　悸

一、定义

心悸（palpitation）是一种主观感觉到的心脏跳动带来的不适感或心慌感。当心悸时，心率可快、可慢；心律可整齐，也可不整齐。心率和心律均正常者也可有心悸。

正常休息状态下，心脏的活动一般不为机体所察觉。然而，在剧烈体力活动或情绪紧张期间和之后的短时间内，机体能感受到自己的心跳是正常的。一般认为，这是一种生理性心悸，代表着机体对某种挑战或活动的正常或预期的反应，导致心脏收缩的频率和强度增加。相反，如果心悸出现在前述情况之外，往往是不正常的。

二、原因

心悸的常见原因见表1-11。

表1-11 心悸的常见原因

分类	常见原因
心律失常	窦性心动过速，心房扑动/颤动，室上性/室性期前收缩，室上性/室性心动过速，缓慢性心律失常（严重窦性心动过缓、窦性停搏、二度和三度房室传导阻滞等，体内植入装置如VVI心脏起搏器或埋藏式心脏复律除颤器工作时或异常工作时）
结构性心脏病	二尖瓣脱垂、重度二尖瓣关闭不全、重度主动脉瓣关闭不全、伴明显分流的先天性心脏病、各种病因的心脏扩大和/或心力衰竭、肥厚型心肌病、人工机械心脏瓣膜
精神、心理疾病	焦虑症、惊恐发作、抑郁症、躯体化障碍等
系统性原因	甲亢、低血糖、绝经后综合征、发热、贫血、妊娠、低血容量、直立性低血压、体位性心动过速综合征、嗜铬细胞瘤、动静脉瘘等
药物或毒品	肾上腺素、甲状腺素片、血管扩张剂、抗胆碱能类、肼屈嗪、减肥药、近期停用β-受体阻滞剂等
	酒精、可卡因、海洛因、安非他命、咖啡因、尼古丁、大麻等

VVI：心室起搏、心室感知、R波抑制型非生理性按需起搏。

三、发生机制

心悸的发生机制尚未完全明确。血流动力学改变、心律失常、神经体液调节因素以及神经精神因素均可通过影响心率、心律、心肌收缩力或心搏出量，而导致心悸。

（一）血流动力学改变

器质性心脏病可引起心肌收缩力增强，心搏出量增加，导致心脏搏动增强产生心悸。某些疾病因使代谢增强或交感神经兴奋性增高，引起心率加快、心脏搏动增强，而导致心悸。

（二）心律失常

（1）当心动过速时，舒张期缩短，心室充盈减少，收缩期心室内压力上升速率增快，使心室肌与心瓣膜的紧张度骤然增加，导致心悸。

（2）当心动过缓时，舒张期延长，心室充盈增加，心肌收缩力代偿性增强而导致心悸。

（3）当期前收缩时，提前的心脏搏动距前一次心脏搏动的间隔缩短，导致心悸。此外，于一个长间歇后的心跳，心脏充盈增加，心室收缩增强，也可导致心悸。

（三）神经体液调节因素

（1）交感神经兴奋性增强，去甲肾上腺素分泌增多，可使心肌收缩力增强、心率增快，从而导致心悸。

（2）肾素-血管紧张素-醛固酮系统被激活，也可导致心肌收缩力增强，从而导致心悸。

（四）神经精神因素

存在自主神经功能紊乱时，即使心脏本身无器质性病变，也可出现心悸。这种心悸在焦虑、紧张、情绪激动或注意力集中时更加容易出现。

四、诊断思路

通过详细的病史询问和体格检查可以对心悸的病因进行初步分类，再借助心电图、动态心电图、超声心动图等辅助检查可做进一步诊断。

（一）问诊要点

（1）发作诱因：心悸与活动、体位、精神心理因素、药物（如肾上腺素、麻黄碱、咖啡因、阿托品、甲状腺素片、洋地黄类药物、硝苯地平）、食物（如酒精、咖啡、浓茶）等的关系。

（2）发作特点：症状发作时间、频率及病程，是否为突发突止，持续时间如何，主观上有无心动过速、过缓或不规则的感觉。

（3）伴随症状：有无胸痛、发热、恶心、呕吐、头痛、头晕、黑蒙、晕厥或先兆晕厥、抽搐、呼吸困难、贫血、多汗、排尿增多、消瘦、食欲亢进、失眠等。

（4）症状发作时做过何种自我评估：脉搏是否规则、脉搏的快慢、血压水平、血糖水平。

（5）既往病史：既往有无心脏疾病、内分泌疾病、贫血性疾病、精神心理性疾病等病史。

（6）个人史：有无嗜好浓茶、咖啡、烟酒等情况。

（7）家族史：家族成员中有无心脏性猝死或恶性心律失常史，有无明确遗传性心律失常综合征或心肌病等病史。

（二）体格检查要点

（1）生命体征。

（2）一般情况：端坐呼吸可见于急性心力衰竭；口唇及球结膜苍白可见于贫血、外周循环不良以及嗜铬细胞瘤等；发绀可见于缺氧性疾病或中毒性疾病；二尖瓣面容可见于风湿性心脏瓣膜病；突眼可见于甲亢。

（3）颈部查体：颈静脉怒张或肝-颈静脉回流征阳性可见于右心衰竭或心包填塞；颈动脉搏动增强可见于主动脉瓣关闭不全；甲状腺肿大可见于甲亢；血管性杂音可见于甲亢或颈部血管狭窄。

（4）肺部查体：有无呼吸音减弱，有无干湿啰音等。

（5）心脏查体：所有心悸患者均应行心脏查体。内容主要包括心尖搏动范围及强弱、心界大小、心率、心律、心音、杂音、附加音、心包摩擦音等。

(6) 腹部查体：有无肝大、脾大或腹水等。

(7) 四肢查体：有无水肿，有无水冲脉（可见于主动脉瓣关闭不全）及四肢肢端循环情况等。

(8) 必要时进行心理测试。

(三) 重要辅助检查

(1) 必要检查：通过心电图可以初步了解有无心率过快或过慢、心律失常、房室肥大、QT 间期异常等改变。图 1-6 为一主诉为阵发性心悸的 65 岁女性患者的心电图，结果显示为心房颤动。

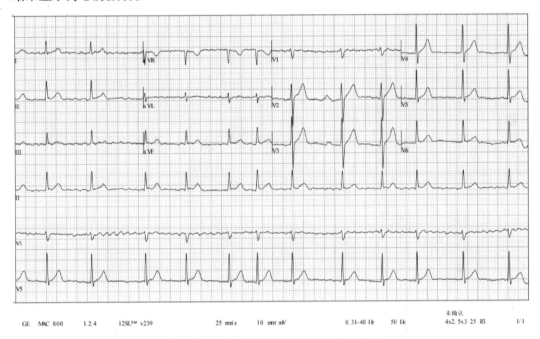

图 1-6 一位主诉为阵发性心悸患者心电图

(2) 可选检查：血常规、电解质、血糖、抗"O"试验、甲状腺功能、N 端脑钠肽前体、血沉、血培养、血或尿儿茶酚胺测定及其代谢产物水平、动态心电图、超声心动图、胸部影像学检查，必要时行心内电生理检查等。

(四) 鉴别诊断要点

对于心悸患者，鉴别诊断的重要内容是识别心律失常相关心悸。以下临床特点提示心悸可能与心律失常有关：

(1) 有结构性心脏病或心律失常史。

(2) 心电图异常。

(3) 有心脏性猝死家族史。

(4) 老年。

(5) 心动过速型心悸。

(6) 伴随血流动力学不稳定的心悸。

五、诊断流程

心悸的诊断流程如图1-7所示。

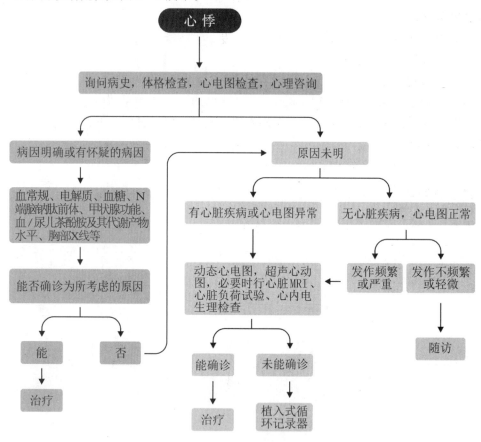

图1-7 心悸的诊断流程

六、心悸的转诊原则

心悸患者出现以下情况建议在稳定基本生命体征后经急救车紧急转诊至专科医院：

（1）伴血流动力学不稳定、心力衰竭或心绞痛。

（2）伴黑蒙、意识障碍、晕厥或先兆晕厥。

（3）心电图提示显著缓慢心律、高度怀疑心肌缺血或心肌梗死、室性心动过速、心室颤动、RR间歇大于3秒等。

心悸患者出现以下情况也建议尽早转诊至专科医院：

（1）心电图提示QT间期异常、布鲁加达（Brugada）综合征样心电图改变、预激综合征、阵发性室上性心动过速等。

（2）严重结构性心脏病。

（3）严重系统性因素所致心悸。

（4）严重精神心理疾患所致心悸。

（5）病因不能明确或治疗效果欠佳。

七、小结

（1）心悸可由心律失常、结构性心脏病、精神心理疾病、系统性原因、应用药物或毒品等引起。

（2）详细了解患者心悸的诱因或情境、发作特点、伴随症状及既往史、个人史、家族史等，对明确心悸原因是必要的。

（3）所有初诊心悸患者均应行心脏查体及心电图检查以排查心脏相关疾病。

（4）心悸患者如伴血流动力学不稳定、心力衰竭、心绞痛，或伴黑矇、意识障碍、晕厥、先兆晕厥，或心电图提示显著缓慢心律、高度怀疑心肌缺血或心肌梗死、室性心动过速、心室颤动、RR间歇大于3秒等，需在稳定基本生命体征后紧急转诊至专科医院。

八、思考题

患者，女性，68岁，因"反复心悸2年，气促1月，加重3天"就诊。请思考该患者的可能诊断及下一步处理。（问诊要点、体格检查要点、鉴别诊断、转诊原则）

（陈剑　唐文仪）

第七节　晕　厥

一、定义

晕厥（syncope）是指一过性全脑血液低灌注引起的短暂性意识丧失（transient loss of consciousness，T-LOC），具有发生迅速、一过性、自限性以及可完全恢复四大特点。晕厥与癫痫、心理性假性晕厥、头部创伤所致的脑震荡、短暂性脑缺血发作、昏迷、心脏骤停有着本质性区别。

先兆晕厥是指晕厥前的症状，可表现为严重头晕，视觉异常（如管状视野或黑矇），不同程度的意识改变，但尚未完全丧失意识。

二、原因

晕厥的常见原因见表1-12。

表 1-12 晕厥的常见原因

分类	常见原因
神经介导的反射性晕厥	血管迷走性晕厥：由恐惧或疼痛等情绪和长时间站立引起
	情境性晕厥：于咳嗽、打喷嚏、大笑、吹奏管乐器、胃肠道刺激、排尿、排便、运动、举重等特定情境下发生
	颈动脉窦性晕厥：剃须、穿高领衣服、戴围脖或突然做转头动作时发生
直立性低血压晕厥	原发性自主神经功能衰竭：见于单纯自主神经功能衰竭、多系统萎缩、帕金森病、路易体痴呆等
	继发性自主神经功能衰竭：见于糖尿病、血管淀粉样变性、尿毒症、脊髓损伤、自身免疫性自主神经病变、副肿瘤性自主神经病变等
	药物引起的直立性低血压：应用酒精、血管扩张剂、利尿剂、脱水药、吩噻嗪类药物、抗抑郁药等
	血容量不足：见于活动性出血、剧烈腹泻或呕吐、严重脱水等
心源性晕厥	心律失常性晕厥：①心动过缓。窦房结功能异常、房室交界区功能异常、植入设备功能障碍等。②心动过速。室上性心动过速（包括心房颤动伴预激综合征）、室性心动过速等。③电解质紊乱或药物导致的心律失常。④遗传性心律失常综合征。长QT间期综合征、短QT间期综合征、Brugada综合征、儿茶酚胺敏感性室速等
	器质性心血管疾病性晕厥：①心脏。心脏瓣膜病、急性冠脉综合征、肥厚梗阻型心肌病、致心律失常性右室心肌病、扩张型心肌病、心力衰竭、心脏肿瘤、心包疾病/心脏压塞、先天性冠状动脉异常、人工瓣膜异常等。②其他。主动脉狭窄、急性主动脉夹层、肺栓塞、肺动脉高压、紫绀型先天性心脏病等

三、发生机制

晕厥的核心发生机制是外周血管阻力降低和心输出量减少引起血压下降，而导致全脑血液低灌注。晕厥可有多种病因和机制并存。

(一) 神经介导的反射性晕厥

此类晕厥由交感或迷走神经反射异常导致的周围血管扩张和/或心动过缓引起。其中，血管抑制型晕厥以直立位血管收缩反应降低导致的低血压为主要机制；心脏抑制型晕厥以心动过缓或心脏收缩能力减弱为主要机制；混合型晕厥则两种机制均存在。

(二) 直立性低血压晕厥

此类晕厥由自主神经功能障碍、交感神经反射通路传出活动慢性受损引起。当自主神经系统无法正常调节外周血管张力、心率和心肌收缩力时，机体在直立体位下外周阻力下降，血液会过多地停留在腹部及下肢血管，使得静脉回心血量减少，从而引起心排血量减少、血压下降，导致晕厥。直立性低血压晕厥包括直立性低血压和直立不耐受综合征。其中，直立位时收缩压下降大于或等于 20 mmHg 或舒张压下降大于或等于 10 mmHg 称之为直立性低血压。直立不耐受综合征是指由频发、复发或持续性头晕、心悸、全身无力、视力模糊、运动不耐受症状组成的一组综合征，可伴或不伴直立性心动过速、直立性低血压、晕厥。

（三）心源性晕厥

（1）心律失常性晕厥：心律失常可引起血流动力学障碍，导致心输出量和脑灌注明显下降。心率快慢、心律失常、基础左心室功能状态、体位和血管的代偿能力、压力反射感受器反应性等均是影响此类晕厥发生的重要因素。

（2）器质性心血管疾病性晕厥：此类患者中，因机体本身存在心肺和大血管的结构异常或心脏收缩或舒张功能障碍，心脏的代偿能力下降。在运动或劳力过程中，血液循环需求增加，但心输出量不能相应增加时，脑灌注不足，患者出现晕厥。此类晕厥常常可合并心律失常，进一步促进晕厥的发生。

四、诊断思路

通过详细的病史询问和体格检查可以对晕厥的病因进行初步分类，再借助心电图、卧位及立位的血压测定、颈动脉窦按摩、直立倾斜试验、瓦氏（Valsalva）动作、动态血压、动态心电图、超声心动图等辅助检查可做进一步诊断。

（一）问诊要点

（1）确定是否为晕厥：评估有无意识丧失，评估意识丧失是否具备发生迅速、一过性、自限性、可完全恢复四大特点。

（2）晕厥在何种情况下发作。

A. 发作前体位：神经介导的反射性晕厥多发生于坐位或立位，直立性低血压及直立不耐受综合征通常在平卧位或坐位变直立时发生，心源性晕厥一般与体位无关。

B. 发作诱因或场合：疼痛或恐惧情绪刺激可导致血管迷走性晕厥；排尿、咳嗽、呼吸过度、餐后、腹痛、吞咽、排便或打喷嚏等特定情境可诱发情境性晕厥；颈动脉窦性晕厥常发生于剃须、穿高领衣服或突然转头时；运动或劳力相关的晕厥多见于严重冠心病、主动脉瓣狭窄、肥厚型心肌病或紫绀型先天性心脏病等。

C. 其他：晕厥发作前有无出血、腹泻、呕吐、脱水等可能致血容量不足的情况。

（3）晕厥发作前后症状及发作过程：如晕厥前心悸，需考虑是否为快速心律失常导致晕厥；劳力性胸闷痛发作后的晕厥须高度警惕高危的急性冠脉综合征；活动过程中突然晕倒，无任何前驱症状，需考虑窦性停搏等缓慢性心律失常可能；晕厥伴气促、咯血需考虑肺栓塞。

（4）晕厥发作次数及频率。

（5）既往病史：有无头部外伤、心血管疾病、神经系统疾病、肿瘤等病史。

（6）用药史：有无酒精、血管扩张剂、利尿剂、脱水药（如甘露醇、甘油果糖）、抗心律失常药、神经精神科药物、抗生素、抗组胺药等用药史。

（7）家族史：有无心脏性猝死、遗传性心律失常综合征或心肌病家族史。

(二) 体格检查要点

(1) 生命体征（注意测不同体位下血压）。
(2) 一般情况：有无面色苍白、发绀、出冷汗、肢端湿冷。
(3) 头部情况：头颅有无外伤、瘢痕等。
(4) 肺部情况：呼吸音有无减弱，有无干、湿啰音等。
(5) 心脏情况：心率快慢、心律规则与否，有无心界扩大、心脏杂音等相关器质性心血管疾病体征。
(6) 神经系统情况：有无神经系统定位征。
(7) 必要时进行心理测试。

(三) 重要辅助检查

(1) 必要检查：通过心电图可以初步了解有无心律失常、预激综合征、QT 间期异常、早期复极等异常改变。图 1-8 为一突发晕厥的 70 岁男性患者于急诊室就诊时的心电图，提示交界性逸搏心律。

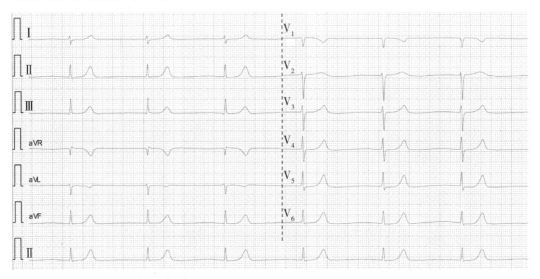

图 1-8 一位突发晕厥患者的心电图

(2) 可选择的检查：指尖血氧检测、血糖监测、D-二聚体检测、血气分析、肌钙蛋白检测、电解质检测、直立倾斜试验、颈动脉窦按摩试验、瓦氏动作、动态血压监测、家庭血压监测、动态心电图、实时心电监测、超声心动图、肺动脉 CTA、心内电生理检查、植入性心电记录器、精神心理评价、颅脑 CT 或磁共振成像（magnetic resonance imaging，MRI）及脑电图等。

(四) 鉴别诊断要点

1. 晕厥与癫痫、短暂性脑缺血发作的鉴别诊断

晕厥与癫痫、短暂性脑缺血发作的鉴别诊断要点见表 1-13。

表 1-13　晕厥与癫痫、短暂性脑缺血发作的鉴别诊断要点

疾病	发作前症状	意识丧失时表现	发作后症状
晕厥	自主神经症状（如恶心、呕吐、冷汗、头晕、视物模糊）、心血管原发病症状（如心悸、胸闷、胸痛）	肌阵挛多不规律、不对称、不同步，持续时间较短（小于15秒），在意识丧失后出现	意识混乱（时间较短）、恶心、呕吐、面色苍白
癫痫	腹气上升感、幻嗅	肌阵挛多同步、对称、偏侧，持续时间较长（20～100秒），发作开始时即有意识丧失，伴咀嚼、咂嘴等自动症表现，咬舌，面色青紫	意识混乱（时间较长）、肌肉疼痛
短暂性脑缺血发作	可无	伴其他局灶性神经功能障碍的表现（如肢体活动障碍、肢体麻木、失语、眩晕、复视等），甚至可无意识丧失	可完全正常

2. 心源性晕厥与非心源性晕厥的鉴别诊断

心源性晕厥与非心源性晕厥的鉴别诊断要点见表 1-14。

表 1-14　心源性晕厥与非心源性晕厥的鉴别诊断要点

疾病	发病人群	基础病	诱因	前驱症状	与运动及体位关系	心脏查体
心源性晕厥	老年人、男性多见	常有心血管疾病基础	劳力或精神压力	可无或有心悸、胸闷、胸痛	多于运动中发生，发作与体位无关	多有基础心血管疾病相关体征
非心源性晕厥	年轻人、女性多见	可无	情绪刺激、突然变为直立位、特定情境、血容量丢失等	常有自主神经症状（如恶心、呕吐、冷汗、头晕、视物模糊）	常于运动后发作，发作与体位有关	可完全正常

五、诊断流程

晕厥的诊断流程见图 1-9。

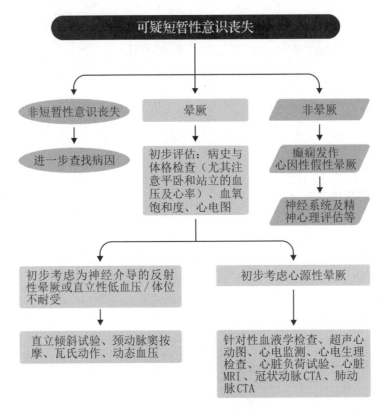

图 1-9 晕厥的诊断流程

六、转诊原则

（1）所有心源性晕厥患者在稳定基本生命体征后应紧急转诊。
（2）病因不能确定或治疗效果欠佳的晕厥患者也应尽早转诊。

七、小结

（1）晕厥同时满足发生迅速、一过性、自限性及能完全恢复四大特点。
（2）详细询问晕厥发作的场合、前驱症状、发作过程及伴随症状、发作的后遗症状。常规行心电图检查对协助明确晕厥病因是必要的。
（3）鉴别心源性晕厥与非心源性晕厥是晕厥临床评估的重要内容。
（4）所有心源性晕厥患者在稳定基本生命体征后应紧急转诊至专科医院。

八、思考题

患者，女性，51岁，家庭妇女，因"劳力时突发胸痛后晕厥"就诊。请思考该患者的可能诊断及下一步处理。（问诊要点、体格检查要点、鉴别诊断、转诊原则）

[附] 直立倾斜试验

检查方法：基础试验和药物激发试验。

试验终点：试验者出现低血压、心动过缓或迟发型直立性低血压，伴晕厥或先兆晕厥。

操作流程：

（1）空腹4小时，建立静脉通路，持续监护心电和血压，检查室内保持环境安静、光线柔和、温度适宜。在倾斜开始前需平卧至少10分钟，记录基础血压、心率。

（2）倾斜角度70°。

（3）基础试验随阳性反应的出现随时终止，试验最长持续时间为45分钟。

（4）硝酸甘油激发试验（激发试验的首选）：在直立体位下舌下含服300～400 μg硝酸甘油，试验最长持续时间为20分钟。

（5）异丙肾上腺素激发试验：从1 μg/min开始，每5分钟增加1～3 μg/min，使平均心率高于基础心率水平的20%～25%，但最快不得超过150次/分，试验最长持续时间为20分钟。

（陈剑　唐文仪）

第八节　发　绀

一、定义

发绀（cyanosis）是指血液中含有过量的还原血红蛋白，使得皮肤与黏膜呈现青紫色的一种表现。口唇、指（趾）、甲床等的皮肤较薄、色素少、毛细血管网较丰富，发绀较容易被观察到。

另外，血液中异常的血红蛋白衍生物含量增多，如各种化学物质中毒导致的高铁血红蛋白血症、硫化血红蛋白血症，也可以表现为皮肤青紫。

二、原因

发绀的常见原因见表1-15。

表 1-15 发绀的常见原因

分类	常见原因
血液中还原血红蛋白增加	中心性发绀：①肺性发绀，如急性喉头水肿、气道阻塞、慢性阻塞性肺疾病、重症肺炎、弥漫性肺间质纤维化、大量气胸、大量胸腔积液、急性呼吸窘迫综合征、肺淤血、肺水肿、肺栓塞、肺动脉高压、肺动静脉瘘、硅沉着症等；②心性混合性发绀，如各种右向左分流的先天性心脏病等
	周围性发绀：①淤血性，如右心衰竭、心包炎/心脏压塞、血栓性静脉炎、上腔静脉阻塞综合征等；②缺血性，如严重休克、雷诺病/雷诺现象、血栓闭塞性脉管炎、血管炎、冷球蛋白血症、真性红细胞增多症、肢端发绀症等
	混合性发绀：如肺源性心脏病、心力衰竭等
血液中存在异常血红蛋白衍生物	高铁血红蛋白血症：①遗传性，如血红蛋白 M 病、NADH-高铁血红蛋白还原酶缺乏症等；②后天性，如苯胺、硝基苯、伯氨喹、亚硝酸盐及磺胺类等化学物质中毒
	硫化血红蛋白血症：如含硫化合物或芳香族氨基化合物中毒等

三、发生机制

发绀是血液中还原血红蛋白的含量增加所致。毛细血管内还原血红蛋白的含量主要由动脉的血氧浓度和组织的毛细血管摄氧量所决定。当毛细血管内的还原血红蛋白浓度超过 50 g/L、血氧未饱和度超过 6.5 vol/dL 时，皮肤黏膜即可表现出发绀。各种导致机体肺通气或换气功能障碍、静脉血分流入动脉、全身循环功能障碍、肢体局部循环功能障碍、血红蛋白结构功能异常的疾病均可引起发绀。

四、诊断思路

通过详细的病史询问和体格检查可以对发绀的病因进行初步分类，再借助血气分析、胸部影像学、超声心动图等辅助检查可做进一步诊断。

（一）问诊要点

（1）发绀的病程、发作特点、分布范围、与体力负荷的关系、对吸氧治疗的反应。

（2）发绀的伴随症状：有无发热、咳嗽、咳痰、胸痛、咯血、呼吸困难、下肢水肿、意识障碍等。

（3）起病前有无误吸史，有无变质食物进食史、毒物化学药品接触史、特定药物使用史。

（4）既往病史：有无心肺疾病、风湿结缔组织病、深静脉血栓等病史。

（5）家族史：有无遗传性异常血红蛋白血症家族史。

（二）体格检查要点

(1) 生命体征。
(2) 一般情况：神志、体位、面容与表情等。
(3) 皮肤黏膜：发绀的分布为全身性还是局限性。
(4) 颈部查体：有无颈静脉充盈或怒张、肝-颈静脉回流征。
(5) 胸部查体：有无三凹征、桶状胸、呼吸音增强或减弱、肺部啰音等。
(6) 心脏查体：心界、心率、心律、心音、心脏杂音、心包摩擦音等。
(7) 四肢查体：皮温情况，有无杵状指（趾）、溃疡、坏疽、肢体水肿、关节畸形，冷水试验反应，有无皮肤划痕症等。

（三）重要辅助检查

(1) 必要检查：血气分析可帮助识别血液中还原血红蛋白增加患者，并为鉴别中心性发绀和周围性发绀提供重要信息。
(2) 其他检查：血常规、胸部影像学、心电图、超声心动图、下肢动静脉彩超、肺动脉CTA、肺通气灌注扫描、肺功能、上腔静脉CTV、毒物或药物浓度检测、异常血红蛋白浓度测定等。

（四）鉴别诊断要点

对于发绀患者，鉴别诊断的重要内容是区分中心性发绀和周围性发绀（表1-16）。

表1-16 中心性发绀与周围性发绀的鉴别

疾病	动脉血氧饱和度	发绀分布范围	对吸氧反应	体力负荷时反应	体格检查发现
中心性发绀	常低于85%	全身性	肺性发绀可有一定程度改善	加重	右向左分流的先天性心脏病或弥漫性肺部疾病，气道阻塞等相应体征
周围性发绀	可正常	可局限于肢端、口唇、鼻尖、耳垂	无反应	可减轻	休克、心力衰竭或局部肢体循环障碍等相应体征

五、诊断流程

发绀的诊断流程见图1-10。

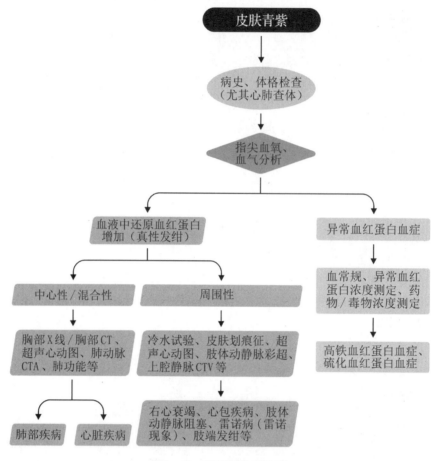

图 1-10　发绀的诊断流程

六、转诊原则

（1）严重心肺疾患所致的发绀患者应紧急转诊至专科医院。

（2）各种血栓性静脉炎、上腔静脉阻塞综合征、血栓闭塞性脉管炎所致的周围性发绀患者应尽早转诊至专科医院。

（3）病因不能确定或治疗效果欠佳的发绀患者也应尽早转诊至专科医院。

七、小结

（1）发绀是血液中含有过量的还原血红蛋白，使得皮肤与黏膜呈现青紫色的一种表现。

（2）详细了解患者发绀的病程、分布特点、对体力负荷或吸氧治疗的反应、心肺功能的评估，可为鉴别中心性发绀和周围性发绀提供重要线索。

（3）严重心肺疾患所致的发绀患者需紧急转诊至专科医院。

八、思考题

患者，男性，72 岁，因"反复咳嗽、气促 10 年，再发伴胡言乱语 1 天"就诊，既往吸烟 50 年，30 支/天。查体：口唇发绀、桶状胸、杵状指。请思考该患者的可能诊断以及下一步处理。（问诊要点、体格检查要点、鉴别诊断、转诊原则）

（陈剑　唐文仪）

第九节　吞咽困难

一、定义

吞咽困难（dysphagia）是指吞咽食物的过程费力，食物通过口咽或食管时有梗阻的感觉，吞咽过程延长，常伴有反流，有时伴有吞咽疼痛，严重时不能咽下流质食物。

二、原因

（1）炎症：各种食管炎、咽后壁脓肿、扁桃体炎和脓肿、口腔炎、咽炎等。
（2）管腔狭窄：贲门癌、食管狭窄、食管良恶性肿瘤、咽部肿瘤等。
（3）支配吞咽动作相关神经或肌肉疾病：各种脑炎、脑血管意外、重症肌无力、肌炎、皮肌炎、系统性硬化、贲门失弛缓症等原发或继发性神经肌肉性病变。
（4）精神因素：抑郁症、焦虑与癔症等。

三、发生机制

（1）从胃的贲门部到口咽部任何疼痛性或梗阻性病变。
（2）支配吞咽动作相关的迷走、舌咽神经或其神经核受损害。
（3）支配吞咽、食管的相关肌肉或者胃贲门括约肌的器质性病变或功能失常。

四、诊断思路

（一）问诊要点

（1）年龄：不同年龄患者，发生吞咽困难时，病因不同。中老年人发生进行性吞咽困难时，应首先考虑食管恶性肿瘤；出生后或哺乳期即有吞咽困难，需首先考虑先天性食管狭窄；学龄前儿童突发吞咽困难，多由食管异物引起。
（2）性别：不同性别，其病因存在差异，如缺铁性吞咽困难常见于女性，食管癌常见于男性。

（3）食物性质：进食不同食物，吞咽困难程度不一，病因常常不同。例如，弥漫性食管痉挛常由进食过冷、过热食物诱发；食管梗阻性疾病常表现为进食固体食物发生吞咽困难；支配吞咽的神经、肌肉功能障碍表现为进食固体及液体食物均发生吞咽困难。

（4）精神心理因素：部分疾病引起吞咽困难，可能与情绪相关，如贲门失弛缓症的吞咽困难可由情绪激动诱发，该症状时轻时重、间歇性出现。

（5）伴随症状：

A. 伴有反流：反流时间及反流物性质对疾病诊断极为重要，进食流质食物立即反流至鼻腔或发生呛咳者，可能为咽神经肌失常；进食一段时间后反流者，可能为食管梗阻，梗阻近段有扩张或食管憩室内有滞留；贲门失弛缓症的反流量较多，反流物常含宿食，可有发酵臭味，常在夜间平卧出现，引起呛咳而惊醒；反流物中含有血性液体，可见于晚期食管恶性肿瘤。

B. 伴吞咽疼痛：当吞咽时口咽疼痛，可见于口咽炎或溃疡；进食后吞咽困难伴疼痛，可见于食管炎或食管溃疡，一般疼痛部位位于胸前和胸后、胸骨上凹、颈部等处；若吞咽疼痛可以由进食过冷、过热食物诱发，可见于弥漫性食管痉挛。

C. 伴声嘶：常见于食管癌引起的纵隔浸润造成的压迫喉返神经，或淋巴结肿大、主动脉瘤等压迫喉返神经。

D. 伴呃逆：提示病变位于食管下段可能性大，见于食管裂孔疝、食管癌、贲门失弛缓症等疾病。

E. 伴呛咳：提示是咽神经肌病变、食管憩室、胃潴留、食管-气管瘘等疾病所致。

F. 伴胸骨后疼痛或有灼热感：提示有胃-食管反流，是诊断反流性食管炎、食管溃疡或并发良性狭窄的重要依据。

（6）既往史：若患者有误服腐蚀剂病史，需考虑化学性食管炎；若患者过去曾有食管、胃部的手术史，需考虑术后狭窄。

（二）体格检查要点

（1）生命体征。

（2）一般情况：应注意患者营养状况，有无贫血体征、淋巴结有无肿大，有无口咽炎症、溃疡等；对皮肤、肌肉、关节进行检查。

（3）神经系统查体对判断吞咽困难是否由神经系统病变引起有帮助。

（4）必要时进行心理测试。

（三）鉴别诊断要点

1. 梗阻性吞咽困难

（1）炎症：常见于口咽及食管的各类炎症，如扁桃体周围炎症、咽后壁脓肿、咽喉和食管结核、反流性食管炎、腐蚀性食管炎及狭窄、放射性食管炎、念珠菌性食管炎、食管黏膜表层剥脱症等。

（2）良性狭窄：常见于食管平滑肌瘤、食管息肉、食管乳头状瘤、食管血管瘤、食管憩室、食管裂孔疝等。

（3）恶性狭窄：常见于食管癌、食管肉瘤、贲门癌等。

（4）食管外压和牵拉：常见邻近器官病变累及食管，如脊柱病变、甲状腺肿大、肺及胸膜病变、纵隔病变、心血管病变（主动脉瘤、左心房增大等）。

2. **动力性吞咽困难**

（1）原发性食管动力障碍：食管本身动力障碍，如弥漫性食管痉挛、胡桃夹食管、贲门失迟缓症、食管下端括约肌高压症等。

（2）继发性食管动力障碍：其他系统疾病，如进行性系统性硬化症、皮肌炎、系统性红斑狼疮、重症肌无力、甲状腺功能亢进、脑干病变、脊髓灰质炎、运动神经元病变、锥体外系病变、周围神经病变、破伤风、狂犬病、士的宁中毒、肉毒杆菌中毒等累及食管，继而出现食管动力障碍。

五、诊断流程

吞咽困难的诊断流程见图1-11。

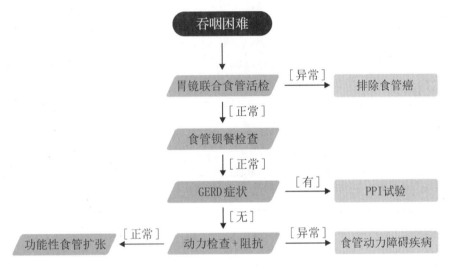

GERD：gastroesophageal reflux disease，胃食管反流病；PPI：proton pump inhibitor，质子泵抑制剂。

图1-11 吞咽困难诊断流程

六、转诊原则

（1）年龄超过60岁且近1年内未检查过胃镜者，应及时转诊。

（2）患者病程超过1个月，经社区经验治疗无效者，应及时转诊。

（3）严重吞咽困难而不能进食，且伴有电解质紊乱等并发症者，应紧急转诊。

七、小结

（1）吞咽困难是一个常见的症状，临床处理中应该积极寻找病因。

（2）吞咽困难常见病因有炎症、管腔狭窄、支配吞咽动作相关神经或肌肉疾病、精神因素等，应注意鉴别。

（3）吞咽困难的诊断思路：可从问诊要点、体格检查要点进行初步诊断，然后按照相应思路进行鉴别诊断。

（4）胃镜联合食管活检是诊断吞咽困难的重要检查。

八、思考题

患者，女性，62岁，退休，因"进行性吞咽困难1月余"就诊。请思考该患者的可能诊断以及下一步处理。（问诊要点、体格检查要点、鉴别诊断、转诊原则）

（李啸峰　房昭雄）

第十节　呕　　吐

一、定义

呕吐（vomiting）是临床上常见的症状，是胃肠内容物经过食管从口腔排出的半自主过程。恶心是一种想要将胃内容物经口呕出的紧迫不适的主观感觉，可伴头晕、出汗、流涎、皮肤苍白、心动过缓、血压降低等迷走神经兴奋的表现。呕吐一般多发生于恶心之后，但二者既可单独发生，也可以伴随出现；如有恶心及呕吐动作，但未呕吐出胃内容物，则称作干呕。

二、原因

呕吐的常见原因如表1-17所示。

表1-17　呕吐的常见原因

分类	常见原因
反射性呕吐	消化系统疾病：①咽刺激，如刺激咽后壁与舌根部；②胃十二指肠疾病，如胃黏膜刺激或炎症、幽门梗阻、十二指肠梗阻、功能性消化不良、肠系膜上动脉综合征、输出袢综合征等；③其他消化系统疾病，如腹腔脏器急性炎症、急性肝炎、肠梗阻、神经病变假性肠梗阻综合征等
	呼吸系统疾病：如急性扁桃体炎、急性肺炎、百日咳的痉挛期等
	泌尿系统疾病：如急性肾炎、急性肾盂肾炎、肾绞痛、肾衰竭等
	循环系统疾病：如急性心肌梗死、主动脉夹层动脉瘤破裂、充血性心力衰竭、低血压伴昏厥、休克的初期等

续表 1-17

分类	常见原因
反射性呕吐	生殖系统疾病：如急性附件炎、宫外孕破裂、卵巢囊肿扭转、睾丸炎等
	眼科疾病：如闭角型青光眼等
	其他：急性中毒，如乙醇、重金属、有机磷、鼠药等
中枢性呕吐	中枢神经系统疾病：如脑血管病变、中枢神经系统感染、偏头痛、脑肿瘤、脑畸形性疾病、癫痫、头部外伤等
	药物毒性作用：如吗啡、洋地黄、硫酸铜、环磷酰胺、丝裂霉素 C、氟尿嘧啶等药物的毒性作用
	代谢障碍、体内毒素的刺激、放射性损害：如低钠血症、尿毒症、糖尿病酮症酸中毒、甲状腺危象、甲状旁腺危象、肾上腺危象、妊娠呕吐、急性全身性感染、放射性治疗后等
前庭障碍性呕吐	梅尼埃病、晕动病、良性发作性位置性眩晕等
神经性呕吐	神经官能症、癔症等

三、发生机制

（1）呕吐是需要中枢神经参与的复杂的反射动作。

（2）呕吐中枢（vomiting center）位于延髓的外侧网状结构的背部，迷走神经核附近。其接受来自皮质、脑干及前庭系统等中枢神经系统（central nervous system，CNS）传入的冲动，以及来自心脏、消化及泌尿系统等内脏神经末梢传入的冲动。这些冲动在孤束核中转后到达呕吐中枢，呕吐中枢也接受来自呕吐触发区传入的冲动。

（3）呕吐触发区位于第四脑室底部的后极区，感受血液中的某些药物、化学物质或代谢物质信号。当呕吐中枢被激活后，通过传出神经，如支配咽喉的迷走神经、支配食管和胃的内脏神经、支配膈肌的膈神经及支配肋间肌及腹肌的脊神经，将神经冲动传至各效应器官，从而完成呕吐的全过程。

（4）恶心常发生在呕吐之前，常伴有胃肌张力降低、蠕动减弱、排空延缓、小肠逆蠕动等，继而膈肌、腹肌及肋间肌强烈收缩使得腹内压增高，空肠逆蠕动、胃窦部收缩、食管下段括约肌松弛使胃肠内容物经食管逆流到口腔排出体外。与此同时，激活保护性反射，即软腭抬高、声门关闭，以防胃肠内容物进入鼻腔及呼吸道。

四、诊断思路

通过详细的病史询问和体格检查可以对呕吐的病因进行初步分类，再选择相应的辅助检查做进一步诊断。

（一）问诊要点

（1）与进食的关系：餐后短时间内呕吐，如骤起和集体发病，应当考虑食物中毒；幽门前区溃疡、神经性呕吐也常在餐后即刻发生。

(2) 发生的时间：晨间呕吐可见于尿毒症及乙醇性胃炎；刷牙时恶心提示慢性咽炎；夜间呕吐常见于幽门梗阻；育龄期妇女晨间呕吐应考虑早孕反应。

(3) 特点：神经性呕吐通常无恶心，呕吐并不费力；喷射性呕吐常见于颅内高压、颅内肿瘤。

(4) 呕吐物性状：呕吐宿食并有腐酸味者见于幽门梗阻；呕吐物有粪臭者见于低位小肠梗阻；呕吐物含有较多胆汁者，常见于频繁剧烈呕吐、十二指肠乳头以下的十二指肠或空肠梗阻及胃空肠吻合术后；大量呕吐者见于胃潴留、胃扩张。还应注意呕吐物中有无蛔虫、胆石或吞入的异物。

(5) 月经史：月经周期正常的育龄期妇女如有停经史，应注意早孕可能。

(6) 伴随症状：

A. 伴腹痛：多见于与急腹症有关的疾病，如消化性溃疡穿孔、急性胆囊炎、胆道蛔虫症、急性胰腺炎、急性阑尾炎等。

B. 伴腹泻：多见于胃肠道感染或急性中毒等。

C. 伴头痛：多见于颅内高压相关的疾病、偏头痛、青光眼、鼻窦炎、屈光不正等。

D. 伴眩晕：多见于晕动症、梅尼埃病及药物引起的前庭功能障碍等。

E. 伴发热、黄疸：应考虑胆囊炎、胆管炎、肝炎等。

(二) 体格检查

(1) 生命体征。

(2) 一般情况：精神及神志状态、营养状况、体温、咽部充血或淋巴滤泡增生、扁桃体肿大、鼻窦压痛、贫血、黄疸、酮味、尿味、肝臭味、水肿。

(3) 心脏查体：心率、心律、杂音、心脏大小、颈静脉怒张。

(4) 腹部局部体征：胃肠型、蠕动波、腹部包块及压痛（注意上腹部、左上腹及右下腹部）、输尿管点压痛、肝脏增大、肝区及双肾区叩痛、振水声、肠鸣音、移动性浊音。

(5) 神经系统查体：颈强直、眼球震颤、瞳孔、视盘水肿、病理反射。

(6) 其他查体：前庭功能与眼科检查（眼压）等。

(三) 鉴别诊断要点

各类呕吐的鉴别及常见引起恶心与呕吐症状的疾病特点见表1-18至表1-22。

表1-18 器质性呕吐与神经性呕吐的鉴别诊断要点

疾病	基本病变	精神因素	恶心与干呕	呕吐运动	与进食的关系	呕吐量	食欲	全身情况
器质性呕吐	存在	无	一般较明显	较剧烈、费力	不定	多	减退	差
神经性呕吐	缺乏	伴倦怠、失眠、神经过敏、焦虑等	缺乏	较轻，不费力	餐后即吐	少	正常	尚好或稍差

表1-19 中枢性呕吐与反射性呕吐的鉴别诊断要点

疾病	基本病变	举例	发作因素	恶心、干呕	呕吐特点	伴随症状、体征
中枢性呕吐	神经系统疾病	颅内肿瘤	咳嗽、弯腰等颅内压升高因素	不明显	喷射性,量不定	头痛、眩晕、视盘水肿或神经系统异常
反射性呕吐	消化系统疾病、药物中毒等	幽门梗阻	溃疡或肿瘤病变加重	明显	反射性,量偏大或潴留性	腹痛、腹胀、胃肠型或振水音

表1-20 常见引起恶心与呕吐症状的消化系统疾病特点

病因	临床特点	辅助检查
肠梗阻	腹痛、呕吐、腹胀,肛门停止排气、排便,呕吐物常含胆汁	立位腹部平片
胃肠炎	呕吐、腹泻,腹部查体无明显异常	临床评估
胃轻瘫	进食数小时后,呕吐部分未消化食物	临床评估
肝炎	轻至中度恶心,持续数日,可伴有呕吐、黄疸、厌食、不适,有时肝区有轻压痛	血转氨酶、胆红素及肝炎病毒检测
腹腔脏器穿孔或其他急腹症(如阑尾炎、胆囊炎、胰腺炎)	腹部剧痛,常有腹膜炎体征	腹部CT
毒物摄入	有确切的中毒史	毒物检测

表1-21 常见引起恶心与呕吐症状的神经系统疾病特点

病因	临床特点	辅助检查
闭合性颅脑损伤	根据病史易见	颅脑CT
中枢神经系统出血	突发头痛,精神状态改变,脑膜刺激征常阳性	颅脑CT、腰椎穿刺
中枢神经系统感染	头痛逐渐加重,脑膜刺激征阳性,精神状态改变脑膜炎球菌血症,可出现皮肤瘀点	颅脑CT、腰椎穿刺
颅内高压(颅内血肿、肿瘤)	头痛、精神状态改变,时有局灶性神经功能缺损	颅脑CT、颅脑MRI
内耳迷路炎	眩晕、眼球震颤随运动加重,有时伴耳鸣	—

续表 1-21

病因	临床特点	辅助检查
偏头痛	头痛发作前或发作时伴有神经系统先兆症状或畏光 有反复类似发作病史 偏头痛患者可能发展为其他中枢神经系统疾病	颅脑 CT、腰椎穿刺
晕动病	根据病史易明确	—
心境障碍性疾病	症状发生于应激状态下，进食时有抵触感	—

表 1-22 常见引起恶心与呕吐症状的全身性疾病特点

病因	临床表现	辅助检查
癌症晚期	有明确病史	—
糖尿病酮症酸中毒	多尿、多饮，常有重度脱水，伴或不伴糖尿病病史	血糖、电解质及酮体
药物副作用或毒性作用	根据病史易明确	根据服用药物选择
妊娠	表现为晨吐或进食后呕吐，体检无明显异常	妊娠试验
肝肾功能衰竭	有明确相关病史，肝病晚期常有黄疸；肾衰可有尿素气味	肝肾功能检测
辐射暴露	有相关病史	—
剧痛（如肾结石）	根据具体病因而定	超声、CT

五、诊断流程

呕吐的诊断流程如图 1-12 所示。

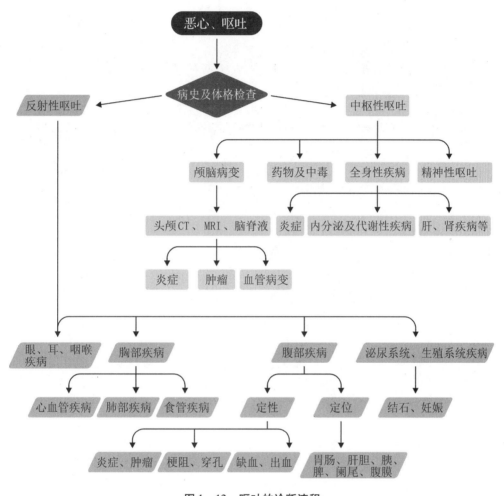

图 1-12 呕吐的诊断流程

六、转诊原则

（1）病理性呕吐超过 3 天，常规治疗无效者。

（2）对于并发幽门梗阻者应当禁食、胃肠减压，同时静脉补液以纠正水、电解质代谢失衡及营养不良，并转至上级医院以明确病因。

（3）对常见感染性疾病伴呕吐者，如抗感染治疗无效或病情加剧时，应转上级医院进一步治疗。

（4）中枢神经系统感染、脑部疾病、败血症、急性肝炎、胆囊炎、腹膜炎及肠梗阻等危重患者应立即转上级医院，以免延误诊治。

七、小结

（1）恶心、呕吐为常见的临床症状。
（2）病因涉及全身各个系统。
（3）病史询问及体格检查很关键，还应结合相应辅助检查进一步明确病因诊断。
（4）病理性呕吐，常规治疗无效者及时转诊。

八、思考题

患者，男性，50岁，因"反复上腹痛20年，再发伴呕吐7天"入院。请思考该患者的可能诊断及下一步处理。（问诊要点、体格检查要点、鉴别诊断、转诊原则）

（李啸峰　蒋夏阳）

第十一节　黄　疸

一、定义

黄疸（jaundice）是指血清中胆红素升高导致皮肤、黏膜、巩膜出现黄染的现象。血清总胆红素水平超过17.1 μmol/L（1 mg/dL）即为高胆红素血症；胆红素水平升高1~2倍，在17.1~34.2 μmol/L（1~2 mg/dL）时，临床上不容易察觉，称为隐性黄疸；当胆红素水平超过34.2 μmol/L（2 mg/dL）时，出现临床可见黄疸，表现为肉眼可见的皮肤、巩膜黄染。

二、原因

黄疸的常见原因见表1-23。

表1-23　黄疸的原因

分类	常见原因
先天性非溶血性黄疸	新生儿生理性黄疸、日尔贝（Gibert）综合征、杜宾-约翰逊（Dubin-Johnson）综合征、罗托（Rotor）综合征、旁路性高胆红素血症、克里格勒·纳贾尔（Grigler-Najjar）综合征等
溶血性黄疸	地中海贫血、遗传性球形红细胞增多症、阵发性睡眠性血红蛋白尿、血型不合输血反应、G6PD缺乏症、疟疾感染、严重细菌感染、药物/化学毒物等引起溶血

续表1-23

分类	常见原因
肝细胞性黄疸	病毒性肝炎、肝硬化、妊娠合并急性脂肪肝、自身免疫性肝病、酒精性肝病、药物性肝损伤、肝豆状核变性、中毒性肝损害、其他原因（如甲状腺功能亢进症、心源性肝淤血等）引起的肝脏损害
胆汁淤积性黄疸	胆总管结石、胆管癌、胆囊炎、胆管炎、胰腺癌、壶腹周围癌、胆囊癌、急性胰腺炎、胆道良性狭窄、原发性胆汁性胆管炎、原发性硬化性胆管炎、妊娠期肝内胆汁淤积症、肝内胆管结石等

G6PD：glucose-6-phosphate dehydrogenase，葡萄糖-6-磷酸脱氢酶。

三、发生机制

（一）先天性非溶血性黄疸

新生儿生理性黄疸一般于出生后2～3天出现，是由新生儿肝脏暂时性的对胆红素的代谢障碍所致。该黄疸多数于出生后4～6天达到高峰，7～10天自行消退。先天性非溶血性黄疸多为常染色体隐性遗传病，多有家族史，多由遗传因素导致肝细胞内的葡萄糖醛酸转移酶活性不足，对胆红素的摄取、结合和排泄有缺陷所致的黄疸，其肝酶一般正常，无明显临床症状，其胆红素多为轻度升高，一般不需要特殊治疗。

（二）溶血性黄疸

各种病因导致溶血，使进入网织红内皮系统的含铁血红素增多，形成大量的非结合胆红素，超过了肝细胞的摄取、结合与排泄能力。另外，由于溶血造成的贫血、缺氧和红细胞破坏产物的毒性作用，使肝细胞对胆红素的代谢功能减弱，导致大量非结合胆红素在血中潴留，超过正常水平而出现黄疸。

（三）肝细胞性黄疸

由于各种病因（病毒、感染、免疫、毒物、创伤等）引起肝细胞严重损伤进而导致肝细胞代谢胆红素的能力下降，使血中的非结合胆红素显著增高。另外，由于肝细胞肿胀及大量炎性细胞浸润压迫毛细胆管和胆小管，引起小胆管梗阻，使胆汁排泄受阻而反流入血液循环中，使血中结合胆红素亦同时增加而出现黄疸，出现非结合胆红素和结合胆红素同时升高的现象。

（四）胆汁淤积性黄疸

胆汁淤积性黄疸可分为肝内性和肝外性，肝内性胆汁淤积又可分为肝内阻塞性胆汁淤积和肝内胆汁淤积。肝内炎症损伤导致毛细胆管梗阻，胆汁排出受阻导致胆红素升高；另外，在阻塞处上方胆管内压力升高，胆管扩张，导致小胆管与毛细胆管破裂，胆汁中的胆红素反流入血。此外，肝内胆汁淤积有些并非由机械因素引起，而是由于胆汁分泌功能障碍、毛细胆管通透性增加，胆汁浓缩而流量减少，导致胆道内胆盐沉淀与胆栓形成。肝外性胆汁淤积主要由胆总管的机械梗阻引起，可引起梗阻上方胆管广泛扩张，可见于胆总管结石、狭窄、炎性水肿、肿瘤及蛔虫等阻塞所引起。

四、诊断思路

通过详细询问病史、体格检查以及肝功能检测初步判断属于哪一类型的黄疸，再通过相关的辅助检查进一步确定病因。

（一）问诊要点

（1）病程长短：是急性起病还是慢性病程；发病的年龄、性别，是否为妊娠期妇女。

（2）发生黄疸的诱因：是否与饮食有关，起病前是否进食高脂食物，是否进食生食、海鲜贝壳类食物，是否暴饮暴食，有无大量饮酒史，是否服用有肝损害副作用的可疑药物，是否接触化学毒物，有无输血或血液制品史。

（3）伴随症状：是否伴发热、腹痛、腰痛、肌肉酸痛，是否有厌油、纳差、恶心、呕吐、乏力，有无伴皮肤瘙痒。

（4）尿液、大便的颜色：尿液黄染的程度，是否为浓茶样尿、酱油色尿，大便颜色是否正常，有无排白陶土样大便。

（5）个人史：近期有无肝炎患者密切接触史，是否在肝吸虫、血吸虫、钩体病流行地区居住，有无疫水接触史或进食生鱼片、生虾蟹，有无长期大量饮酒史或服药史，要注意询问有无服用中草药或保健品。

（6）既往史：既往有无慢性病毒性肝炎病史，有无 G6PD 缺乏症病史（既往有无进食蚕豆或相关药物出现黄疸情况），既往有无胆石症或胆道蛔虫病史，有无胆道手术病史。

（7）家族遗传病史：家族中有无类似患者，有无地中海贫血遗传病史。

（二）体格检查要点

（1）生命体征。

（2）一般情况：患者的营养状态，体型是否肥胖，有无慢性肝病面容、急性痛苦面容。

（3）皮肤、巩膜的颜色：判断黄疸的程度，是否有皮疹、紫癜、抓痕，有无肝掌、蜘蛛痣及皮下出血点或瘀斑。

（4）腹部查体：腹部有无膨隆，是否存在腹壁静脉曲张，腹肌是否紧张，有无压痛、反跳痛，压痛的位置，墨菲（Murphy）征是否阳性，肝区叩击痛是否阳性，肝浊音界有无变化，脾脏是否增大，移动性浊音是否阳性。

（三）重要的辅助检查及意义

（1）肝功能试验：通过胆红素升高的特点判断为何种类型的黄疸；通过胆红素升高的程度判断病情的轻重。溶血性黄疸表现为非结合胆红素升高；肝细胞性黄疸则非结合胆红素、结合胆红素均升高；而胆汁淤积性黄疸以结合胆红素升高为主，并伴有胆汁酸、碱性磷酸酶、谷氨酰转肽酶升高。转氨酶显著升高可初步判断为肝细胞性黄疸。

（2）肝炎病毒标志物及 DNA 定量：可尽快明确病毒性肝炎诊断，排除急性甲型、戊型病毒性肝炎等肠道传染性疾病，为是否需要将患者进行转诊隔离治疗提供依据。

（3）血常规：根据白细胞计数、中性粒细胞百分比明确是否存在感染，而根据血红蛋白值及网织红细胞计数可判断是否存在溶血。

（4）肝胆脾胰彩超：快速明确是否存在肝脏占位、胰胆恶性肿瘤、胆石症、胆道梗阻、胰腺炎等外科情况，确定有无外科急症，为是否需要进行转诊提供依据。

（四）鉴别诊断

黄疸的鉴别诊断要点见表 1-24。

表 1-24 三种黄疸的鉴别诊断

类别	溶血性黄疸	肝细胞性黄疸	胆汁淤积性黄疸
病史	多有溶血的诱因，多反复发作	慢性肝炎或肝硬化病史、服用肝损害药物	梗阻、结石、妊娠、自身免疫性肝病病史
症状	严重溶血可伴有腰痛	肝区不适，厌油、纳差、乏力等症状	皮肤瘙痒、发热、右上腹疼痛
体征	贫血貌、脾脏增大	肝掌、蜘蛛痣、肝区叩痛、脾大、腹水征	Murphy 征阳性、肝区叩痛
胆红素	非结合胆红素升高	非结合胆红素、结合胆红素均升高	结合胆红素升高
尿胆红素	阴性	阳性	强阳性
尿胆原	增加	轻度增加	减少或缺如
转氨酶	正常	明显增高	可增高
血清碱性磷酸酶	正常	正常或轻度升高	明显升高
其他	血红蛋白减少、网织红细胞增加	肝炎病毒标志物阳性	胆汁酸、γ-谷氨酰转肽酶升高，超声检查提示胆管扩张

五、诊断流程

黄疸的诊断流程见图 1-13。

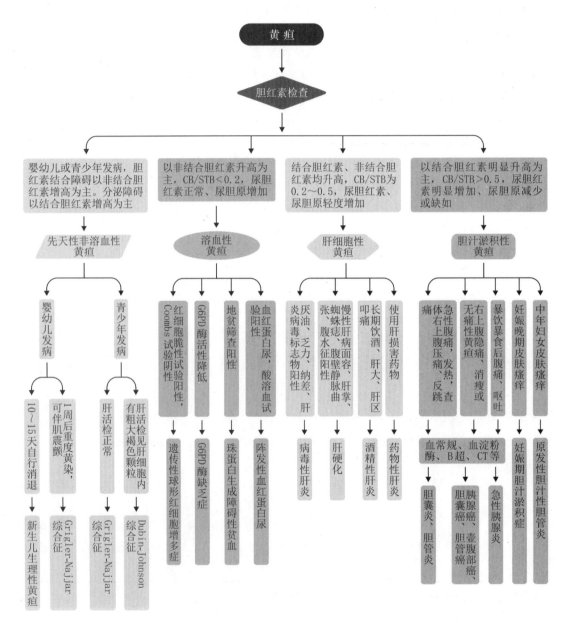

CB：conjugated bilirubin，结合胆红素；STB：serum total bilirubin，血清总胆红素。

图 1-13 黄疸的诊断流程

六、转诊原则

（1）急性甲型、戊型病毒性肝炎等需要进行隔离治疗的传染性病毒性肝炎患者；各种类型的病毒性肝炎及肝脏生化指标提示中到重度肝损害，消化道症状重，病情有进一步加重趋势患者。

（2）妊娠急性脂肪肝患者，特别是孕晚期患者，有导致急性肝衰竭死亡风险，须尽快转诊。

（3）肝硬化失代偿期患者，特别是合并肝性脑病、自发性腹膜炎、消化道出血等并发症。

（4）胆石症、肝癌、胰腺癌等需手术治疗者。

（5）急性胰腺炎、胆囊炎患者，特别是出血坏死性胰腺炎、化脓性胆管炎患者，须尽快进行转诊。

（6）新生儿黄疸持续不消退且进行性加重，血清胆红素每日上升超过 5 mg/dL 者，需尽快转诊排除新生儿溶血、先天性胆道闭锁等疾病。

（7）黄疸病因诊断不清，需要完善进一步检查的病例。

（8）按常规治疗疗效不佳者。

七、小结

（1）黄疸的诊疗可先通过血清胆红素、尿胆红素及尿胆原的检测快速判断黄疸的类型，再通过病史、临床症状、体征，初步诊断可能的疾病，最后可通过相关的实验室检查及影像学等检查明确诊断。

（2）部分黄疸为急症，急性起病尤其是合并发热、腹痛的患者，需尽快进行影像学相关检查，以明确病因排除外科急症，确定是否需要尽快转诊。

（3）新生儿黄疸可根据其黄疸出现的时间、黄疸的进展、黄疸的程度确定是否进行转诊治疗。

（4）慢性黄疸需重点询问病史、发病特点、伴随症状，疑难性黄疸转诊至有诊治条件的医院。

八、思考题

张某，女性，55 岁，家庭妇女，因"右上腹疼痛伴发热、皮肤黄染 3 天"就诊。请思考该患者的可能诊断及下一步处理。（问诊要点、体格检查要点、鉴别诊断、转诊原则）

（陈惠丽）

第十二节 腹 痛

一、定义

腹痛（abdominal pain）是临床常见的症状，多数由腹腔内病变引起，但其他腹腔外病变和全身疾病也可引起腹痛。腹痛的性质和程度，既受病变性质和严重程度的影响，也受神经和精神心理因素影响。临床上一般按起病缓急、病程长短将腹痛分为急性腹痛和慢性腹痛。

二、原因

（一）急性腹痛

（1）腹腔器官急性炎症：急性胃肠炎、急性坏死性肠炎、急性阑尾炎、急性胆囊炎、急性胰腺炎等。

（2）空腔脏器阻塞或扩张：肠梗阻、胆管狭窄、胆道蛔虫症、胆道结石、泌尿系统结石等。

（3）脏器扭转或破裂：肠扭转、绞窄性肠梗阻、肠系膜或大网膜扭转、卵巢囊肿蒂扭转、消化道穿孔、肝破裂、脾破裂、异位妊娠破裂等。

（4）腹膜炎症：消化道穿孔、自发性腹膜炎等。

（5）腹腔内血管阻塞：缺血性肠病、脾栓塞、门静脉血栓形成等。

（6）腹壁疾病：带状疱疹、腹壁挫裂伤和脓肿等。

（7）胸腔疾病所致的腹部牵涉性痛：大叶性肺炎、肺梗死、胸膜炎、食管裂孔疝、心绞痛、心肌梗死、急性心包炎、胸椎结核等。

（8）全身性疾病所致的腹痛：腹型过敏性紫癜、腹型癫痫、尿毒症、糖尿病酮症酸中毒、铅中毒、血卟啉病等。

（二）慢性腹痛

（1）腹腔脏器慢性炎症：慢性胃炎、慢性阑尾炎、溃疡性结肠炎、克罗恩病、慢性胆囊炎、慢性胰腺炎、结核性腹膜炎等。

（2）消化道运动障碍：功能性消化不良、肠易激综合征、胆道动力障碍性疾病等。

（3）胃、十二指肠溃疡。

（4）腹腔脏器扭转或梗阻：慢性胃扭转、肠扭转、十二指肠壅积症、慢性肠梗阻等。

（5）脏器包膜的牵张：肝淤血、肝炎、肝脓肿、肝癌等。

（6）中毒与代谢障碍：铅中毒、尿毒症等。

三、发生机制

腹痛按发生机制可分为三种,分别为内脏性腹痛、躯体性腹痛和牵涉痛。

(一) 内脏性腹痛

内脏性腹痛是由腹内某一器官的痛觉信号由交感神经传入脊髓引起。其具有以下特点:

(1) 钝痛。

(2) 疼痛定位模糊。

(3) 常伴有明显的迷走神经兴奋的反应,如恶心、呕吐、面色苍白、出汗等。

(二) 躯体性腹痛

躯体性腹痛是由来自腹壁和腹膜壁层的痛觉信号,经体神经传至脊神经根,反映到相应脊髓节段所支配的皮肤所引起。其具有以下特点:

(1) 定位准确。

(2) 疼痛剧烈。

(3) 疼痛可因咳嗽、深呼吸或体位改变而加重。

(三) 牵涉痛

牵涉痛指内脏性腹痛牵涉到身体体表部位,即内脏痛觉信号传至相应脊髓节段,引起该节段支配的体表部位疼痛。其具有以下特点:

(1) 距离原发部位较远。

(2) 疼痛剧烈。

(3) 定位明确,其部位与病变器官的神经节段分布一致。

临床上不少疾病的腹痛涉及多种机制,随病情发展,可单一、先后或同时出现。一般来说,在早期,内脏病变的疼痛常先为单纯的内脏性腹痛,随着疾病的发展,逐渐出现躯体性和牵涉性疼痛。

四、诊断思路

通过详细的病史询问和体格检查可以对腹痛的病因进行初步分类,再选择相应的辅助检查做进一步诊断。

(一) 问诊要点

(1) 腹痛与性别、年龄、职业的关系。

(2) 腹痛的起病方式和诱因:起病急骤或缓慢,有无诱因或前驱症状。

(3) 腹痛的性质、程度和部位:持续性或阵发性,钻顶样、刀割样、烧灼样、隐痛、钝痛或绞痛。腹痛部位的鉴别诊断见表1-25。

表1-25 腹痛部位的鉴别诊断

腹痛部位	腹腔内病变	腹腔外病变
上腹部		
右上腹	十二指肠溃疡及穿孔、急性胆囊炎、胆石症、肝脓肿、胆道蛔虫、肝破裂、急慢性肝炎等	右下肺或胸膜炎症、右肾结石或肾盂肾炎等
中上腹	胆道蛔虫病、溃疡病及穿孔、胃痉挛、急性胰腺炎、阑尾炎早期、食管裂孔疝等	心绞痛、心肌梗死、心包炎等
左上腹	急性胰腺炎、胃溃疡及穿孔、脾栓塞、脾破裂、脾梗死等	左下肺或胸膜炎症、左肾结石或肾盂肾炎、心绞痛等
脐周	小肠梗阻、肠蛔虫症、小肠痉挛症、阑尾炎早期、回肠憩室炎等	—
下腹部		
右下腹	阑尾炎、腹股沟嵌顿疝、克罗恩病、肠系膜淋巴结炎、小肠穿孔、肠梗阻、肠结核、肠肿瘤等	右输尿管结石、右侧附件炎等
下腹	宫外孕破裂、卵巢囊肿蒂扭转、盆腔及盆腔脏器病变、盆腔脓肿、痛经等妇科疾病往往偏重于一侧	尿潴留、膀胱炎、前列腺炎等
左下腹	腹股沟嵌顿疝、乙状结肠扭转、细菌性痢疾、阿米巴结肠穿孔、结肠癌等	左输尿管结石、左侧附件炎等
部位呈弥漫性或部位不定	急性自发性或继发性腹膜炎、急性肠穿孔、大网膜扭转、铅中毒、血卟啉病、腹型过敏性紫癜、腹型癫痫、糖尿病酮症等	

(4) 腹痛的发作时间：进食前或进食后，与月经的关系。

(5) 腹痛与体位的关系：某些体位可使腹痛加重或减轻。

(6) 腹痛时有无放射痛。

(7) 腹痛与伴随症状的关系：有无发热、寒战、黄疸、休克、呕吐、反酸、腹泻、血尿。

(8) 服药史：腹痛可能是药物的不良反应。

(9) 腹痛能否缓解及缓解的措施。

(10) 既往史：有无全身性疾病如心脏疾病、肾脏疾病、肝脏疾病、内分泌和代谢疾病等；有无手术或外伤史；有无过敏史；有无饮酒史。

(11) 家族史和个人史。

（二）体格检查要点

1. 全身查体

(1) 生命体征：体温、脉搏、呼吸、血压。

(2) 一般情况：表达能力、呼吸形式、体位、姿势、不适的程度、面部表情；皮肤、巩膜、结膜、口唇、浅表淋巴结、四肢的检查。

(3) 外生殖器、直肠和盆腔检查：直肠指检不应疏忽。

(4) 必要时进行心理测试。

2. 胸部查体

略。

3. 腹部查体

(1) 视诊：腹部外形是否对称，有无肠型及特殊隆起。

(2) 听诊：肠鸣音。

(3) 叩诊：是否鼓音、肝脾大小、肝浊音区、移动性浊音和局限性浊音。

(4) 触诊：由浅触到深触，由疼痛不明显处到疼痛明显处；有无肿块、压痛、反跳痛和腹肌抵抗等。

（三）辅助检查要点

(1) 实验室检查：血常规、尿液分析、大便常规、隐血试验；血、尿淀粉酶；血糖监测、肾功能检测、肝功能试验、电解质。

(2) 心电图。

(3) 影像学检查：胸部 X 线、腹部立位 X 线检查，腹部超声检查，CT 检查，MRI 检查。

(4) 消化内镜。

(5) 诊断性腹腔穿刺。

(6) 腹腔镜和剖腹探查。

（四）腹痛的鉴别诊断要点

首先区分腹痛是急性还是慢性，对于急性腹痛还应区别腹痛属外科还是内科（表 1-26 至表 1-28）。

表 1-26 腹痛常见疾病的鉴别诊断

病名	腹痛特点	伴随症状	体征	实验室及辅助检查
急性胃肠炎	以上腹部、脐周痛为主，常呈阵发性	恶心、呕吐、腹泻，亦可有发热	上腹部或脐周部有压痛，多无肌紧张及反跳痛，肠鸣音活跃	血常规、大便常规
胃、十二指肠溃疡	中上腹部为主，大多为持续性隐痛，并有节律性和周期性	反酸，可有黑便	中上腹压痛，如无穿孔：无肌紧张及反跳痛	消化内镜
急性阑尾炎	中上腹隐痛经数小时后转为右下腹痛	发热与恶心	麦氏点压痛，并可有肌紧张和反跳痛	血常规、超声或 CT

续表 1-26

病名	腹痛特点	伴随症状	体征	实验室及辅助检查
胆囊炎、胆石症	右上腹部隐痛或持续性剧痛,并向右肩及肩胛部放射,进食脂肪后加剧	发热、恶心、呕吐,可有黄疸	右上腹明显压痛,Murphy征阳性,有时可触及肿大的胆囊	血常规、超声、CT或MRCP
急性胰腺炎	中上腹持续性剧痛,饱餐或饮酒后突然发作,可向背部放射	恶心、呕吐及发热	上腹部深压痛,肌紧张及反跳痛不明显,可有卡伦(Cullen)征、格雷·特纳(Grey-Turner)征	血常规、血清淀粉酶、脂肪酶、腹部CT或MRI
肠梗阻	多在脐周,呈阵发性绞痛	呕吐与停止排便、排气	可见肠型,腹部压痛明显,肠鸣音亢进	腹部立位X线
克罗恩病	腹痛位于右下腹或脐周,一般为中等程度疼痛,呈痉挛性,餐后加重	当病变发展至肠腔狭窄时,可见肠梗阻症状	如炎症波及腹膜或引起急性肠穿孔时可见腹膜炎表现	结肠镜、CT小肠造影、病理活检
肠易激综合征	腹痛部位常在左下腹与下腹部,情绪激动、劳累等可诱发腹痛发作,排气或排便后症状缓解	腹胀,排便习惯和大便性状异常	腹部压痛不明显	血常规、血沉、大便常规、隐血及寄生虫
输尿管结石	腹痛常突然发生,多在侧腹部呈阵发性绞痛,并向会阴部放射	疼痛发作后可见血尿	腹部压痛不明显,肾区叩击痛阳性	腹部X线或CT、静脉肾盂造影
异位妊娠破裂	突然发生,腹痛剧烈	阴道流血及停经,休克	阴道检查发现宫颈有举痛,后穹隆饱满膨出、触痛显著,或于宫体旁触及边缘不清的肿块	尿妊娠试验、超声、腹腔穿刺或后穹隆穿刺
急性心肌梗死	多见于中老年人,多为中上腹部痛,在劳累、紧张或饱餐后突然发作,呈持续性绞痛,并向左肩或双臂内侧部位放射	常有恶心,可有休克	腹部检查时上腹部可有轻度压痛,无肌紧张和反跳痛,心脏听诊可有心律失常	心电图、心肌酶谱、肌钙蛋白

MRCP: magnetic resonance cholangiopancreatography,磁共振胰胆管成像。

表 1-27　外科和内科急性腹痛的鉴别

临床表现	外科急性腹痛	内科急性腹痛
起病	急骤	不定
前驱症状	一般无，但可有	有
腹痛	由轻到重，由含糊到明确，由局限到弥漫	前驱症状先于腹痛出现
腹膜刺激征		
压痛		
直接	+	+
感应	+	-
反跳痛	+	-
腹肌抵抗		
肌卫	+	±
肌紧张	+	±
强直	±	-
腹膜刺激征的演变	持续、进展	间断、减轻或消失
其他部位体征	无	常有

表 1-28　各类外科急性腹痛的鉴别

病变类型	起病	腹痛性质	体征	疾病名称
炎症性	相对缓慢	持续性，由轻逐渐加重	腹肌紧张、有压痛和反跳痛，而以病变所致部位最明显	急性阑尾炎、急性胆囊炎、急性胰腺炎等
穿孔性	急骤	持续性，刀割样	腹肌强直如板状，有明显压痛和反跳痛，肠鸣音减少或消失	胃、十二指肠溃疡穿孔，胆囊炎穿孔合并腹膜炎，伤寒肠穿孔等
梗阻性	急骤	阵发性剧烈绞痛，有间歇期	腹肌抵抗和压痛轻，肠鸣音亢进，有气过水声和金属声	绞窄性肠梗阻（疝、粘连、肿瘤、肠套叠、肠扭转）
内出血性	急骤	持续性，钝痛	腹肌抵抗和压痛较轻，反跳痛多较明显，常伴有以失血性休克为主的各种临床表现	肝（脾）破裂、肝癌破裂、腹主动脉瘤破裂、异位妊娠破裂、黄体破裂等

续表 1-28

病变类型	起病	腹痛性质	体征	疾病名称
缺血性	急骤	满腹持续性剧烈疼痛	有压痛、反跳痛和腹肌抵抗，肠鸣音消失，迅速出现以中毒性休克为主的各种临床表现	小肠梗死（肠系膜血管闭塞）、大网膜扭转梗死等

五、诊断流程

急性腹痛、慢性腹痛的诊断流程分别如图 1-14 和图 1-15 所示。

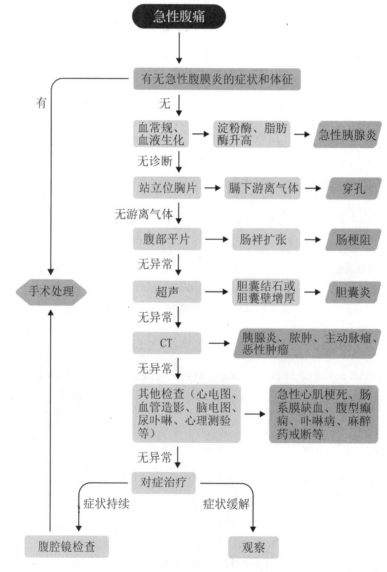

图 1-14 急性腹痛的诊断流程

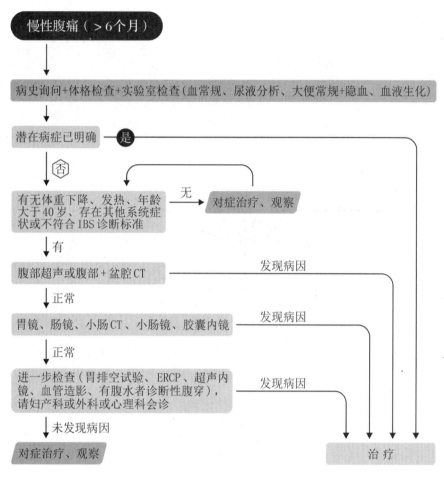

IBS：irritable bowel syndrome，肠易激综合征；ERCP：endoscopic retrograde cholangiopancreatography，经内镜逆行胰胆管成像。

图 1-15　慢性腹痛的诊断流程

六、转诊原则

（1）出现外科急性腹痛须进一步外科治疗。

（2）病因不明或出现腹腔内、腹腔外病变引起的腹痛，全科医生无法确诊或进一步治疗。

七、小结

（1）无论急性或慢性腹痛，首先应积极寻找病因、明确诊断。

（2）对于急性腹痛患者，还应区别腹痛属于外科还是内科。内科急性腹痛，要区别是腹腔内病变还是腹腔外病变引起的，然后进一步做病变的定位、定性与病因的诊断。

（3）部分病例难以及时做出诊断，在此种情况下，必须严密观察，观察期间忌用镇痛麻醉剂，以免掩盖病情。部分患者病情危重而诊断不明，必要时可剖腹探查。

（4）对于出现腹痛的老年患者，症状往往不典型，通常需要进一步诊断和治疗。

八、思考题

患者,男性,45 岁,因"反复上腹痛 7 月,加重 3 天"就诊。请思考该患者的可能诊断及下一步处理。(问诊要点、体格检查要点、鉴别诊断、转诊原则)

(麦蕾)

第十三节 腹 泻

一、定义

腹泻(diarrhea)是指排便的次数增多,粪质稀薄,或带有黏液、脓血或未消化的食物。如解水样便,每日排便在 3 次以上,或每天粪便总量大于 200 g,其中粪便含水量大于 80%,则可认为是腹泻。腹泻可分为急性与慢性两种,反复腹泻时间超过 2 个月者属于慢性腹泻。

二、原因

腹泻的常见原因见表 1-29。

表 1-29 腹泻的常见原因

分类	常见原因
分泌性腹泻	部分感染性腹泻、内分泌肿瘤、中毒致急慢性肠炎等
渗透性腹泻	服用高渗性药物
渗出性腹泻	感染性腹泻、炎症性肠病、食物过敏、放射性肠炎、肠道肿瘤等
动力性腹泻	过敏性肠炎、胃肠道手术后、甲状腺功能亢进症等
吸收不良性腹泻	消化吸收不良、广泛回肠病变、回肠小肠切除术后、小肠淋巴瘤等

三、发生机制

(1) 分泌性腹泻:系肠道分泌的大量液体超过肠黏膜吸收能力所致。

(2) 渗透性腹泻:服用盐类泻剂或甘露醇等高渗性泻剂,使肠腔内渗透压增高,阻碍肠内水分与电解质的吸收而引起。

(3) 渗出性腹泻:炎症等因素使病变部位的血管、肠黏膜受损,导致血管通透性增加,渗出大量黏液、脓血而致。

（4）动力性腹泻：由肠蠕动加快致肠内食糜停留的时间缩短，未被充分消化吸收所致的腹泻。

（5）吸收不良性腹泻：由肠黏膜吸收面积减少或吸收障碍所引起，多由小肠广泛病变或小肠大部分切除术所致。

四、诊断思路

先通过详细的病史询问及体格检查明确腹泻的类型，再行进一步的辅助检查以明确诊断。

（一）问诊要点

（1）腹泻的诱因：起病前有无不洁饮食，同饮同食者有无相同症状表现。

（2）起病的缓急程度，病程的长短，腹泻次数，粪便的性状（稀烂便、水样便、黏液脓血便）、颜色（黄色、黑色、红色）。

（3）伴随症状：是否伴恶心、呕吐、腹痛、腹胀、里急后重、发热、脱水、盗汗等。

（4）是否慢性病程，既往有无类似发作，有无糖尿病、甲状腺疾病等慢性基础疾病，有无胃肠道手术史。

（5）有无长期用药史，尤其是有无长期服用广谱抗生素。

（二）体格检查

（1）一般情况：体温、脉搏、呼吸、血压，有无脱水及消瘦等。

（2）头颈部查体：有无黄疸，眼球有无凹陷，甲状腺、淋巴结有无肿大。

（3）腹部查体：是否肌紧张，是否有压痛（全腹或局部）、反跳痛，能否触到包块，肝脏浊音界是否消失，有无移动性浊音，肠鸣音有无变化。

（4）肛门、外生殖器检查，必要时行直肠指检。

（5）必要时进行心理测试。

（三）重要的辅助检查及意义

（1）粪便检查：粪便红白细胞显著异常提示感染性腹泻，检出原虫、虫卵提示肠道寄生虫感染，检出脂肪滴及未消化食物提示消化不良，隐血试验阳性提示肿瘤或炎症，粪便培养可确定病原菌。

（2）血电解质检测、肾功能检测、肝功能检测、血气分析：鉴别腹泻类型、评估病情。

（3）血糖及内分泌激素检验：排除糖尿病、甲状腺功能亢进症等腹泻病因。

（4）影像学检查：排除胃肠道病变、胰腺炎、胰腺及胆道肿瘤等。

（5）内镜检查：诊断胃肠道肿瘤、炎症疾病。

（6）病理活检：有助于诊断炎症性肠病、肠结核、肠道肿瘤等疾病。

（四）鉴别诊断

腹泻的鉴别诊断要点见表1-30。

表 1-30 腹泻的鉴别诊断

分类	病因	临床特点	常见疾病
分泌性腹泻	胃肠道分泌过多的水分与电解质，超过其吸收功能	①排大量水样便，24小时排便量大于1 L，甚至可达10 L；②粪便中含大量电解质，其渗透压与血浆渗透压基本相同；③粪便不含脓血；④禁食后腹泻不能停止；⑤一般不伴有腹痛	霍乱、阿米巴痢疾、细菌性痢疾、溃疡性结肠炎、克罗恩病、肠结核、放射性肠炎、胃泌素瘤等
渗透性腹泻	肠腔内含有大量高渗溶质，肠腔内有效渗透压过高	①禁食后腹泻停止；②肠腔内渗透压超过血浆渗透压；③大便含有大量未完全消化的食物成分；④粪便中电解质含量不高；⑤24小时排便量小于1 L	药物性腹泻，如服用盐类泻剂或甘露醇等引起的腹泻
渗出性腹泻	炎症所致病变部位的血管、肠黏膜受损，血管通透性增加，蛋白、血液渗出及黏液分泌增多	①粪便含有大量白细胞、红细胞；②多伴有全身症状、体征，如发热、畏寒、腹痛	炎症性肠病、感染性肠炎、缺血性肠炎、放射性肠病、肠道肿瘤等
动力性腹泻	肠蠕动增快，肠内容物快速通过，未完全消化与吸收	①粪便为水样，无脓血及渗出物；②肠鸣音增强；③排便后腹痛缓解	肠炎、甲状腺功能亢进症、糖尿病、胃肠功能紊乱等
吸收不良性腹泻	肠黏膜吸收面积减少或吸收障碍	①粪便含未吸收的电解质及食物，渗透压较高；②粪便可含大量脂肪或泡沫；③禁食可减轻腹泻	小肠大部分切除术后、吸收不良综合征、小儿乳糜泻、成人乳糜泻、慢性胰腺炎等

五、诊断流程

腹泻的诊断流程见图1-16。

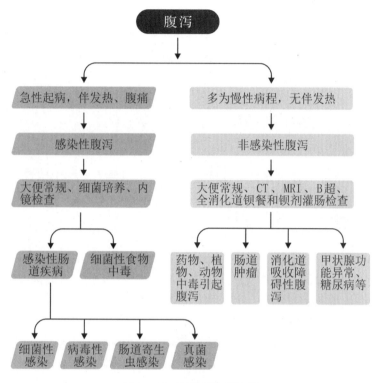

图 1-16 腹泻的诊断流程

六、转诊原则

（1）急性或慢性血便，腹泻次数多，出现脱水或严重电解质紊乱情况。
（2）治疗效果不佳，诊断不明，需要进一步行内镜检查者。
（3）腹泻伴有高热，出现脓毒性休克者。
（4）患结肠癌等肠道肿瘤，需要行手术治疗者。

七、小结

（1）急性感染性腹泻可根据发病年龄、季节、大便性状等判断可能的病原菌，并尽快行粪便常规、细菌培养等检验。
（2）慢性腹泻需要行大便常规、大便培养、CT、MRI、超声、全消化道钡餐和钡剂灌肠检查，尽快明确病因。

八、思考题

患者，男性，32岁，工人，因"发热伴腹痛、腹泻2天"就诊。请思考该患者的可能诊断及下一步处理。（问诊要点、体格检查要点、鉴别诊断、转诊原则）

（陈惠丽）

第十四节 便 秘

一、定义

便秘（constipation）通常是指排便困难（包括排便费力、排出困难、排便不尽感、排便费时及需要手法辅助排便），排便次数减少（每周少于3次）或粪便干结、量少。慢性便秘的病程至少为6个月。

二、原因

（1）便秘是一个临床十分常见的问题，人群患病率约为15%。因为正常的排便习惯变化较大，准确地定义便秘有一定困难。大部分人一般每周至少排便3次，但排便次数减少也并不是诊断便秘的唯一标准。

（2）尽管便秘的总体患病率较高，但超过半数患者的便秘都不是器质性病因所致，通过多饮水、加强运动、增加植物纤维摄入均可改善症状。

（3）临床医生必须非常熟悉便秘的常见病因（表1-31），尤其是对于因便秘首次就诊的患者，应掌握如何根据病因详细鉴别以排除器质性病变。

表1-31 便秘的常见原因

分类	常见原因
功能性疾病	功能性便秘、功能性排便障碍、便秘型肠易激综合征
器质性疾病	肠道疾病：肠道肿瘤、憩室、肠腔狭窄或梗阻（包括腹腔或盆腔内肿瘤压迫）、巨结肠、结直肠术后、肠扭转、直肠膨出、直肠脱垂、痔、肛裂、肛周脓肿和瘘管、肛提肌综合征、痉挛性肛门直肠痛
	内分泌和代谢性疾病：糖尿病、甲状腺功能减退、甲状旁腺功能亢进、多发内分泌腺瘤、重金属中毒、高钙血症、高或低镁血症、低钾血症、卟啉病、慢性肾脏病、尿毒症
	神经系统疾病：自主神经病变、脑血管疾病、认知障碍或痴呆、多发性硬化、帕金森病、脊髓损伤或肿瘤
	肌肉疾病：淀粉样变性、皮肌炎、硬皮病、系统性硬化
	药物：阿片类药、抗胆碱能药、抗抑郁药、抗癫痫药、抗组胺药、抗震颤麻痹药、抗精神病药、解痉药、钙拮抗剂、利尿剂、单胺氧化酶抑制剂、拟交感神经药、含铝或钙的抗酸药、钙剂、铁剂、止泻药、非甾体抗炎药
	其他：衰弱相关（虚弱无力、长期卧床、无法如厕或如厕不方便、严重的营养不良、饮水不足）

三、发生机制

任何直接或间接影响肠道的器质性、机械性、代谢性或功能性障碍均可导致便秘。由于脑肠轴的存在，神经系统障碍也可能影响结肠的排便功能。具体来说，便秘的发生机制涉及以下四个方面：

（1）摄入食物过少，尤其是纤维素和水分摄入不足，导致肠内容物的量不足以刺激肠道产生正常蠕动。

（2）各种原因引起的肠道肌肉张力减低和蠕动功能减弱，如皮肌炎累及肠道或腹膜炎所致的麻痹性肠梗阻。

（3）肠蠕动受阻致肠内容物滞留于梗阻点上游，如恶性肿瘤或外科手术后粘连引起的小肠或大肠机械性梗阻。

（4）参与排便过程的神经肌肉活动障碍，如神经系统病变导致的排便反射减弱或消失、肛门括约肌痉挛、腹肌及膈肌收缩力减弱等。

四、诊断思路

（一）问诊要点

（1）年龄和症状的持续时间：出生即开始，需考虑先天性原因，如脑（脊）膜突出、先天性巨结肠症；近期开始出现，尤其是成人、有报警征象的患者，应积极排除器质性病变（报警征象包括便血、贫血、发热、消瘦、明显腹痛、腹部包块、有结直肠息肉史和结直肠肿瘤家族史、排便习惯改变、粪隐血试验阳性、血癌胚抗原升高）；如果症状持续超过数年，则提示可能为功能性障碍。

（2）排便特点：排便的频率、大便形状、排便是否费力或不适、有无排便不尽感或梗阻感、是否需要手指辅助排便，应特别留意有无排便痛、出血。

（3）伴随症状：如便秘总是与反复发作的腹痛、腹部不适相伴随，当腹痛、腹部不适发作时，患者出现便秘（主要指排便次数减少、粪便干结）或便秘加重，排便后腹痛、腹部不适改善，提示肠易激综合征；伴随生殖泌尿系统症状，如排尿障碍，则提示中枢或周围神经系统疾病。

（4）其他可能的影响因素：生活及工作方式（工作紧张、生活节奏过快、工作性质和时间变化均可影响排便习惯）、抑郁、精神压力，合并使用抗精神病类药物或其他可能导致便秘的药物（如阿片类药、抗胆碱能药等）。

（二）体格检查要点

（1）腹部视、听、叩、触诊：注意有无手术瘢痕（肠粘连风险增加）、气过水声、腹部膨隆、胃肠型、蠕动波、包块（需考虑有无占位）、压痛（往往提示可能存在器质性病变）。

（2）肛周、会阴部检查：注意有无脱肛、肛周病变或畸形、臀肌萎缩、会阴部感觉异常。

（3）直肠指诊：尤其注意有无直肠脱垂、触痛、肿块或指套染血、肛门张力异常

（嘱患者模仿用力排便动作并试图排出直肠内手指，正常情况下肛门口应松弛，如手指被夹紧，提示可能存在肛门括约肌不协调收缩）。

（4）必要时行神经系统检查：脑卒中、多发性硬化、脊髓损伤以及周围神经病变等均可导致便秘，如出现相关临床表现需完善包括自主神经功能在内的神经系统检查，以排除中枢或周围神经系统病变。

（5）必要时进行心理测试。

（三）鉴别诊断要点

便秘的鉴别诊断要点见表1-32。

表1-32 便秘的鉴别诊断

病因	特点
出口梗阻	任何引起肛门疼痛的病变（如肛裂、疱疹感染等）或肛管肿瘤均可引起排便梗阻感
肠易激综合征	年轻患者便秘伴腹痛或腹部不适，排便后可缓解
巨结肠或慢性假性肠梗阻	便秘合并肠管扩张
正常传输型便秘	长期严重便秘不伴肠管扩张
药物导致的便秘	服用常见的药物包括阿片类止痛药、抗胆碱能药、含阳离子的药物、其他（如钙离子通道阻滞药、抗惊厥药等）
继发于系统性或全身性疾病	存在相关疾病的临床表现
精神心理疾病	神经性厌食、痴呆、家庭关系不和谐
行动不便/高龄/饮食	存在导致患者长期卧床、衰弱的疾病

五、诊断流程

便秘的诊断流程见图1-17。

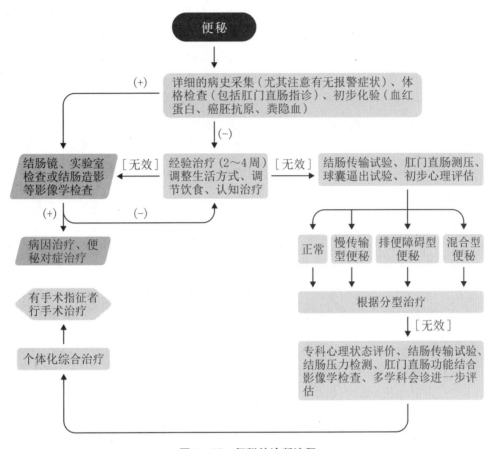

图 1-17 便秘的诊断流程

六、转诊原则

（1）便秘如伴随腹痛、呕吐、腹胀，尤其是近期起病的老年患者，且一般状况欠佳，建议紧急转诊。

（2）如出现以下情况，可考虑普通转诊：

A. 患者需完善结肠传输试验、肛门直肠测压、球囊逼出试验等非常规检查以明确便秘类型，但无相应检查条件。

B. 患者存在报警征象而结肠镜检查、常规实验室检查或影像学检查未见明显异常。

C. 患者经过生活方式及饮食调整、经验治疗等处理后，便秘症状仍无明显缓解。

七、小结

（1）便秘是一个常见的症状，虽然大部分都为非器质性病变所致，但在临床的处理中，应熟悉便秘的常见病因及鉴别诊断，进行详细的病史采集、完整的体格检查（包括肛门直肠指诊）。

（2）对存在报警征象，如便血、贫血、发热、消瘦、明显腹痛、腹部包块、有结直肠息肉史和结直肠肿瘤家族史、排便习惯改变、粪隐血试验阳性、血癌胚抗原升高的患者需进一步完善结肠镜检查、实验室检查以及影像学检查等以排除器质性病变。

八、思考题

患者，男性，78 岁，因"反复便秘半年余，加重 1 天"就诊。请思考该患者的可能诊断及下一步处理。（问诊要点、体格检查要点、鉴别诊断、转诊原则）

（李啸峰　高良庆）

第十五节　呕　　血

一、定义

呕血（hematemesis）是上消化道疾病（指 Treitz 韧带以上部位的消化道，包括食管、胃、十二指肠、胆道、胰腺及胃空肠吻合术后的空肠上段疾病）或全身性疾病所致的上消化道出血，血液经口腔呕出的现象。呕血一般伴有黑便，而黑便不一定伴有呕血。

二、原因

（一）上消化道疾病

1. 炎症

（1）食管炎：反流性食管炎、腐蚀性食管炎、感染性食管炎（化脓性、真菌性、疱疹性）、食管憩室炎等。

（2）胃炎：急性糜烂性胃炎、急性腐蚀性胃炎、急性化脓性胃炎、急性胃扩张、巨大肥厚性胃炎等。

（3）十二指肠炎：十二指肠憩室炎、感染性十二指肠炎（钩虫或滴虫感染）等。

（4）其他：白塞氏病、结核病、克罗恩病、嗜酸性粒细胞性炎症等。

2. 溃疡

（1）消化性溃疡：食管溃疡、胃溃疡、十二指肠球部溃疡、复合溃疡、幽门管溃疡、十二指肠球后溃疡、咽食管憩室溃疡、异位胰腺组织溃疡、吻合口溃疡等。

（2）应激性溃疡：应激性胃十二指肠溃疡，包括柯林（Curling）溃疡、库欣（Cushing）溃疡和药物性溃疡等。

3. 肿瘤

肿瘤：食管、胃、十二指肠的息肉，癌、间质瘤、平滑肌瘤、平滑肌肉瘤、神经纤维瘤、血管瘤、脂肪瘤、脂肪肉瘤、神经内分泌肿瘤等。

4. 损伤

（1）自发性损伤：食管－贲门撕裂综合征［马洛里－魏斯（Mallory-Weiss）综合征］、食管膈裂孔疝、胃黏膜脱垂、胃扭转等。

（2）非自发性损伤：食管、胃、十二指肠异物，化学、放射线和器械检查损伤等。

5. 血管病变

血管病变：动静脉畸形、毛细血管扩张症、血管炎、埃勒斯－当洛（Ehlers-Danlos）综合征，以及动脉瘤破入食管、胃、十二指肠等。

（二）门静脉高压

（1）肝硬化。

（2）门静脉阻塞：门静脉炎、门静脉栓塞或血栓形成，门静脉癌栓或肿瘤压迫。

（3）脾静脉血栓形成或阻塞。

（4）肝静脉阻塞。

（5）特发性门脉高压。

（三）上消化道毗邻器官疾病

（1）胰腺疾病：急性与慢性胰腺炎、胰腺癌、胰腺脓肿、胰腺假性囊肿等。

（2）胆道疾病：胆囊炎、化脓性胆管炎、胆石症、胆道蛔虫、胆管癌、医源性胆道损伤等。

（3）肝脏疾病：肝脓肿、肝血管瘤破裂、原发性或继发性肝癌破裂（破入上消化道或胆道）。

（4）纵隔病变：纵隔肿瘤、主动脉瘤等破入上消化道。

（四）全身性疾病

（1）急性感染：败血症、流行性出血热、登革热、钩端螺旋体病、重症肝炎等。

（2）血液系统疾病：血小板减少性紫癜、过敏性紫癜、白血病、血友病、再生障碍性贫血、淋巴瘤、弥散性血管内凝血（disseminated intravascular coagulation，DIC）及其他凝血功能障碍。

（3）结缔组织病：系统性红斑狼疮、皮肌炎、结节性多动脉炎等累及上消化道。

三、发生机制

（1）炎症与溃疡：上消化道各种炎症与溃疡病变，是引起呕血的常见原因。其发生机制十分复杂，具体如下。

A. 胃黏膜屏障的破坏：服用非甾体抗炎药、幽门螺杆菌感染、胆汁反流、应激状态等。

B. 胃酸分泌亢进。

（2）门静脉高压：门静脉回流受阻，导致门静脉压增高，门体静脉侧支循环建立，其中以食管、胃底静脉曲张最为显著，容易破裂而引起出血。

（3）肿瘤：瘤体表面溃疡或缺血性坏死，病变累及血管而引起出血。

（4）损伤：机械性与化学性损伤。

（5）全身性疾病：血小板质与量的异常、凝血功能异常、血管炎等。

四、诊断思路

通过详细的病史询问和体格检查可以对呕血的病因进行初步分类，再选择相应的辅助检查做进一步诊断。

（一）问诊要点

（1）前驱症状：呕血前是否有干呕、恶心；食欲有无改变。

（2）呕血性质：呕血的次数、量、颜色，有无食物残渣。

（3）便血性质：有无便血，便血的次数、量、颜色。

（4）伴随症状：有无反酸、胃灼热感、吞咽困难；有无头晕、黑蒙、四肢冷、出冷汗、心悸；有无上腹部疼痛，若有，则需要询问疼痛的性质、部位、严重程度，有无放射痛。

（5）服药史：是否服用阿司匹林、氯吡格雷、华法林、利伐沙班等抗血小板、抗凝药，以及避孕药、糖皮质激素。

（6）既往史：有无肝炎、溃疡病、慢性胃炎史。

（7）个人史：有无饮酒史；有无发热、与传染病患者接触史。

（二）体格检查要点

（1）生命体征：体温、脉搏、呼吸、血压。

（2）一般情况：注意神志、营养、精神情况，有无肝病面容。

（3）皮肤：有无皮疹、出血点、出血斑，有无蜘蛛痣、肝掌，有无皮肤苍白、黄疸。

（4）淋巴结：有无淋巴结肿大。

（5）头颈部查体：有无口腔、鼻腔及咽部疾病。

（6）腹部查体：腹壁静脉有无曲张，肝、脾有无肿大，有无腹部包块；上腹有无压痛，是否可触及胆囊。

（7）四肢查体：下肢有无浮肿，手脚是否发冷，有无出冷汗。

（三）鉴别诊断要点

1. 出血来源的鉴别诊断

（1）假性呕血指出血部位在口腔、鼻腔、咽喉等部位，咽入胃内的血又从胃中呕出。

（2）咯血与呕血的鉴别见表1-33。

表 1-33　咯血与呕血的鉴别

鉴别要点	咯血	呕血
病因	肺结核、支气管扩张、肺癌、肺炎、肺脓肿、心脏病等	消化性溃疡、肝硬化、急性胃黏膜病变、胆道出血、胃癌等
出血前症状	喉部痒感、胸闷、咳嗽等	上腹部不适、恶心、呕吐等
出血方式	咯出	呕出，可为喷射状
血的颜色	鲜红	暗红色、棕色，有时为鲜红色
血中混有物	痰、泡沫	食物残渣、胃液
酸碱反应	碱性	酸性
黑便	一般无，若咽下血液量较多时可有	有，可为柏油样便，呕血停止后仍可持续数日
出血后痰的性状	常有血痰数日	无痰

2. 呕血的伴随症状

（1）呕血前伴有典型的溃疡病疼痛症状，呕血后疼痛消失，常见于消化性溃疡病。

（2）呕血伴有右上腹绞痛，呕血后绞痛不缓解，常见于胆道出血。

（3）呕血伴有黄疸，常见于急性重型肝炎、肝硬化食管静脉曲张破裂出血、胰腺癌。

（4）呕血伴有吞咽困难，常见于食管炎、食管癌。

（5）在严重干呕或呕吐后，呕吐物初为食物残渣后为血，应考虑 Mallory-Weiss 综合征。

（6）在大面积烧伤后发生消化道出血，应考虑有 Curling 溃疡的可能。

（7）在颅脑外伤、手术、出血后发生消化道出血，应考虑有 Cushing 溃疡的可能。

五、诊断流程

诊断的第一步是评估出血的严重程度，出血是否来自上消化道，并确定出血是否仍在进行中。所有血流动力学不稳定，有持续出血或重大并发症证据的患者应该在内镜检查之前进行液体复苏和稳定生命体征。上消化道出血的患者应尽快进行内镜检查，必要时行内镜下治疗（图 1-18）。

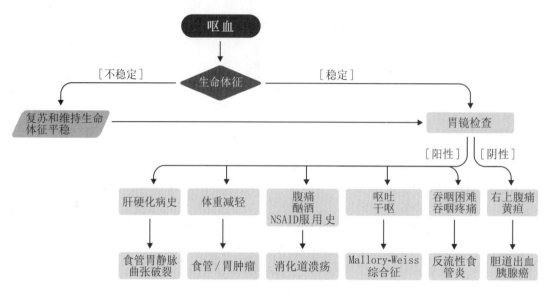

NSAID：nonsteroidal anti-inflammatory drug，非甾体抗炎药。

图1-18 呕血的诊断流程

六、转诊原则

（1）紧急转诊：上消化道大出血、考虑有持续性活动性出血者。

（2）呕血患者生命体征平稳后均须转诊至专科进一步明确出血原因。

七、小结

（1）消化性溃疡是呕血最常见的原因。

（2）接诊呕血患者首先必须评估生命体征是否平稳。

（3）呕血患者生命体征平稳后均应尽快转诊至专科，进行胃镜检查，明确出血原因。

八、思考题

患者，男性，56岁。因"排黑便6小时"到急诊室就诊。该患者有酗酒史及酒精性肝硬化病史。患者心率121次/分，血压90/50 mmHg。患者突然开始呕吐鲜红色血液。请思考该患者的可能诊断及下一步处理。（问诊要点、体格检查要点、鉴别诊断、转诊原则）

（高敏照）

第十六节 便 血

一、定义

便血（hematochezia）是指消化道出血，血液由肛门排出的现象。

便血的颜色主要取决于出血部位高低、出血量多少以及血液在肠道内停留时间长短，因此可表现为鲜红色、酱红色、暗红色、黑色或柏油样。少量出血不造成粪便颜色改变，需经隐血试验才能确定者，称为隐血（occult blood）。

肛门及直肠下段出血常为鲜血或附着在成形粪便的表面。结肠上段出血时，血液与粪便混合均匀，并呈酱红色。小肠出血如血液在肠内停留时间较长，可呈柏油样便；若出血量大，排出较快，也可排暗红色或鲜红色血便。上消化道出血时，则多为黑便或柏油样便；若出血量大，排出较快，也可排暗红色或鲜红色血便。

二、原因

（一）上消化道疾病

详见"第一章第十五节"，视出血量与速度不同，可表现为血便或黑便。

（二）下消化道疾病

1. 炎症

（1）感染性疾病：肠结核、肠伤寒、细菌性痢疾、肠阿米巴病、肠寄生虫病、急性出血坏死性肠炎、肠憩室炎（Meckel憩室）等。

（2）非特异性炎症：炎症性肠病（溃疡性结肠炎、克罗恩病）、缺血性肠炎、放射性肠炎等。

2. 肿瘤

肿瘤：肠息肉、家族性肠息肉病、黑斑息肉综合征、间质瘤、平滑肌瘤、纤维瘤、脂肪瘤、黏液瘤、癌、神经内分泌肿瘤、淋巴瘤、平滑肌肉瘤、纤维肉瘤、脂肪肉瘤等。

3. 血管病变

血管病变：痔、动静脉畸形、毛细血管扩张症、肠系膜栓塞或血栓形成及动脉肠瘘等。

4. 机械性损伤

机械性损伤：肛裂、肛肠内异物、粪石以及医源性损伤等。

（三）全身疾病

（1）急性感染：流行性出血热、钩端螺旋体病等。

(2) 血液病：血小板减少性紫癜、过敏性紫癜、白血病、血友病、淋巴瘤、DIC 及其他凝血功能障碍等。

(3) 结缔组织病：系统性红斑狼疮、结节性多动脉炎、皮肌炎、淀粉样变性等。

三、诊断思路

通过详细的病史询问和体格检查可以对便血的病因进行初步分类，再选择相应的辅助检查做进一步诊断。

（一）问诊要点

(1) 病程：发病的缓急、病程的长短。

(2) 便血性质：便血的次数、量、颜色，是否与粪便相混。

(3) 伴随症状：有无腹痛、里急后重；有无发热、食欲不振、盗汗；体重有无改变；有无贫血症状。

(4) 服药史：是否服用阿司匹林、氯吡格雷、华法林、利伐沙班等抗血小板、抗凝药以及避孕药、糖皮质激素。

(5) 既往史：以往有无类似发作的病史。

(6) 个人史：有无痢疾、痔等病史。

（二）体格检查要点

(1) 生命体征：体温、脉搏、呼吸、血压。

(2) 一般情况：注意神志、营养、精神情况，有无肝病面容。

(3) 皮肤：皮肤是否苍白，有无出血点、出血斑、皮疹、毛细血管扩张、黄疸。

(4) 淋巴结：有无淋巴结肿大。

(5) 头颈部查体：有无口腔、鼻腔及咽部疾病。

(6) 腹部查体：有无腹肌紧张、压痛、反跳痛、肿块、肠型，肠鸣音是否正常，肝、脾是否肿大。

(7) 肛门查体：在肛门指诊时，应注意有无痔、肛瘘、肛周触痛、肿块；注意手套是否带血。

（三）鉴别诊断要点

1. 溃疡性结肠炎、克罗恩病、肠结核与阿米巴痢疾的鉴别

溃疡性结肠炎、克罗恩病、肠结核与阿米巴痢疾的鉴别见表 1-34。

表 1-34 溃疡性结肠炎、克罗恩病、肠结核与阿米巴痢疾的鉴别

鉴别要点	溃疡性结肠炎	克罗恩病	肠结核	阿米巴痢疾
病史	无不洁饮食或传染病接触史	无不洁饮食或传染病接触史	有肠外结核史	有不洁饮食史
起病	多数缓慢	多数缓慢	多数缓慢	有急有缓

续表 1-34

鉴别要点	溃疡性结肠炎	克罗恩病	肠结核	阿米巴痢疾
症状	腹泻轻者 3~4 次/日，重者每 1~2 小时 1 次，糊状粪便，混有黏液或脓血，伴有下腹或左下腹疼痛。发热少见，重者可有高热、贫血及消瘦	脐周痉挛性疼痛，间歇性或持续性腹泻，糊状便。直肠或下段结肠受累可有黏液血便及里急后重感。常有低热或中度发热及伴有毒血症	结核病毒血症、消瘦、贫血，肠外结核表现，右下腹痛常因进食后诱发，腹泻或腹泻便秘交替，严重者有消瘦与贫血	全身症状少，腹痛、腹泻及里急后重感较轻
体征	左下腹可扪及增厚的乙状结肠或降结肠	脐周可扪及包块，边缘不清楚	右下腹压痛或扪及固定质中的包块	右侧腹轻压痛
粪便检查	黏液脓血便，镜检有白细胞及红细胞，细菌培养阴性	糊状粪便，一般无脓血黏液。镜检有白细胞及红细胞。细菌培养阴性	糊状粪便，一般无脓血黏液。镜检有少许脓细胞和红细胞。浓缩后可找到抗酸杆菌而痰菌阴性	粪便量多，与脓血混合呈果酱样。镜检可找到溶组织阿米巴滋养体。细菌培养阴性
X 线检查	早期黏膜紊乱，有溃疡时肠壁呈锯齿状，后期结肠袋消失、肠管缩短、肠腔狭窄及假息肉形成	受累部肠腔狭窄、管壁僵直、黏膜皱襞消失、呈线样征。病变呈节段性分布，可有瘘管形成	病变肠段黏膜皱襞粗乱，肠壁边缘不规则，有激惹征、充盈缺损或肠腔狭窄	病变处有充盈缺损、痉挛及壅塞现象
内镜检查	黏膜连续性、弥漫性充血水肿，呈颗粒状，脆性增加，易出血，常有糜烂及浅表溃疡。后期可见炎性假息肉	黏膜充血水肿，呈铺路石样改变，可有沟槽样溃疡、肠腔狭窄及炎性假息肉，病变间肠段正常	病变部位可见卵圆形溃疡，多数与环形皱襞方向一致，溃疡边缘不整、邻近黏膜增厚或息肉样变	病变部位有散在圆形或卵圆形溃疡，边缘隆起、充血，中央开口部下陷，溃疡间黏膜大多正常
病理活检	黏膜及黏膜下层炎症及肠腺隐窝脓肿	肠壁全层炎症及非干酪样肉芽肿	可见干酪样肉芽肿并找到抗酸杆菌	自溃疡处刮取标本涂片，可找到溶组织阿米巴滋养体

2. 便血的伴随症状

（1）伴有高热：常见于伤寒、流行性出血热、钩端螺旋体病等。

（2）伴有腹泻、便秘交替：常见于肠结核、克罗恩病。

（3）伴有腹泻：常见于痢疾、急性出血性肠炎、溃疡性结肠炎、结肠癌、缺血性结肠炎等。

（4）伴有便秘：常见于大肠癌。

（5）伴腹痛：常见于痢疾、急性坏死性小肠炎、肠系膜动脉栓塞、肠套叠、过敏性紫癜、小肠肿瘤、大肠癌等。

（6）伴休克：常见于急性坏死性小肠炎、肠系膜动脉栓塞、急性细菌性痢疾、流行性出血热等。

（7）伴出血倾向：常见于过敏性紫癜、流行性出血热、钩端螺旋体病、弥散性血管内凝血、急性重型肝炎等。

（8）伴腹部包块：常见于结肠癌、肠套叠、克罗恩病等。

四、诊断流程

便血的病因很多，根据出血的情况、病史及其伴随症状，大致可确定出血的部位（图 1-19）。上消化道出血的诊断流程见图 1-18。

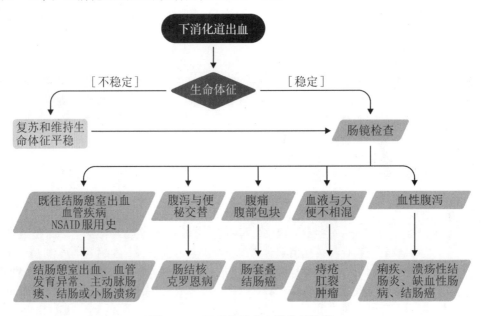

图 1-19 下消化道出血的诊断流程

五、转诊原则

（1）紧急转诊：消化道大出血、持续性活动性出血者。

（2）除外明确的痔疮及肛裂出血，便血患者生命体征平稳后均需要转诊至专科以进一步明确出血原因。

六、小结

(1) 接诊便血患者时首先注意评估其生命体征是否稳定。

(2) 便血患者生命体征平稳后均应转诊至专科,进行胃镜、肠镜检查,明确出血原因。

七、思考题

患者,女性,22岁,因"血性腹泻4天"就诊。请思考该患者的可能诊断及下一步处理。(问诊要点、体格检查要点、鉴别诊断、转诊原则)

(高敏照)

第十七节 腹 水

一、定义

腹水(ascites)又称腹腔积液,是指各种原因引起的腹腔内游离液体病理性增多(大于200 mL)。正常情况下腹腔内含有少于200 mL液体,对肠道蠕动起润滑作用,它的生成与吸收保持着动态平衡。根据腹水性状、理化特点不同,通常将其分为漏出性、渗出性和血性腹水三大类。

二、原因

在临床上有腹水的患者中,75%为肝硬化所致,其他原因包括肿瘤(10%)、心力衰竭(3%)、结核(2%)、胰腺炎(1%)以及其他少见疾病。腹水原因及常见疾病见表1-35。

表1-35 腹水原因及常见疾病

原因	常见疾病
心脏疾病	慢性充血性右心功能不全、缩窄性心包炎、限制性心肌病等
肾脏疾病	急慢性肾炎,肾病综合征,急慢性肾功能衰竭等
肝脏疾病	各种病因所致的肝硬化,门静脉高压并发自发性细菌性腹膜炎,肝脏恶性肿瘤,各种类型的急慢性病毒性肝炎等

续表 1-35

原因	常见疾病
腹膜疾病	腹膜炎症：原发或继发细菌性腹膜炎、结核性腹膜炎、消化道穿孔及外伤所致化学性腹膜炎（包括胆汁性、胰源性等）、嗜酸性粒细胞性胃肠炎等
	腹膜肿瘤：原发性腹膜良、恶性肿瘤（腹膜间皮瘤），腹膜转移瘤（胃、肝、胰、卵巢等来源）等
血管性疾病	肠系膜动静脉栓塞，门静脉血栓，门静脉炎，下腔静脉阻塞或受压，脾动脉栓塞等
结缔组织病	坏死性肉芽肿性血管炎、SLE、硬皮病、巨细胞动脉炎、结节性多动脉炎等
其他	甲状腺功能减退症、原发性或继发性营养障碍、各种疾病致淋巴管阻塞或破裂、恶性淋巴瘤等

SLE：systemic lupus erythematosus，系统性红斑狼疮。

三、发生机制

腹水形成的机制主要是各种因素引起腹腔内液体的产生增多和/或吸收能力下降，导致液体平衡失调的结果，各种疾病引起腹水的机制可能是某个因素或几个因素联合作用所致。常见的原因如下：

（一）全身性因素

（1）血浆胶体渗透压下降：血浆胶体渗透压、血管内静水压、组织胶体渗透压、组织间静水压共同维持血管内外压力平衡，其中血浆胶体渗透压为维持血管内外液体平衡的主要因素。血浆胶体渗透压主要依靠血液中白蛋白浓度来维持，当患者血浆白蛋白浓度低于 30 g/L 时，血管内血浆胶体渗透压下降，或同时伴有门静脉压力增高时，血管中的液体容易通过毛细血管壁漏入腹腔，形成腹水。此种情况见于肝功能衰竭、肝硬化失代偿期（肝脏合成白蛋白减少）、原发性及继发性营养缺乏（蛋白摄入不足或吸收障碍）、肾病综合征、蛋白丢失性胃肠病（体内蛋白丢失增多）等情况。

（2）水钠潴留：体内水、钠代谢主要依靠心脏、肾脏调节，同时有多种激素参与，其中重要的激素有抗利尿激素、肾素、血管紧张素、醛固酮、心房利钠肽等。当患者有心、肾功能不全或处于肝硬化失代偿期时，机体有效循环血容量不足，肾脏血流灌注减少，刺激交感神经活动增强，激活肾素-血管紧张素-醛固酮系统，引起醛固酮及抗利尿激素分泌增多，致肾小球滤过率下降，集合管和远端小管重吸收水、钠增多，水、钠排出减少，引起水钠潴留；心房利钠肽自身具有促进水、钠排出作用，并可协同作用于肾素-血管紧张素-醛固酮系统，促进水、钠排出；当患者心功能不全时，心房利钠肽合成减少，可进一步促进水钠潴留。因此，神经、体液调节作用于肾脏致水钠潴留是腹水持续的因素。

（3）内分泌障碍：当肝硬化失代偿期或肝功能不全时，由于肝脏功能减退，一方面，醛固酮、抗利尿激素及雌激素的灭活减少，引起水钠潴留；另一方面，血液中扩血管活性物质浓度升高引起内脏小动脉血流阻力下降，内脏血管床扩张，腹腔内脏器淤血，导致参与有效循环的血容量相对不足、低血压，负反馈刺激机体代偿性释放活性缩血管物质（如血管紧张素Ⅱ及去甲肾上腺素）维持血压，这些活性缩血管物质可引起肾动脉收缩，肾血流量减少，肾小球滤过率降低；另外，抗利尿激素释放增加及灭活减少，使血液中抗利尿激素水平增高，引起集合管、肾小管对水、钠重吸收增加，导致水钠潴留并形成腹水。

（二）局部因素

（1）液体静水压增高：当各种因素引起肝门静脉压力及其毛细血管内压力增高、急慢性心功能不全时，患者可出现血循环淤血，静脉血管内液体静水压增高，血管内液有向腹腔移动的趋势，进而引起腹水。

（2）淋巴液流量增多、回流受阻：肝硬化失代偿期，由于肝窦压力及肝门静脉压力增高，淋巴液生成增多；同时，由于肝脏被膜下淋巴管受压，淋巴管重吸收面积减少，淋巴生成量超出淋巴重吸收量，引起淋巴液增多，经淋巴管漏入腹腔参与腹水形成，加重腹水积聚。另外，腹膜后肿瘤、纵隔肿瘤、丝虫病等病变可引起胸导管或乳糜池阻塞，或外伤致淋巴管断裂，导致淋巴回流受阻，形成乳糜性腹水。

（3）腹膜血管通透性增加：腹膜血管丰富，当腹膜受到炎症刺激、肿瘤转移浸润、外伤或腹腔脏器穿孔后，消化液、消化酶、血液的刺激均可导致促炎性细胞因子活性增加，扩血管因子释放增多，导致腹膜的血管通透性增加引起腹水。

（4）内脏破裂：腹腔内空腔脏器或实质性脏器穿孔与破裂后，造成消化液、血液外渗入腹腔，可导致胆汁性腹水、胰性腹水或血性腹水等。

四、诊断思路

（一）问诊要点

腹水的临床表现包括腹水本身症状、体征以及原发病的症状、体征，问诊及体格检查应兼顾二者。

（1）既往病史：如是否有病毒性肝炎、心血管疾病、肾功能不全等。

（2）诱因：劳累、感染、饮酒、外伤等。

（3）症状进展缓急及病程：腹胀及腹围增大是否先后出现，是急性（短时间）出现并加重，还是慢性进展逐渐加重。

（4）缓解情况：休息、低盐饮食及药物治疗后症状是否缓解。

（5）个人史：如饮酒、血吸虫疫区生活史等。

（6）治疗情况及效果：既往接受过何种治疗，以及治疗后症状缓解情况。

（7）伴随症状：

A. 伴心慌、心悸、胸闷、活动后气促等心血管疾病症状者，多见于心源性腹水患者，并可伴有颈静脉怒张，双下肢水肿，肝、脾肿大。

B. 伴血尿、少尿、无尿、蛋白尿，或小便泡沫样，并颜面部、眼睑水肿，多见于肾脏疾病所致腹水患者。

C. 伴乏力、面色黝黯无光泽、皮肤黄染、巩膜黄染、小便色黄、牙龈出血、双下肢水肿，多见于肝脏疾病致腹水患者，并可伴肝掌、蜘蛛痣、肝病面容、腹壁静脉曲张、脾大等体征。

D. 伴外伤史及腹部剧烈疼痛等急腹症表现，多见于腹腔脏器穿孔所致腹膜炎患者，并可伴腹部压痛、反跳痛、肌紧张等腹膜刺激体征。

E. 伴午后低热、乏力、盗汗等结核中毒症状及体重下降，可见于结核性腹膜炎所致腹水患者，查体可有腹部柔韧感。

F. 伴明显消瘦、恶病质等，可见于各种原因所致营养不良及肿瘤所致腹水患者。

G. 伴心跳缓慢、血压偏低，可见于甲状腺功能减退症患者，并可查及胫前黏液性水肿。

（二）体格检查要点

（1）生命体征：体温、脉搏、呼吸、血压。

（2）一般情况：神志精神、面容、营养情况。

（3）全身查体：有无皮肤、巩膜黄染，有无浅表淋巴结肿大，有无颈静脉怒张，有无皮疹，有无皮下及黏膜出血点、出血斑，有无肝掌、蜘蛛痣，有无下肢水肿等。

（4）腹部查体：

A. 视诊：是否存在全腹或局部腹部膨隆、"蛙腹"、脐疝。

B. 触诊：是否存在腹壁紧张度增加、腹膜刺激征；肝－颈静脉回流征是否为阳性；是否存在腹壁柔韧感；是否存在液波震颤。

C. 叩诊：可否查及水坑征及移动性浊音。

（三）辅助检查要点

（1）实验室检查：血细胞分析、尿液分析、24小时尿蛋白定量、尿微量白蛋白、肾功能检测、肝功能试验、血淀粉酶、尿淀粉酶、甲状腺激素、心肌酶、B型钠尿肽、血沉、腺苷脱氨酶（adenosine deaminase，ADA）、结核菌素试验、T细胞斑点试验等。

（2）影像学检查：胸部X线、腹部超声、超声心动图、CT、MRI。

（3）胃、肠镜检查。

（4）腹腔穿刺：观察腹水性状、外观，并行腹水细胞学检查、白细胞计数、腹水培养＋细菌药敏检测、腹水白蛋白、淀粉酶和脂肪酶、ADA、乳酸脱氢酶（lactate dehydrogenase，LDH）、甲胎蛋白（alpha-fetoprotein，AFP）、癌胚抗原（carcinoembryonic antigen，CEA）检测。

（四）鉴别诊断要点

1. 漏出液和渗出液的鉴别诊断

依据腹水实验室检查可将腹水分为渗出液、漏出液两种，其鉴别要点见表1-36。

表 1-36　漏出液和渗出液的鉴别

鉴别要点	漏出液	渗出液
病因	非炎症性因素所致	炎症性因素所致
外观	透明，淡黄色，不能自凝	外观透明或混浊、脓性或血性，可自凝
比重	<1.018	>1.018
酸碱度	>7.3	6.8～7.3
李凡他试验	阴性	阳性
细胞总数/($\times 10^6 \ L^{-1}$)	<100	>500
细胞分类	以淋巴细胞为主，偶见间皮细胞，单核细胞>50%	炎症早期以中性粒细胞为主，慢性期以淋巴细胞为主，恶性腹水以淋巴细胞为主
葡萄糖	与血浆葡萄糖水平相近	低于血浆葡萄糖水平
细菌培养	阴性	阳性
蛋白总量	≤25 g/L	>30 g/L
腹水/血清蛋白比值	小于0.5	大于0.5
乳酸脱氢酶	<200 U/L	>200 U/L，如>500 U/L提示为癌性
腹水/血清乳酸脱氢酶比值	小于0.6	大于0.6
腺苷脱氨酶	阴性	感染、结核>45 U/L，肿瘤<40 U/L
胆固醇	<1.56 mmol/L	>1.56 mmol/L
腹水/血清胆红素比值	小于0.6	大于0.6
特殊蛋白	无	SLE、类风湿性关节炎等疾病补体C_3、C_4水平可降低
癌胚抗原	阴性	癌性升高并腹水癌胚抗原>血清癌胚抗原
常见病因	各种急慢性肝病，各种原因所致心功能不全，动静脉血管栓塞，肾源性疾病，严重营养不良，淋巴管阻塞、破裂等	原发性或继发性腹膜炎（包括细菌性、结核性、真菌性、癌性腹水），腹腔脏器穿孔或破裂所致化学性腹膜炎、外伤等

2. 感染性腹水的鉴别诊断

感染性腹水的鉴别诊断见表 1-37。

表 1-37 感染性腹水的鉴别

鉴别要点	继发性腹膜炎	原发性细菌性腹膜炎	结核性腹膜炎
病因	胰腺炎、阑尾炎、消化性溃疡穿孔等	肝炎、肝硬化失代偿期等	肺结核、肠结核等
症状及体征	腹痛、腹膜刺激征	体征常不明显,可有腹部压痛、反跳痛	结核中毒症状、腹部揉面感、腹部包块等
腹水性状	黄色混浊,渗出液	渗出液	黄绿色混浊,渗出液
血清-腹水蛋白梯度	<11 g/L	≥11 g/L	<11 g/L
细菌培养	杂菌生长	单一菌生长	抗酸染色可阳性,结核杆菌培养可阳性
腺苷脱氨酶	<30 U/L	<30 U/L	>30 U/L
治疗效果	抗感染治疗效果不佳,应针对原发病治疗	抗感染治疗有效	抗结核治疗有效

3. 结核性腹膜炎与恶性腹水的鉴别诊断

结核性腹膜炎与恶性腹水的鉴别诊断见表 1-38。

表 1-38 结核性腹膜炎与恶性腹水的鉴别

鉴别要点	恶性腹水	结核性腹膜炎
病因	原发性或转移性肿瘤	肺结核、肠结核、腹膜结核
发病年龄	老年多见	儿童或青少年多见
性状	渗出液	渗出液
外观	血性常见	黄绿色,少数血性
腹水/血清乳酸脱氢酶比值	>1	<1
抗酸染色/细菌培养	阴性	可阳性
腹水及血清癌胚抗原	可升高	正常
脱落细胞学检查结果	可找到恶性肿瘤细胞	阴性
穿刺放腹水治疗效果	积聚很快	积聚较慢
诊断性抗结核治疗	无效	有效

五、诊断流程

腹水的诊断流程如图 1-20 所示。

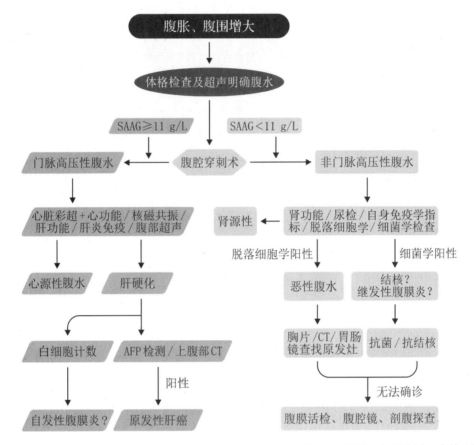

SAAG:serum-ascites albumin gradient,血清-腹水蛋白梯度,是在同一小时或同日内抽取同一患者的血清与腹水标本分别检测血清与腹水中的白蛋白浓度,并计算两者之差值,所得结果即为 SAAG。结果判读:SAAG<11 g/L 诊断考虑非门脉高压性腹水;SAAG≥11 g/L,诊断考虑门脉高压性腹水,但需要指出的是,SAAG≥11 g/L 不能除外门脉高压基础上并发的腹水感染或腹腔肿瘤转移,对诊断门脉高压的病因无明确意义。

图 1-20 腹水的诊断流程

六、转诊原则

(1) 因腹水导致呼吸、循环功能障碍者,应紧急转诊至上级医院。

(2) 原发疾病无法控制,且有进一步恶化可能者,应立即转诊至上级医院,以免延误诊治。

(3) 无法明确腹水性质。

(4) 明确腹水病因需要进行进一步治疗,如进行手术、腹水自体回输及经颈静脉肝内门体静脉分流术等,但本单位无相应条件。

七、小结

（1）腹水首先应积极寻找病因，通过现有的辅助检查，明确诊断。

（2）对于腹水病因诊断不明确时，腹腔穿刺进行腹水相关检查是协助明确诊断腹水病因的重要方法。

（3）对于腹水病因不明及腹水进展较快患者需转诊至上级医院就诊。

八、思考题

患者，男性，45岁，因"乏力、纳差半年，加重伴腹胀2月"就诊。请思考该患者的可能诊断及下一步处理。（问诊要点、体格检查要点、鉴别诊断、转诊原则）

（韩岩智）

第十八节 血 尿

一、定义

血尿（hematuria）是指尿液中红细胞异常增多，可分为肉眼血尿和镜下血尿。1 000 mL 尿中含 1 mL 及以上血液可呈现为肉眼血尿；而尿色正常，需经显微镜检查后方能确定，离心尿沉渣中每高倍视野下有 3 个以上红细胞的为镜下血尿。

二、原因

引起血尿的原因较多，可由泌尿系统原发疾病引起，也可由全身性疾病或泌尿系统邻近器官疾病所致。血尿根据症状可分为症状性和无症状性血尿；根据持续时间可分为一过性、间歇性和持续性血尿；根据血尿来源可分为肾小球源性和非肾小球源性血尿。引起血尿的原因见表 1-39。

表 1-39 血尿的常见原因

病变类型	常见原因
泌尿系统疾病	遗传性肾病：Alport 综合征、Fabry 病、家族性复发性血尿（薄基底膜病）、多囊肾、海绵肾等
	肾脏疾病：肾小球肾炎（急性、慢性、急进性）、IgA 肾病、肾淀粉样变性、各种间质性肾炎等

续表 1-39

病变类型	常见原因
泌尿系统疾病	感染性炎症：①非特异性，如肾或肾周脓肿、肾盂肾炎、膀胱炎、前列腺炎、尿道炎等；②特异性，如肾或膀胱结核、寄生虫感染等
	结石：肾、输尿管、膀胱结石等
	肿瘤：肾、输尿管、膀胱、前列腺肿瘤等
	损伤：外伤、手术、器械检查等所致急性肾损伤、尿道、膀胱损伤等
	血管性病变：胡桃夹现象、肾静脉血栓形成、肾梗死、肾动脉硬化、肾动静脉瘘、肾小动脉瘤等
	泌尿系统结构改变：海绵肾、游走肾、肾下垂、先天性尿道憩室、尿道肉阜、尿道脱垂、膀胱输尿管反流等
尿道邻近器官疾病	炎症：急性阑尾炎、盆腔炎、输卵管炎、前列腺炎、阴道炎等
	肿瘤：结直肠癌、宫颈癌、卵巢恶性肿瘤等
全身性疾病	血液病：过敏性紫癜、血小板减少性紫癜、白血病、再生障碍性贫血、先天性或获得性凝血功能异常（弥散性毛细血管内凝血、血友病）等
	感染性疾病：败血症、流行性出血热、猩红热、钩端螺旋体病、丝虫病等
	结缔组织病：系统性红斑狼疮、皮肌炎、结节性多动脉炎等
	心血管疾病：急进性高血压肾、充血性心力衰竭、亚急性感染性心内膜炎等
	内分泌、代谢疾病：糖尿病、痛风、甲状旁腺功能亢进等
其他	药物或理化因素：抗凝药物、甘露醇、非甾体抗炎药、磺胺类药物、氨基糖苷类药物、环磷酰胺、重金属（铅、汞、镉）损伤、中毒（有机磷、鱼胆、蛇毒）、放射性损伤、高原性血尿等
	运动：运动后血尿
	原因未明：特发性血尿

三、诊断思路

通过详细的病史询问和体格检查可以对血尿的病因进行初步的分类，再选择相应的辅助检查做进一步诊断。

（一）问诊要点

（1）是否有真性血尿（表 1-40）。

表1-40 引起假性血尿的常见原因

分类	原因
污染血尿	邻近器官出血混进尿液，如月经、子宫或阴道出血、直肠息肉、痔疮等
红色尿	药物（利福平、苯妥英钠、氨基比林、大黄等）、色素（酚红）、红色蔬菜等
血红蛋白尿和肌红蛋白尿	急性溶血、挤压伤、重度烧伤、蛇咬伤等
卟啉尿	血卟啉病、铅中毒

（2）性别和年龄（表1-41）。

表1-41 不同年龄和性别患者出现血尿的常见原因

年龄/性别	原因
小儿	先天性异常、肾小球肾炎等
青少年或青年	泌尿系感染、结石、结缔组织病、肾小球肾炎等
老年	前列腺增生、尿路感染、泌尿系统肿瘤等
女性	尿路感染
男性	前列腺炎症、增生或肿瘤等

（3）出现血尿的阶段（表1-42）。

表1-42 尿三杯试验的临床意义

时间	提示的病变部位
初始段	尿道或膀胱颈口
终末段	后尿道、膀胱颈部或膀胱三角区
全程	膀胱及其以上部位

（4）血尿的性质、频率及程度：肉眼血尿或镜下血尿、一过性或持续性。

（5）诱发因素：是否存在外伤、手术、药物、呼吸道感染或剧烈运动等因素。

（6）伴随症状或体征：有无发热、寒战、尿路刺激症状、腰痛、尿量减少、排尿中断或排尿困难、水肿、高血压、蛋白尿、乳糜尿、黄疸、皮疹、皮肤出血、腹部肿块等。

（7）服药史：有无利福平、环磷酰胺等用药史。

（8）既往史：有无内分泌及代谢性疾病、血液系统疾病、免疫系统疾病、邻近器官肿瘤或炎症病史，有无过敏史。

（9）家族史：有无多囊肾、家族性复发性血尿等家族史。

（二）体格检查要点

（1）生命体征。

（2）一般情况：皮肤黏膜有无苍白、黄染及出血点，面部有无蝶形红斑，有无颜面及下肢水肿。

(3) 心脏查体：心律、心率、杂音、心脏大小。

(4) 腹部查体：有无肿块，肾脏有无增大，有无输尿管点、肋脊角压痛、膀胱触痛、肾区叩痛，腹部血管有无杂音。

(5) 泌尿生殖系统检查：对女性患者，应进行妇科检查，明确有无妇科肿瘤，同时应注意检查尿道口以排除尿道肉阜。男性患者应进行前列腺触诊，以了解有无前列腺触痛、增生或结节。

（三）鉴别诊断

血尿常见原因的鉴别诊断见表 1 - 43。

表 1 - 43 血尿常见原因的鉴别要点

原因	临床特点	常见疾病	辅助检查
肾小球疾病	可伴少尿、水肿、高血压，部分有肾功能检测异常	急慢性肾小球肾炎、急进性肾小球肾炎等	尿液分析、尿蛋白/肌酐比值、24 小时尿蛋白定量、肾脏彩超
尿路感染	发热、寒战、腰痛、尿路刺激症状	急性肾盂肾炎、膀胱炎等	血常规、降钙素原、C 反应蛋白、尿涂片、尿培养、泌尿系 CT
泌尿系统肿瘤	无痛性间歇性血尿，可有贫血、消瘦等全身症状，部分可扪及腰部肿块	肾、膀胱、前列腺癌等	肿瘤标志物、腹部 CT、膀胱镜
泌尿系统结石	可伴患侧腰腹部绞痛，并向会阴部及大腿内侧放射	肾、输尿管、膀胱结石等	尿液分析、泌尿系超声或 CT
前列腺增生性疾病	中老年人多见，伴夜尿增多、排尿困难及尿流中断	良性前列腺增生等	前列腺超声或 CT
全身性疾病	可有皮肤黏膜或牙龈出血、光过敏、面部红斑、关节痛	血液病，如血小板减少性紫癜、再生障碍性贫血等；结缔组织病，如系统性红斑狼疮等	血常规、抗核抗体谱、血管炎检测、骨髓穿刺或活检

四、诊断流程

血尿的诊断流程如图 1 - 21 所示。

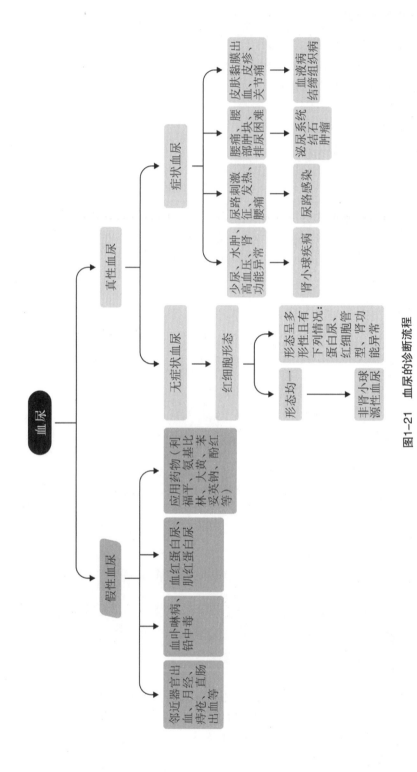

图1-21 血尿的诊断流程

五、转诊原则

（1）反复发作的血尿但诊断不明者。
（2）怀疑恶性肿瘤者。
（3）全身性疾病所致的血尿。
（4）尿路结石较大并伴尿路梗阻者。
（5）怀疑肾小球源性血尿者。
（6）经常规治疗疗效欠佳者。

六、小结

（1）对于所有肉眼血尿或反复镜下血尿者，需要完善检查以明确病因。
（2）全身性疾病如血液病（白血病、血友病、血小板减少性紫癜等）及血管疾病（肾动脉栓塞、动静脉瘘、肾静脉血栓等）也可引起血尿。
（3）严重血尿者转诊时应注意止血、补充血容量、抗休克及预防感染等。

七、思考题

患者，男性，45岁，因"反复肉眼血尿伴腰痛1周"就诊。请思考该患者的可能诊断及下一步处理。（问诊要点、体格检查要点、鉴别诊断、转诊原则）

（王成　朱晔）

第十九节　蛋　白　尿

一、定义

蛋白尿（proteinuria）是指尿中蛋白质含量大于 150 mg/24 h 或尿蛋白/肌酐大于 200 mg/g，或尿液分析检查尿蛋白定性试验阳性。

二、原因

蛋白尿按性质可分为生理性和病理性蛋白尿；按持续时间分为一过性和持续性蛋白尿；按发病机制可分为肾小球性、肾小管性、分泌性、溢出性和组织性蛋白尿；按蛋白尿的程度可分为少量（小于 1.0 g/24 h）、中量（1.0～3.5 g/24 h）和大量（大于 3.5 g/24 h）蛋白尿。引起蛋白尿的原因见表 1-44。

表 1-44 蛋白尿的常见原因

分 类	原 因
生理性蛋白尿	
功能性	发热、紧张、手术后、剧烈运动等
体位性	长时间站立、行走
病理性蛋白尿	
肾性	
原发性肾小球疾病	急慢性肾小球肾炎、急进性肾炎、肾病综合征、IgA 肾病等
继发性肾小球疾病	结缔组织病：系统性红斑狼疮、干燥综合征、系统性硬化等
	内分泌及代谢疾病：糖尿病肾病、高尿酸血症肾病、自身免疫性甲状腺疾病肾损害等
	心血管疾病：感染性心内膜炎、充血性心力衰竭、高血压肾病等
	传染性疾病：乙型肝炎相关性肾炎、流行性出血热、钩端螺旋体病等
	肿瘤性疾病：多发性骨髓瘤、实体肿瘤等
原发性肾小管间质疾病	遗传性肾小管疾病、急慢性肾间质肾炎、急慢性肾盂肾炎等
继发性肾小管间质疾病	感染性疾病：金黄色葡萄球菌败血症、军团菌病、巨细胞病毒感染等
	药物性肾损伤：抗生素、非甾体抗炎药、中草药等导致的肾损伤
	中毒性肾病：重金属、化学毒素、生物毒素等中毒性肾病
非肾性	食物性蛋白尿、急性血管内溶血、挤压综合征、横纹肌溶解综合征等

三、发生机制

（1）肾小球性蛋白尿：由于肾小球滤过屏障异常引起的蛋白尿，见于多种肾小球疾病，其特点是中大量蛋白尿较常见，成分以白蛋白等中大分子为主。

（2）肾小管性蛋白尿：由于肾小管病变，重吸收蛋白的能力下降，使得正常时从肾小球滤过的小分子蛋白没能有效地被肾小管重吸收，从而出现的蛋白尿。

（3）溢出性蛋白尿：血液循环中存在大量的可以从肾小球自由滤过的小分子蛋白，超过了肾小管的重吸收极限，从而出现的蛋白尿。

（4）分泌性蛋白尿：分泌性蛋白尿主要表现为尿中 IgA 排泄增多；见于肾小管受炎症或药物刺激的患者。

（5）组织性蛋白尿：因组织遭受破坏，肾和其他组织结构成分从尿中丢失引起的蛋白尿。

四、诊断思路

通过详细的病史询问和体格检查可以对蛋白尿的病因进行初步的分类，再选择相应的辅助检查做进一步诊断。

（一）问诊要点

（1）性别和年龄。

（2）蛋白尿的发生时间、持续时间、性状：早晨或晚上，一过性或持续性，有无血尿、脓尿。

（3）诱发因素：有无感染、毒物接触史、创伤史，近期用药情况等。

（4）伴随症状或体征：是否伴有发热、尿路刺激症状、水肿、高血压、血尿、肌痛、关节痛等。

（5）加重或缓解因素：是否与体位、剧烈活动或体力劳动、月经、妊娠等有关。

（6）服药史：有无抗生素、中草药、非甾体抗炎药等用药史。

（7）既往史：有无心脏疾病、肾脏疾病、肝脏疾病、内分泌和代谢疾病；有无过敏史。

（8）家族史：有无糖尿病等家族史。

（二）体格检查要点

（1）生命体征：体温、脉搏、呼吸、血压。

（2）一般情况：有无面部红斑、皮疹、肾病面容，有无水肿、浆膜腔积液、关节红肿。

（3）心脏查体：心律、心率、杂音、心脏大小，有无颈静脉怒张。

（4）肺部查体：呼吸频率、呼吸音、胸腔积液等。

（5）腹部查体：有无输尿管压痛、肾区叩痛，有无肾脏肿大、表面凹凸不平。

（6）其他查体：甲状腺等。

（三）鉴别诊断

蛋白尿的鉴别诊断要点见表1-45。

表1-45 蛋白尿的鉴别要点

疾病	病因	尿蛋白定性	尿蛋白定量	尿蛋白成分	常见因素/疾病	辅助检查
生理性蛋白尿						
功能性	无	±	微量，<0.5 g/24 h	白蛋白	发热、运动、受寒、紧张	尿液分析、尿蛋白/肌酐比值、24小时尿蛋白定量、尿蛋白成分分析、肾脏彩超

续表 1-45

疾病	病因	尿蛋白定性	尿蛋白定量	尿蛋白成分	常见因素/疾病	辅助检查
体位性	无	±	微量，<0.5 g/24 h	白蛋白	站立、行走、脊柱前凸	尿液分析、尿蛋白/肌酐比值、24小时尿蛋白定量、尿蛋白成分分析、肾脏彩超
病理性蛋白尿						
肾小球性	肾小球滤过屏障受损	2+～4+	较多，常>2 g/24 h	白蛋白为主，少量大分子蛋白	原发性或继发性肾小球疾病	尿液分析、尿蛋白/肌酐比值、24小时尿蛋白定量、尿蛋白成分分析、肾脏彩超
肾小管性	肾小管重吸收功能障碍	1+～2+	较少，1～2 g/24 h	小分子蛋白为主，白蛋白较少	感染、药物、重金属引起的肾间质病变或原发性肾小管间质肾炎	尿渗透压、尿液分析、尿蛋白/肌酐比值、24小时尿蛋白定量、尿蛋白成分分析、肾脏彩超
混合性	肾小球和肾小管同时受损	2+～4+	不定，>1 g/24 h	大小分子蛋白均有	各种肾小球疾病后期、全身性疾病同时累及肾小球和肾小管	尿渗透压、尿液分析、尿蛋白/肌酐比值、24小时尿蛋白定量、尿蛋白成分分析、肾脏彩超
溢出性	血浆异常蛋白增多	1+～3+	不定，0.2～10 g/24 h	小分子蛋白（血红蛋白、肌红蛋白、尿本-周氏蛋白）	多发性骨髓瘤、阵发性睡眠性血红蛋白尿、挤压综合征、横纹肌溶解综合征	尿本-周氏蛋白、血浆蛋白电泳、免疫固定电泳、尿肌红蛋白、尿血红蛋白
组织性	肾组织破坏或肾小管、下尿路分泌的蛋白	±～+	微量，<1 g/24 h	尿调节素、IgA球蛋白	肾脏及尿路炎症或肿瘤	血常规、C反应蛋白、降钙素原、肿瘤标志物、腹部CT

五、诊断流程

蛋白尿的诊断流程如图1-22所示。

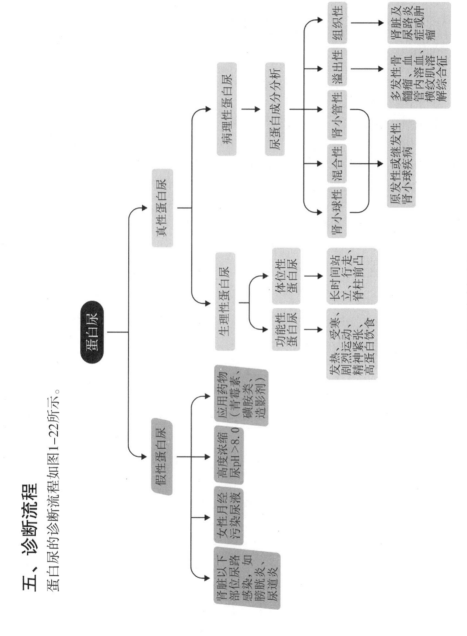

图1-22 蛋白尿的诊断流程

六、转诊原则

（1）随访过程中蛋白尿病情加重。
（2）怀疑为病理性蛋白尿者。
（3）蛋白尿病因不明者。
（4）体位性蛋白尿患者，但蛋白尿持续存在。
（5）大量蛋白尿伴水肿等全身症状者。
（6）经病因诊断后，常规治疗疗效欠佳者。

七、小结

（1）即使是体位性蛋白尿、功能性蛋白尿，如不积极处理，也有部分患者可能会发展为严重的肾脏疾病。
（2）有肾脏病家族史者，应注意定期检测尿蛋白。
（3）有高血压、糖尿病、结缔组织病等高危因素的患者，应积极检测尿蛋白，并定期随访。

八、思考题

患者，女性，50岁，因"血糖升高5年，泡沫尿伴双下肢水肿1月"就诊。请思考该患者的可能诊断及下一步处理。（问诊要点、体格检查要点、鉴别诊断、转诊原则）

（王成　朱晔）

第二十节　水　　肿

一、定义

水肿（edema）是指人体组织间隙由过多的液体积聚致组织肿胀。水肿可分为全身性与局部性水肿，当液体在体内组织间隙呈弥漫性分布时为全身性水肿；液体积聚在局部组织间隙时为局部性水肿。水肿发生于体腔内称为积液，如胸腔积液、腹腔积液、心包积液。一般情况下，水肿这一术语不包括脑水肿、肺水肿等内脏器官的水肿。

二、原因

水肿的常见原因见表1-46。

表 1-46　水肿的原因

分类	常见原因
全身性水肿	心源性水肿、肾源性水肿、肝源性水肿、结缔组织病性水肿（系统性红斑狼疮、硬皮病、皮肌炎）、内分泌性水肿（甲状腺功能减退症、甲状腺功能亢进症、原发性醛固酮增多症、库欣综合征、腺垂体功能减退症、糖尿病）、变态反应性水肿（血清病）、营养不良性水肿、经前期紧张综合征、特发性水肿、功能性水肿（高温性、肥胖性、老年性、旅行者性、久坐性）、药物反应（钙离子拮抗剂、抗抑郁药物、肾上腺皮质激素、雌激素、胰岛素、甘草制剂等）、其他（贫血性水肿、妊娠高血压综合征、间脑综合征）
局部性水肿	局部炎症、静脉阻塞或静脉功能不全、淋巴水肿、血管神经性水肿等

三、发生机制

（一）血管内外液体交换平衡失调

（1）毛细血管液体静水压增高。

（2）血浆胶体渗透压降低。

（3）组织液胶体渗透压增高。

（4）组织间隙机械压力降低。

（5）微血管壁通透性增加。

（二）体内外液体交换平衡失调——水钠潴留

（1）肾小球滤过率下降。

（2）近端小管重吸收钠、水增加。

（3）远端小管和集合管重吸收钠、水增加。远端小管和集合管重吸收钠、水受激素调节，如醛固酮分泌增多或灭活减少，抗利尿激素分泌增加。

（三）静脉、淋巴回流障碍

静脉、淋巴回流障碍多产生局部性水肿。

四、诊断思路

通过详细的病史询问和体格检查可以对水肿的病因进行初步的分类，再选择相应的辅助检查做进一步诊断。

（一）问诊要点

（1）性别和年龄。

（2）出现的时间：早晨或傍晚。

（3）水肿的部位、范围、程度、性质：首发部位、发展顺序、全身性或局限性、对称性（单侧或双侧）、凹陷性或非凹陷性、持续性或间歇性。

（4）病程进展：发展迅速或缓慢、趋向好转或恶化。

(5) 诱发因素：有无诱因或前驱症状。

(6) 伴随症状或体征：有无咳嗽、咳痰、呼吸困难、皮肤黄染、怕冷、反应迟钝、尿量或尿色的改变、蛋白尿、血压升高，是否合并胸腔积液、腹水等与水肿伴发的躯体或精神症状/体征。

(7) 是否与月经、妊娠、体位的改变有关。

(8) 服药史：是否使用钙离子拮抗剂、抗抑郁药物、肾上腺皮质激素、雌激素、胰岛素、甘草制剂等。

(9) 既往史：有无心脏疾病、肾脏疾病、肝脏疾病、内分泌和代谢疾病、胃肠道疾病、精神疾病、营养不良史，有无肿瘤、传染病史，有无手术或外伤史，分娩时是否合并大出血，有无过敏史，有无长期、大量饮酒史。

(10) 家族史：有无先天性心脏病、慢性肝炎、糖尿病等家族史。

(二) 体格检查要点

(1) 水肿局部体征：水肿的部位、范围、性质、程度。

(2) 其他体征：

一般情况：体重、腹围、血压、面容、毛发多少及分布、皮肤黏膜。

心脏查体：有无颈静脉怒张，心脏大小、心率、心律、杂音。

肺部查体：呼吸频率、呼吸音、胸腔积液等。

腹部查体：肝脾大小、肾脏大小，有无腹水，有无腹壁静脉曲张，有无妊娠等。

其他查体：甲状腺、淋巴结、神经系统等。

(3) 必要时进行心理测试。

(三) 鉴别诊断

1. 全身性水肿的鉴别诊断

全身性水肿的鉴别诊断见表 1-47。

表 1-47 全身性水肿常见原因的鉴别要点

分类	原因	临床表现及体征	水肿部位	水肿特点	病程进展	辅助检查
心源性水肿	心脏病史	心慌、气短，尿量减少，心脏扩大、杂音，颈静脉怒张，脾脏肿大	先于低垂部位出现，与体位有关	凹陷性水肿	发展较缓慢	BNP、超声心动图

续表 1-47

疾病	原因	临床表现及体征	水肿部位	水肿特点	病程进展	辅助检查
肝源性水肿	肝脏病史	肝功能减退和门脉高压表现，尿量减少，腹壁静脉曲张、蜘蛛痣、肝掌、腹水	多有腹水	凹陷性水肿	发展较缓慢	肝功能检测、消化系彩超
肾源性水肿	肾脏病史	高血压、血尿、泡沫尿、尿量减少等	眼睑或颜面部水肿，以后发展至全身水肿	凹陷性水肿	发展较迅速	尿液分析、尿蛋白定量、肾脏彩超
内分泌性水肿	甲状腺功能异常	库欣综合征，甲亢或甲减面容及表现，尿量多正常	一般为颜面及下肢的水肿，严重者可有全身水肿	非凹陷性水肿	发展较缓慢	甲状腺功能及彩超
经前期紧张综合征	经期相关	乳房胀痛、下腹沉重感、部分患者可有精神症状	眼睑、手部、踝部轻度水肿	凹陷性水肿	月经前7～14天出现，月经来潮后消退，呈周期性	无
特发性水肿	中年女性	部分患者可有精神症状，如烦躁、易怒、头痛、失眠等	身体下垂部位	凹陷性水肿	长时间站立或活动后出现，休息后可缓解	无

BNP：brain natriuretic peptide，脑纳肽。

2. 局部性水肿的鉴别诊断

局部性水肿的鉴别诊断见表 1-48。

表 1-48 局部性水肿常见原因的鉴别要点

疾病	原因	水肿部位	水肿特点	病程进展	伴随症状或体征	辅助检查
局部炎症	感染、外伤	炎症局部	同时有红、热、痛	发展常迅速	感染中毒症状	血常规、降钙素原、C反应蛋白

续表 1-48

疾病	原因	水肿部位	水肿特点	病程进展	伴随症状或体征	辅助检查
下肢深静脉血栓形成	长期卧床、手术创伤、恶性肿瘤、妊娠、口服避孕药或雌激素治疗	单侧肢体	凹陷性水肿	发展常迅速	患肢疼痛、浅表静脉扩张、花斑状发绀、Homans 征阳性（即足背屈时激发疼痛）等	下肢动静脉彩超
下肢静脉曲张	长期站立工作、重体力劳动、妊娠、习惯性便秘	单侧或双侧下肢的足背或踝部	凹陷性水肿，常在下午出现，夜间卧床后可消退	发展较缓慢	下肢浅静脉扩张、迂曲隆起等	下肢动静脉彩超
淋巴水肿	丝虫或链球菌感染、肿瘤压迫或阻塞淋巴管、淋巴结清扫术后、淋巴管发育异常	单侧肢体	非凹陷性水肿，重者可有象皮肿样皮肤变化	因病因不同而发展缓慢或迅速	皮肤增厚、干燥、粗糙、色素沉着、出现疣或棘状物	下肢动静脉彩超
血管神经性水肿	对某些食物、药物或周围环境过敏	多位于头面部、颈部、上肢	非凹陷性水肿，边界不清	发展常迅速，部分呈反复进行性加重	皮肤肿胀、热感，发作时间较长者局部可出现毛发脱落，发生于咽喉部者可出现呼吸和吞咽困难	过敏原检测

五、诊断流程

水肿的诊断流程见图 1-23。

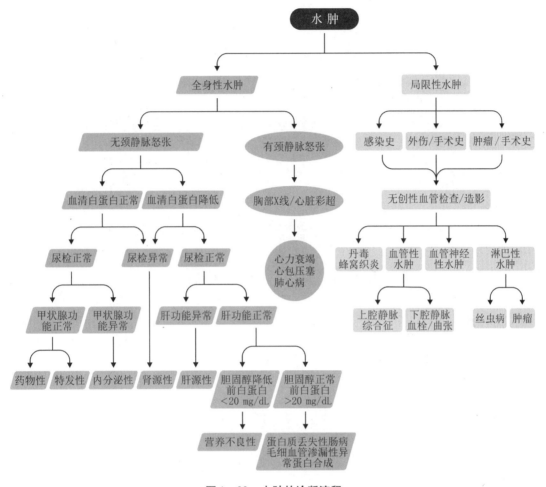

图 1-23 水肿的诊断流程

六、转诊原则

（1）严重的心力衰竭，经治疗后呼吸困难或水肿无明显好转。

（2）肾源性水肿出现肾衰竭。

（3）肝硬化患者出现严重的水肿，伴有大量腹水或出现肝源性脑病、昏迷、消化道出血、肝肾综合征。

（4）病因不明或水肿推测是由肿瘤、静脉血栓等原因引起，全科医生无法确诊或进一步治疗。

（5）明确诊断为水肿，经常规治疗疗效欠佳者。

七、小结

（1）无论是全身性还是局限性水肿，首先应积极寻找病因、明确诊断。

（2）长期卧床易导致静脉血栓形成，丝虫病具有地域性，过敏易出现血管神经性水肿，女性还须考虑经前期紧张综合征或特发性水肿。

(3) 在各种不同类型的水肿发生发展中，通常是多种因素先后或同时发挥作用，同一因素在不同的水肿发病机制中所居的地位也不同。因此，在医疗实践中，必须对不同患者进行具体分析，这对于选择适宜的治疗方案具有重要意义。

八、思考题

患者，女性，24岁，因"反复双下肢水肿2周，加重3天"就诊。请思考该患者的可能诊断及下一步处理。（问诊要点、体格检查要点、鉴别诊断、转诊原则）

（王成　朱晔）

第二十一节　头晕及眩晕

一、定义

头晕（dizziness）是指以头昏眼花、头重脚轻、头部昏沉感、头脑不清醒感、站立不稳等为主要表现的疾病，通常无自身或周围环境的旋转感或摇晃感，少伴有恶心、呕吐等。

眩晕（vertigo）是指各种原因导致人对自身与周围环境空间关系在大脑皮层中反应失真引起的一种运动性或位置性错觉，可表现为视物旋转感、视物摇晃感、自身起伏感或倾倒感，往往伴有恶心、呕吐等。

"头晕"或"眩晕"为患者常见主诉，根据文化程度或方言不同，患者对这一组症状的描述多种多样，如天旋地转、头昏眼花、头重脚轻、头部昏沉、头脑不清醒、"跌跌撞撞"等，临床上要对此加以区分。

二、原因

根据眩晕的性质，眩晕可分为真性眩晕及假性眩晕；根据病变的解剖部位，可分为系统性眩晕及非系统性眩晕。

系统性眩晕由前庭神经系统病变引起，临床上往往表现为真性眩晕。系统性眩晕又分为周围性眩晕及中枢性眩晕，前者常见于梅尼埃病、良性发作性位置性眩晕、中耳乳突疾病性眩晕、前庭神经元炎、迷路卒中、外耳道盯聍栓塞、耳毒性药物中毒等；后者常见于脑血管病（累及后循环）、椎－基底动脉供血不足、小脑及脑干占位性病变、听神经瘤、小脑及脑干炎性疾病等。

非系统性眩晕由前庭神经系统以外病变引起，往往表现为假性眩晕，常见于感染、发热、贫血、中毒、眼部疾病（屈光不正、眼外肌麻痹）、心血管疾病（高血压、低血压、心律不齐、心力衰竭）、呼吸系统疾病（慢阻肺、呼吸衰竭）、内分泌疾病（低血糖、糖尿病等）、肾脏疾病（尿毒症）、心理疾病（焦虑、抑郁）、睡眠障碍（失眠症、阻塞性睡眠呼吸暂停综合征）等。

三、发生机制

视觉、本体觉、前庭觉的感觉传入神经进入脑干（前庭神经核、脑干网状结构），然后投射到小脑及大脑皮层，经过大脑皮层或皮层下结构的整合作用，再由运动系统传出适当的动作，以稳定躯体，维持平衡。以上反射弧的传入结构、中继结构或中枢整合结构中任一部分损害都能引起眩晕、平衡障碍和眼震。

四、诊断思路

通过详细的病史询问及有针对性的体格检查，以区分头晕及眩晕，然后对眩晕再进一步分类并寻找病因。

（一）问诊要点

（1）性别与年龄。

（2）病程长短：急性或慢性。

（3）症状的变化：反复发作、持续存在或逐渐加重，持续时间。

（4）症状的性质：有无视物旋转感、摇晃感、倾倒感，或是头部昏沉感、头重脚轻感等。

（5）伴发症状：有无耳鸣、听力下降、恶心、呕吐、大汗、肢体麻木、肢体无力等。

（6）诱发因素：症状的发生与体位、头位有无关系；有无前驱感染史。

（7）一般情况询问：睡眠、胃口、大小便情况等。

（8）既往史：有无脑血管病的危险因素，如高血压、糖尿病、高脂血症、心脏病等；有无耳科的疾病，如中耳炎、乳突炎等；有无精神类疾病史；有无血液系统疾病等。

（9）服药史：有无耳毒性药物的使用史，有无毒品吸食史等。

（二）体格检查要点

（1）生命体征。

（2）皮肤黏膜：有无贫血等。

（3）外耳道：有无流水、流脓，有无耵聍栓塞等。

（4）心脏及双肺听诊。

（5）神经系统查体：重点在意识、眼震、听力、前庭功能检查、四肢肌力、感觉检查、共济运动方面。

（三）重要辅助检查

（1）颅脑 CT 平扫、内耳 CT 检查等。

（2）颅脑 MRI、颈椎 MRI 检查。

（3）脑干听觉诱发电位。

（4）前庭功能及听力检查。

（5）经颅多普勒超声（transcranial Doppler，TCD）检查。

（6）颈部动脉彩超检查。

（四）鉴别诊断要点

眩晕的鉴别诊断主要是系统性眩晕的鉴别（表1-49）。

表1-49 周围性眩晕与中枢性眩晕的鉴别

临床特点	周围性眩晕	中枢性眩晕
病变部位	前庭感受器及前庭神经颅外段（未出内听道）	前庭神经颅内段、前庭神经核、核上纤维、内侧纵束、小脑、大脑皮质
眩晕程度	症状重	症状轻
持续时间	发作性、持续时间短（数秒至数天）	持续性、持续时间长
眼球震颤	幅度小、多为水平或水平加旋转、眼震快相向健侧或慢相向病灶侧	幅度大、形式多变、眼震方向不一致（垂直）
平衡障碍	倾倒方向与眼震慢相一致、可与头位有关	倾倒方向不定、与头位无关
前庭功能试验	无反应或反应减弱	反应正常
听觉损害	可伴耳鸣、听力下降	不明显
自主神经症状	常见（恶心、呕吐、大汗、面色苍白等）	不明显
脑功能损害	除可能致听力损害外，无其他阳性体征	可有（如瘫痪、脑神经损害等）
常见疾病	耳科疾病（如梅尼埃病、良性发作性位置性眩晕、中耳炎、乳突炎、外耳道耵聍栓塞、咽鼓管阻塞）、前庭神经元炎、迷路卒中、耳毒性药物中毒等	脑血管病（累及后循环）、椎-基底动脉供血不足、小脑及脑干占位性病变、听神经瘤、小脑及脑干炎性疾病、第四脑室肿瘤、颞叶肿瘤等

五、诊断流程

头晕或眩晕的诊断流程如图1-24所示。

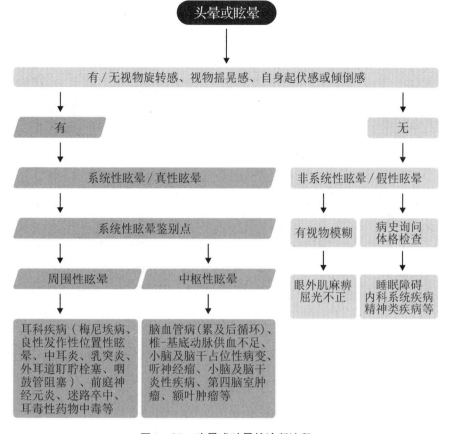

图1-24 头晕或眩晕的诊断流程

六、转诊原则

(1) 体格检查发现有局灶神经功能缺损或发病过程中有局灶神经功能缺损表现,如瘫痪、感觉异常、意识障碍等,应立即转诊。

(2) 对于非系统性眩晕,积极处理原发病及对症处理后症状未改善。

(3) 经医生仔细询问病史及查体,仍未明确病因,应转诊。

七、小结

(1) 接诊该类患者时,首先要区分头晕及眩晕,判断其性质。

(2) 对于非系统性眩晕,应该积极寻找病因,如眼科疾病、内科系统疾病、睡眠障碍或精神类疾病。

(3) 对于系统性眩晕,鉴别周围性眩晕及中枢性眩晕,再根据各疾病的特点进一步确定初步诊断。

八、思考题

（1）患者，女性，28岁，因"反复发作性眩晕3年，再发2天"就诊。请思考该患者的可能诊断及下一步处理。（问诊要点、体格检查要点、鉴别诊断、转诊原则）

（2）患者，男性，60岁，因"突发眩晕、行走不稳2小时"就诊。请思考该患者的可能诊断及下一步处理。（问诊要点、体格检查要点、鉴别诊断、转诊原则）

（罗世坚）

第二十二节　头　　痛

一、定义

头痛（headache）是指局限于头颅上半部，即眉弓、耳郭上缘和枕外隆突连线以上部分的疼痛；此连线以下的疼痛称为面痛及颈痛。广义的头痛包括头颅上半部疼痛、面痛及颈痛（图1-25）。

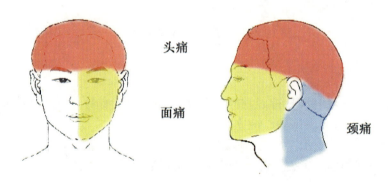

图1-25　头痛范围（红色代表头痛范围）

二、原因

头痛根据发病急缓分为急性头痛（病程在2周内）、亚急性头痛（病程在3周至3个月内）和慢性头痛（病程大于3个月）；根据头痛严重程度分为轻度、中度和重度头痛；根据病因分为原发性头痛和继发性头痛（表1-50）。

（1）原发性头痛，也称为特发性头痛，常见偏头痛、紧张型头痛及丛集性头痛等（图1-26）。

表 1-50　头痛的国际分类（ICHD-Ⅱ，R1）

分类	头痛类别
1	原发性头痛：偏头痛、紧张型头痛、丛集性头痛和其他三叉自主神经头痛、其他原发性头痛
2	继发性头痛：头颈部外伤引起的头痛，头颈部血管性病变引起的头痛，非血管性颅内疾病引起的头痛，某一物质或某一物质戒断引起的头痛，感染引起的头痛，内环境紊乱引起的头痛，头颅、颈、眼、耳、鼻、鼻窦、牙齿、口或其他颜面部结构病变引的头痛或面痛，精神疾病引起的头痛
3	脑神经痛、中枢和原发性面痛、其他头痛

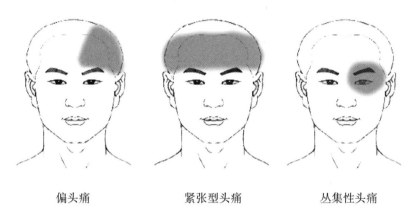

偏头痛　　　　　紧张型头痛　　　　丛集性头痛

图 1-26　原发性头痛范围

（2）继发性头痛，指头痛继发于可明确的躯体疾病，常见如颅脑外伤、脑血管疾病、颅内占位性疾病、高颅压、感染（包括颅内感染）、全身性疾病（如发热、高血压、内环境紊乱等）、头颈部结构（如口腔、牙齿、鼻、鼻窦、耳、眼、颈部等）病变、精神疾病（包括睡眠障碍）、精神活性药物的滥用等。

三、发生机制

头痛的发生机制复杂，主要是由于颅内、外痛敏结构内的痛觉感受器受到刺激，经痛觉神经传导通路传导到大脑皮层而引起。

（一）颅内痛敏结构

（1）血管：主要是脑膜动脉、脑底动脉环及其连接动脉的近端、大部分静脉窦及其引流静脉、皮质静脉。

（2）神经：三叉神经、舌咽神经、迷走神经。

（3）脑膜：脑底部小部分硬脑膜、大脑镰、小脑幕、脑底动脉环主要分支的软脑膜。

（4）其他：脑干中脑导水管周围灰质、丘脑感觉中继核。

(二) 颅外痛敏结构

头皮、皮下组织、头颈部肌肉、帽状腱膜、颅骨骨膜、颅外动脉、颈1至颈3神经、眼、鼻及鼻窦、牙齿、口咽部黏膜、外耳及中耳等。

机械、化学、生物刺激和体内生化改变作用于以上痛敏结构均可以引起头痛。

四、诊断思路

头痛诊断的原则是根据症状、体征和辅助检查综合确定。头痛诊断最主要的依据是病史；体征和辅助检查主要用来帮助鉴别诊断，是鉴别原发性头痛和继发性头痛的重要手段。原发性头痛的诊断首先需要排除其他原因所致的继发性头痛，原则上应排除头痛国际分类表（表1-50）中所列的所有继发性头痛。

(一) 问诊要点

1. 性别与年龄

略。

2. 头痛症状的问诊

（1）头痛部位：明确头痛部位是单侧或双侧、前额部或后枕部、局限性或弥散性、颅内或颅外等。偏头痛多表现为单侧头痛；紧张型头痛多表现为双侧头顶部和枕部疼痛。颅外病变导致的头痛多局限而表浅，常在刺激点附近或神经分布区内；颅内病变导致的头痛多弥散而深在。幕上病变头痛一般位于额、颞、顶区；幕下病变头痛通常位于枕部、耳后部和枕颈上部，也可放射至前额。鼻旁窦、牙齿、眼和颈椎损伤引发的头痛定位常不明确，但患者通常能指出疼痛的大概区域。

（2）头痛的性质：大部分头痛性质无特异性。其中偏头痛或血管性头痛多为胀痛、跳痛、搏动性痛；紧张型头痛多为头部紧箍感、头顶重压感和闷胀样痛；功能性及精神性头痛多为胀痛、钝痛或酸痛，无明确定位，性质多样；脑神经痛多为电击样、针刺样、牵扯样和烧灼样锐痛；蛛网膜下腔出血多为异常剧烈爆炸样头痛，往往伴有呕吐。

（3）头痛发生的方式及经过：头痛可呈急性、亚急性或慢性发生，其过程为波动性、持续进展、周期发作或慢性反复性。急性起病且第一次发生的剧烈头痛多为器质性病变，应高度警惕，并进一步查明病因。

（4）头痛出现时间及持续时间：某些头痛发生在特定时间，如清晨、日间、入睡后、月经前或月经期间。头痛的持续时间不定，可为数秒、数分钟、数日、数月甚至数年。

（5）头痛程度：大致分为轻、中、重度，但与疾病的轻重不一定呈正比，一般以脑膜刺激性头痛、偏头痛、三叉神经痛最剧烈。妨碍患者入睡或使患者痛醒的头痛常有器质性疾病的基础。

（6）诱发、加重或缓解头痛的因素：血管性头痛、高颅压性头痛、颅内感染性头痛、脑肿瘤和鼻窦炎所致头痛常在咳嗽、喷嚏、大笑、摇头、俯首和弯腰等动作后加剧；低颅压性头痛常在卧床时减轻、坐起或直立时加重；丛集性头痛立位时可缓解；慢性或职业性颈肌痉挛性头痛通过按摩或活动颈肌可减轻；急性颈肌病变性头痛因活动颈肌加重。

（7）伴随症状：特别注意有无发热、眩晕、恶心、呕吐、视力下降、视物模糊、复视、鼻部症状、精神症状、意识障碍、抽搐、共济失调、血压异常等伴随症状。

3. 一般情况询问

睡眠、胃纳等。

4. 既往史

有无脑血管病的危险因素,如高血压、糖尿病、高脂血症、心脏病等,有无外伤史。

5. 月经史

尤其是头痛发生与月经的关系。

6. 服药史

有无长期服用止痛药物或精神类药物(包括毒品)等。

7. 家族史

家族中有无头痛先例,有无高血压、精神类疾病等家族史。

(二) 体格检查

(1) 生命体征。

(2) 头部有无外伤情况。

(3) 心脏及双肺听诊。

(4) 神经系统查体:重点在意识、眼底、眼压、眼球运动、四肢肌力、感觉检查、反射、脑膜刺激征等方面。

(三) 重要辅助检查

(1) 颅脑 CT 平扫。

(2) 颅脑 MRI 检查。

(3) 腰穿脑脊液检查。

(4) 血常规。

(5) 动态血压监测。

(四) 鉴别诊断要点

1. 头痛的危险信号

表 1-51 中的情况提示继发性头痛,尤其是首次出现的头痛,应进一步行颅脑影像学检查,甚至腰穿脑脊液检查等。

表 1-51 头痛的危险信号

危险信号	可能的诊断
突发头痛	蛛网膜下腔出血、脑出血、动静脉畸形出血、颅内占位性病变(合并出血)等
头痛恶化	颅内占位性病变、硬膜下血肿等
合并发热、颈强、皮疹	颅内感染、系统感染、血管炎等
局限性症状及体征	颅内占位性病变、动静脉畸形、脑出血等
视盘水肿	颅内压升高、颅内占位性病变、脑出血等
触发性头痛(咳嗽、用力、直立体位触发)	蛛网膜下腔出血、颅内感染、颅内占位性疾病、低颅压综合征
合并高凝状态	颅内静脉窦血栓等

2. 常见原发性头痛的鉴别

常见原发性头痛的鉴别见表1-52。

表1-52 原发性头痛的鉴别

鉴别要点	无先兆偏头痛	有先兆偏头痛	紧张型头痛	丛集性头痛
年龄	多见于青少年、青年或中年成人，有时见于儿童	同左	成人多见	青少年或成人
性别	女性多见	同左	男女均可发病，女性多见	90%为男性
部位	单侧或双侧额颞部	同左	全头部或顶部	单侧眶颞部
头痛性质	呈搏动性，可发展为弥漫性钝痛	同左，常有家族史	非搏动性、压迫性、紧箍感	剧烈的非搏动性钝痛
发病规律	睡醒或一天中较晚时间发病；多持续4～72小时，偶尔更长	同左	持续性，持续数天、数周，甚至数月	多在夜间、睡后1～2小时发病，偶在白天发作
病程规律	间歇期不规律，可数周或数月发作1次，中年或妊娠期减少	同左	数月至数年发作1次或多次	每日夜间或白天发作，持续数周或数月，间隔数月或数年后可复发
诱发和缓解因素	噪音、闪光、饮酒、紧张可诱发；睡眠可减轻	同左	疲劳、紧张可诱发；休息或情绪放松后可缓解	偶有饮酒可诱发，吸氧后可缓解
伴随症状或神经体征	可伴恶心、呕吐	闪光、视野缺损、暗点、偏瘫、偏身感觉障碍、构音障碍、眩晕等	可伴焦虑、抑郁	流泪、流涕、鼻塞、结膜充血等

五、诊断流程

头痛的诊断流程见图 1-27。

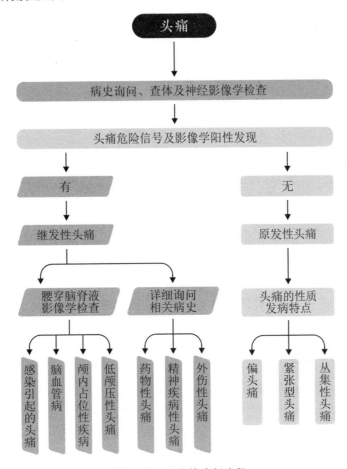

图 1-27　头痛的诊断流程

六、转诊原则

（1）高度怀疑病情危重的继发性头痛者，尤其是急性头痛或慢性头痛急性恶化者。
（2）有先兆偏头痛并频繁发作者。
（3）经医生仔细询问病史及查体，仍未明确头痛病因者。
（4）已明确病因，经常规治疗效果不佳者。

七、小结

（1）在接诊头痛患者时，首先要排除继发性头痛，并判断其严重性。
（2）对于考虑为继发性头痛者，应该完善相关检查，积极寻找病因。
（3）在排除继发性头痛后，方可诊断为原发性头痛，再进一步区分偏头痛、紧张型头痛及丛集性头痛。

八、思考题

（1）患者，女性，30岁，因"反复右侧头部搏动性痛4年，加重1周"就诊。请思考该患者的可能诊断及下一步处理。（问诊要点、体格检查要点、鉴别诊断、转诊原则）

（2）患者，男性，50岁，因"突发剧烈头痛半小时"就诊。请思考该患者的可能诊断及下一步处理。（问诊要点、体格检查要点、鉴别诊断、转诊原则）

（罗世坚）

第二十三节　瘫　痪

一、定义

瘫痪（paralysis）是指个体随意运动功能的减退或丧失，是由神经系统、神经肌肉接头及肌肉病变导致的随意肌（主要是骨骼肌）运动障碍，是神经系统的常见症状。

二、原因及分类

（一）根据瘫痪的原因

（1）神经源性瘫痪：常见于中枢神经系统及周围神经系统疾病，如脑血管病、颅内占位、颅内感染、运动神经元病、中枢神经脱髓鞘疾病（多发性硬化、视神经脊髓炎等）、脊髓疾病（脊髓炎、脊髓亚急性联合变性等）、周围神经病、吉兰-巴雷综合征等。

（2）神经肌肉接头性瘫痪：如重症肌无力等。

（3）肌肉源性瘫痪：常见于炎症性肌病、代谢性肌病、遗传性肌病、药物性肌病、周期性瘫痪等。

（二）根据瘫痪的程度

根据瘫痪的程度，可将其分为完全性瘫痪及不完全性瘫痪。

肌力的六级记录法：

0级：完全瘫痪，肌肉无收缩。

1级：肌肉有收缩，但不能牵动关节产生肢体运动。

2级：肢体能在床上移动，但不能抬起。

3级：肢体能抵抗重力抬离床面，但不能抵抗阻力。

4级：肢体能做抵抗阻力的运动，但不完全。

5级：正常肌力。

（三）根据瘫痪部位

根据瘫痪部位的不同，可将瘫痪分为单瘫、偏瘫、交叉瘫、截瘫、四肢瘫（三肢瘫）等（图1-28）。

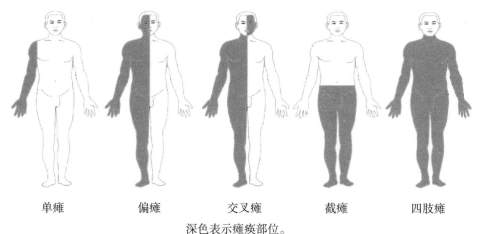

单瘫　　　偏瘫　　　交叉瘫　　　截瘫　　　四肢瘫

深色表示瘫痪部位。

图1-28　瘫痪部位分类

（四）根据运动传导通路的部位

根据运动传导通路的部位的不同，可将瘫痪分为上运动神经元瘫痪（硬瘫）及下运动神经元瘫痪（软瘫）。

三、发生机制

随意运动，又称为自主运动，是指有意识的、随自己意志执行的动作。这一过程主要是靠大脑皮层锥体细胞、锥体束、脑干运动神经核或脊髓前角细胞、周围神经、随意肌（主要是骨骼肌）等结构的解剖及功能的完整来完成，上述任何一个部分出现病变均可以导致瘫痪。

四、诊断思路

临床上应首先明确是否为瘫痪，排除关节炎（如骨性关节炎、类风湿性关节炎等）、滑膜炎等疼痛引起的运动受限以及帕金森病引起的肌强直或运动迟缓，然后确定瘫痪类型。确定排除器质性瘫痪后方可考虑癔症性瘫痪。

（一）问诊要点

（1）年龄。

（2）瘫痪发生时的状态：安静状态下或活动状态下起病。

（3）瘫痪发展的速度：数分钟、数小时或数天达到高峰。

（4）伴随症状：是否伴有发热、恶心、呕吐、头痛、头晕、语言功能障碍、肌肉疼痛等。

（5）诱发因素：起病前有无前驱感染史（上呼吸道或肠道感染等）、暴饮暴食、情绪激动等。

(6) 一般情况询问：睡眠、胃纳、大小便功能等。

(7) 既往史：有无脑血管病的危险因素，如高血压、糖尿病、高脂血症、心脏病史（尤其房颤、心肌梗死、风湿性心脏病史等）等；有无外伤史。

(8) 个人史：有无吸烟、酗酒史；有无长期服药史及毒品吸食史等。

(9) 家族史：有无神经、精神遗传病及脑血管病家族史。

（二）体格检查要点

(1) 生命体征。

(2) 头部有无外伤情况。

(3) 心肺听诊。

(4) 神经系统查体：重点在意识、眼底、眼球运动，有无面舌瘫、肌肉萎缩或肥大，肌肉压痛情况、四肢肌力、感觉检查、反射、脑膜刺激征等方面。

（三）重要辅助检查

(1) 颅脑 CT 平扫，颈椎 CT 平扫。

(2) 颅脑 MRI 检查，颈椎 MRI 平扫。

(3) 腰穿脑脊液检查。

(4) 神经传导速度，针极肌电图，必要时行单纤维肌电图检查。

(5) 血常规、电解质、肌酶等。

(6) 必要时进行心理量表检查。

（四）鉴别诊断要点

瘫痪的鉴别诊断主要是不同病变部位所致瘫痪的鉴别（表 1-53）。

表 1-53 不同病变部位致瘫痪的鉴别要点

临床特点	上运动神经元	下运动神经元	神经肌肉接头	肌肉
瘫痪分布及表现	范围较广，可为偏瘫、单瘫、截瘫	范围局限，以肌群为主	范围不定，可表现为局部或全身的病态肌疲劳	范围较广，多为全身受累
肌萎缩或肥大	无，可有轻度的失用性萎缩	肌萎缩显著，可早期出现	无	可有假性肥大，晚期可有肌萎缩
肌束颤动	无	可有	无	无
肌张力	增高，呈折刀样强直	减低	正常	可减低
深浅反射	腱反射亢进，浅反射消失	腱反射减弱或消失，浅反射消失	正常	正常或减弱
病理反射	阳性	阴性	阴性	阴性
肌酶学检查	正常	正常	正常	可正常，多数增高

续表 1-53

临床特点	上运动神经元	下运动神经元	神经肌肉接头	肌肉
神经电生理	神经传导速度正常	神经传导速度异常，有失神经电位	神经传导速度正常，重复神经电刺激异常	神经传导速度正常，肌电图呈肌源性损害
肌肉活检	正常，后期呈失用性萎缩	失神经性改变	正常，晚期可有肌萎缩	肌源性损害的病理表现，如肌肉炎症性改变，肌纤维变性、坏死、萎缩和再生，肌肉肌浆网空泡化等
常见疾病	脑血管病、颅内占位性病变、中枢神经脱髓鞘疾病、脊髓疾病、运动神经元病等	运动神经元病、周围神经病、吉兰-巴雷综合征等	重症肌无力	炎症性肌病、代谢性肌病、遗传性肌病、药物性肌病、周期性瘫痪等

五、诊断流程

瘫痪的诊断流程见图 1-29。

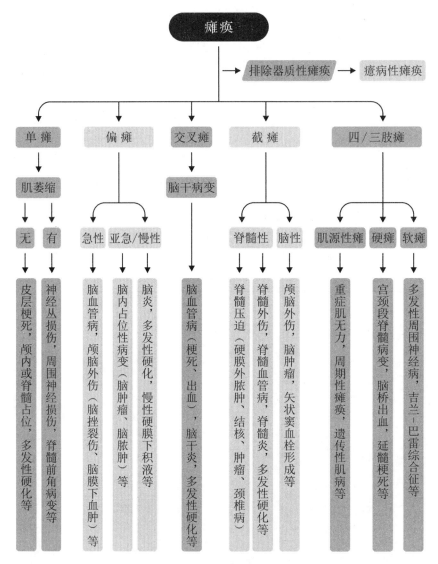

图 1-29 瘫痪的诊断流程

六、转诊原则

（1）发生急性肢体瘫痪者。
（2）短时间内无法明确病因者。
（3）已明确病因，经常规治疗效果不佳者。

七、小结

（1）当接诊瘫痪患者时，首先要确定其瘫痪类型，并判断病情严重性。
（2）根据病史、查体及客观检查，明确瘫痪的原因。
（3）当排除器质性瘫痪后，注意癔症性瘫痪的可能。

八、思考题

（1）患者，男性，56岁，因"突发言语不能、右侧肢体无力半小时"就诊。请思考该患者的可能诊断及下一步处理。（问诊要点、体格检查要点、鉴别诊断、转诊原则）

（2）患者，女性，30岁，因"四肢无力、麻木10天，加重2天"就诊。请思考该患者的可能诊断及下一步处理。（问诊要点、体格检查要点、鉴别诊断、转诊原则）

（罗世坚）

第二十四节 感觉障碍

一、定义

感觉（sensory）是指来自各个感受器所接收的各种形式的刺激经感觉传导通路进入大脑后所产生的反应。一般来讲感觉可分为以下三种：

（1）浅感觉（superficial sensation），指来自皮肤和黏膜的痛觉、温觉及触觉。
（2）深感觉（deep sensation），也称为本体感觉，指骨膜、肌肉、肌腱、关节等运动器官处于静止状态或运动状态时所形成的感觉，如人在闭上双眼的时候仍然能感知到自己身体各个部位所在的位置。
（3）复合感觉（synesthesia sensation），又称为皮质感觉，指大脑顶叶皮质感觉区对经由感觉传导通路所传入的深浅感觉进行分析、综合处理后而形成的感觉。实体觉、两点辨别觉、定位觉、图形觉等都属于皮质感觉。

感觉障碍（sensory disturbance），是指痛温觉、触觉等感觉传导通路因各种原因而出现破坏性病变或者刺激性病变时所出现的感觉异常。

二、原因和临床特点

感觉障碍的原因和临床特点见表1-54、表1-55和图1-30。

表1-54 感觉障碍的分型及临床特点

感觉障碍分型	临床特点
神经干型	单一神经病变所产生的与其所支配的区域一致的各种感觉减退或消失。病因包括创伤、压迫等，如桡神经损伤等单神经病（图1-30A）
末梢型	为肢体远端对称性感觉缺失，呈手套、袜子样分布，常见于多发性神经病、吉兰-巴雷综合征（图1-30B）
后根型	单侧节段性感觉障碍，范围与神经根的分布一致。常伴后根剧烈的放射性疼痛，如腰椎间盘脱出、髓外肿瘤压迫脊神经根等（图1-30C）
后角型	单侧节段性分离性感觉障碍，出现病变侧痛、温觉障碍，而触觉或深感觉保存，见于一侧后角病变如脊髓空洞症、脊髓内肿瘤等
后索型	受损平面以下深感觉障碍和精细触觉障碍，常见于糖尿病性周围神经病变、脊髓亚急性联合变性等
侧索型	影响脊髓丘脑侧束，出现分离性感觉障碍，表现为病变对侧平面1～2个神经节段以下的区域出现痛、温觉缺失，同时触觉和深感觉保留
前连合型	双侧节段性分布的对称性分离性感觉障碍，痛、温觉消失而深感觉和触觉存在。常见于脊髓空洞症、髓内占位性病变的早期（图1-30D）
脊髓半侧损害	同侧深感觉障碍及痉挛性瘫痪，对侧1～2个神经节段的对侧身体出现痛、温觉缺失，多见于髓外肿瘤性病变、脊髓急性外伤等（图1-30E）
横贯性脊髓损害	病变平面以下各种感觉（温觉、痛觉、触觉、深感觉）均缺失或减弱，平面上部可能有感觉过敏带，常见于急性脊髓炎和脊髓肿瘤等（图1-30F）
马尾圆锥型	脊髓圆锥损害表现为鞍区感觉缺失，若马尾损害，可出现会阴部、股部、小腿的后根型感觉障碍和剧烈的根性疼痛，常见于外伤、马尾肿瘤、炎症等
交叉型	同侧面部、对侧躯体或肢体的痛、温觉减退或缺失，常见部位为脑干，表现为交叉型感觉障碍（图1-30G）
偏身型	对侧面部、躯干、肢体的感觉减退或缺失，如大脑中动脉区病变导致"三偏"症状，即偏身感觉障碍、肢体偏瘫、同向性偏盲（图1-30H）
皮质型或癔症型	大脑皮质感觉区病变或癔症（图1-30I）

第一章 内科常见临床症状

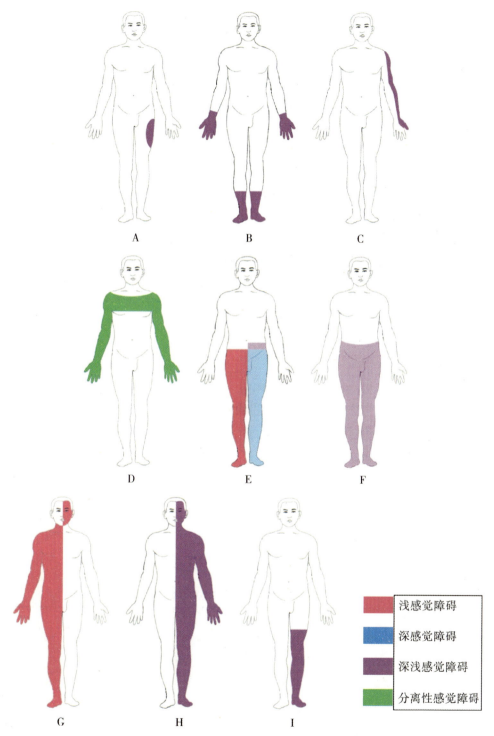

A. 神经干型；B. 末梢型；C. 后根型；D. 髓内型-双侧节段型；E. 髓内型-脊髓半切型；F. 髓内型-脊髓横贯型；G. 交叉型；H. 偏身型；I. 皮质型或癔症型。

图 1-30　各型感觉障碍

表 1-55 感觉障碍的原因

原因	疾病
血管性因素	短暂性脑缺血发作、脑梗死、脑出血等脑血管病，脊髓血管病等
感染性因素	吉兰-巴雷综合征、多发性神经病等
代谢和营养障碍	糖尿病性周围神经病、脊髓亚急性联合变性等
脱髓鞘病变	多发性硬化等
肿瘤	各类肿瘤、副肿瘤综合征等
外伤	各类外伤所致神经损害
精神心理因素	癔症等

三、发生机制

痛觉、温度觉、触觉等感觉从末梢的感觉神经元开始，分别经由特定的感觉传导通路向大脑中枢皮质传导，传导通路的传入结构、中继结构或中枢整合结构中任一部分病变都可出现感觉障碍。

四、诊断思路

（一）问诊要点

问诊要点：病程，首发部位，发展顺序，全身性或局限性，对称性（单侧或双侧），持续性或间歇性，诱发因素，伴随症状或体征，药物、重金属、有机物接触史，既往病史。对于怀疑癔症者注意询问知情者，患者是否有精神创伤、癫痫等病史。

（二）体格检查要点

患者的精神状态与意识必须正常，避免任何暗示，进行感觉检查时要求患者闭目。检查时左右侧对比，远近对比，正常与异常区域对比，而且需要反复检查。检查时要区分感觉障碍的类型，如传导束型、节段型（后角型）、神经根型或末梢神经型。

（三）感觉障碍的定位诊断鉴别要点

感觉障碍的定位诊断鉴别要点见表 1-56。

表 1-56 感觉障碍的鉴别诊断

定位	临床表现
周围神经	感觉症状主要分布在该神经的感觉支配区
多发性神经病	通常为远端对称性感觉缺失（如双足袜套样感觉减退）
后根	刺激性症状如根痛或感觉异常，以及在皮节（分布）的感觉缺失
脊髓	①后角或中央灰质病变产生同后根病变相同的同侧节段性感觉障碍，节段性感觉缺失，标志脊髓受累的水平。②侧索病变引起对侧躯体在病变部位下部水平的痛、温觉缺失；感觉缺失的上界约相当于保留的脊髓最低节段的皮节最下界。③后索病变引起病变同侧受累节段以下的振动觉与位置觉缺失，以及感觉性共济失调。④半侧损害可出现脊髓半切综合征。⑤脊髓中央病变（如脊髓空洞症）出现分离性感觉障碍

续表 1-56

定位	临床表现
延髓	感觉异常伴发其他延髓体征和症状（如舌咽神经麻痹），经常为交叉性，一侧面部的脑神经麻痹与对侧躯体的感觉或运动缺失
脑桥	交叉性感觉障碍，伴脑桥的脑神经体征与症状
中脑	交叉性感觉障碍，伴中脑的脑神经体征与症状
丘脑	腹后外侧核病变导致对侧面部与躯体所有形式的感觉障碍
大脑	中央后回局限性病变引起对侧半身局限性感觉障碍

（四）感觉障碍的定性诊断要点

定性诊断是确定患者所患疾病的性质，是病因的剖析，它是建立在对疾病定位诊断的基础上，将患者性别、年龄、病程特点、体格检查时所得到的各神经系统功能缺损体征以及各种神经影像学等辅助检查结果结合在一起进行综合分析的过程。在该诊断的分析中要特别关注患者起病的缓急和病程特点。

（1）急性血管性疾病：起病急骤，可以在数秒、数分钟、数小时或数天内达到高峰，多见于中、老年人。患者既往一般有动脉粥样硬化、高血压病、糖尿病、冠状动脉粥样硬化性心脏病、高脂血症等病史。感觉障碍症状一般表现为偏身型感觉障碍、交叉型感觉障碍，可伴有头痛、眩晕、呕吐、肢体瘫痪、意识障碍、失语等。

（2）感染性疾病：呈急性或亚急性起病，有前驱感染史（如腹泻、呕吐等），一般有发热或者白细胞改变，病情多于数日或者数周内达到高峰状态，如吉兰-巴雷综合征、多发性神经病等。

（3）代谢和营养障碍性疾病：患者常发病缓慢，病程相对较长，逐渐进展。大多数患者临床表现无特异性，多数在全身症状的基础上出现神经功能缺损的症状及体征，可依据相应生化指标的异常改变做出诊断。如糖尿病患者，长期未控制血糖可引起糖尿病性周围神经病变；萎缩性胃炎、胃大部切除术、局限性肠炎的患者会导致维生素 B_{12} 缺乏，从而引起脊髓亚急性联合变性；B 族维生素的缺乏常引起多发性神经病。

（4）脱髓鞘性疾病：常呈急性或亚急性起病，有复发-缓解倾向，可呈进行性加重。最常见的疾病有多发性硬化等。

（5）肿瘤：起病缓慢，临床症状常呈进行性加重。但有部分恶性肿瘤或转移瘤病情发展较为迅速，病程相对较短。

（6）神经系统遗传变性疾病：起病及病程经过缓慢，常呈进行性加重。各年龄段均可发病。

（7）外伤：有明确的外伤史，一般急性起病；但也有外伤较轻，经过一段时间以后发病，需详细询问外伤经过，以明确其外伤与发病是否存在因果关系。

（五）辅助检查

根据感觉障碍的分布部位及特点，以及病变的性质等选择合适的检查。末梢型感觉障碍应完善神经电生理检查（如感觉神经传导速度测定等），腰椎穿刺术行脑脊液动力学检查及常规生化检查；后根型和脊髓型感觉障碍应根据体格检查的感觉平面选择完善脊髓 MRI、腰椎穿刺术做脑脊液常规和生化等检查；交叉型、偏身型感觉障碍应选择颅脑 CT 或 MRI、脑电图、脑血管造影等检查；癔症型感觉障碍应在排除器质性疾病的基础上完善精神心理方面的评估及检查。

五、转诊原则

（一）急诊转诊指征

（1）急性发作的感觉障碍，伴有运动障碍，考虑急性脑血管疾病或急性脊髓血管病变时。

（2）考虑为急性脊髓炎、脊髓外伤、急性中毒时。

（3）考虑为吉兰-巴雷综合征时。

（二）一般转诊指征

（1）考虑患者为脊髓占位性病变及颅内占位性病变时。

（2）考虑为慢性中毒性疾病时。

（3）病因难以明确时。

（4）病因明确，经常规治疗疗效不佳者。

六、诊断流程

感觉障碍的诊断流程如图 1-31 所示。

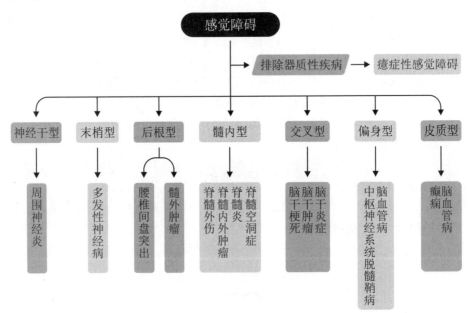

图 1-31 感觉障碍诊断流程

七、小结

感觉障碍包括神经干型、末梢型、后根型、髓内型、交叉型、偏身型、癔症型等。临床上感觉障碍的患者,需要进行详细的病史询问及体格检查,以进行定位与定性诊断。无论哪种感觉障碍,均需要进行病因诊断,明确诊断。

八、思考题

患者,男性,36岁,自由职业,因"突发左侧肢体麻木2天"就诊。请思考该患者的可能诊断及进一步处理。(问诊要点、体格检查要点、鉴别诊断、转诊原则)

（唐超刚）

第二十五节 意识障碍

一、定义

意识（consciousness）是指大脑的觉醒程度,是中枢神经系统（central nervous system,CNS）与自身互动、与周围环境互动的能力表现,是机体接受内、外环境刺激并做出相关应答的表现,应答的表现形式可为语言、肢体动作或其他行为。

意识障碍（disorders of consciousness）是患者对外界刺激的无应答状态或应答减弱的状态,一般会伴随感觉障碍与肢体运动功能的完全或部分缺失。

根据觉醒水平、症状轻重,意识障碍可分为嗜睡（somnolence）、昏睡（spoor）和昏迷（coma）,详见表1-57。

表1-57 意识障碍的分类及临床表现

意识障碍分类	临床表现
嗜睡	轻度的意识障碍。表现为与平常相比睡眠时间的延长,患者能被叫醒,醒后可简单配合医生检查及回答简短的问题,停止刺激后患者又继续入睡
昏睡	比嗜睡更严重的一种意识障碍状态。患者一直处于沉睡状态,经强烈刺激后患者可做出含糊回答,停止刺激后患者很快再次入睡
浅昏迷	患者不能被唤醒,强烈刺激可观察到肢体的回避动作或面部痛苦表情,咳嗽反射、吞咽反射、角膜反射、头眼反射、瞳孔对光反射等脑干反射存在,生命体征无明显改变

续表 1-57

意识障碍	临床表现
中昏迷	对外界环境的正常刺激均无反应，瞳孔对光反射、角膜反射减弱，对强烈刺激的防御反射减弱，抵抗动作幅度减小，患者意识完全丧失，自发动作很少。大小便失禁或潴留。生命体征已有改变
深昏迷	没有任何自主运动，对外界环境的任何刺激无反应，意识完全丧失，全身肌肉松弛，瞳孔散大，眼球固定，大小便失禁，各种脑干反射消失。患者生命体征明显改变

二、原因

意识障碍的常见原因见表 1-58。

表 1-58 意识障碍的常见原因

原因	常见因素
急性脑血管意外	如大面积脑梗死、基底动脉尖综合征、大量脑出血等
严重中枢神经系统感染	如急性坏死性脑炎、急性播散性脑脊髓膜炎、脑脓肿等
颅内异常放电	癫痫持续状态等
重型颅脑外伤	交通事故、暴力击打等
代谢性疾病	低血糖脑病、高渗性昏迷、尿毒症性脑病、肝性昏迷、肺性脑病、严重酸碱平衡及水电解质紊乱等
中毒	麻醉剂、一氧化碳、乙醇等中毒

三、发生机制

意识内容即高级的皮质活动，主要表现为个体通过语言、视听、技巧性运动及复杂性反应与外界环境保持联系的机敏能力，包括思维、记忆、情感、定向能力。所有这些高级神经活动的正常运作都是以大脑半球结构的完整性为前提的。大脑半球的局限性的损害可表现为上述意识内容的缩小，急性弥漫性的双侧大脑皮质损害可以导致严重意识障碍。

脑干网状结构中的上行激活系统和上行抑制系统组成了非特异性上行投射系统。意识水平的维持是通过脑桥中部以上的脑干上行网状激活系统（ascending reticular activating system）及其投射至双侧丘脑的纤维束，以及双侧大脑半球的结构功能正常来实现的。脑干上行网状激活系统可以激活大脑皮质并使之维持正常水平的兴奋性，从而使整个机体处于醒觉状态；该系统内不同部位和不同程度的损害可导致不同程度的意识障碍。

四、诊断思路

（一）问诊要点

（1）接诊时患者本人已不能有效提供病史，必须及时向其家属或陪同人员简明扼要地询问病史，迅速提取主诉及现病史主要特点，了解患者起病可能的主要原因。

（2）首发症状、起病的具体时间与地点、什么情况下发生意识障碍的。

（3）意识障碍前后伴发的症状，外院诊治经过。

（4）既往是否有高血压病及其服药、监测血压情况，是否有癫痫及服药情况，是否有慢性乙肝、肝硬化及治疗情况，是否有慢性肾脏病、腹膜透析、血液透析等情况，是否有慢性阻塞性肺疾病、严重的心脏病及用药情况，有无糖尿病及其血糖控制情况，有无肿瘤及手术情况，有无抑郁症或自杀史等。

（二）体格检查要点

在对意识障碍患者进行全身和神经系统检查时，应当强调迅速、准确，有重点地进行，其内容包括：

（1）生命体征，心肺听诊。

（2）检查患者对疼痛刺激的反应，判断意识障碍的水平。

（3）检查眼征：双侧瞳孔大小、对光反射、眼球位置、眼球活动，有无双眼凝视麻痹。

（4）观察有无面瘫，判断有无肢体瘫痪，观察有无自发活动减少、下肢有无外旋位，检查肢体坠落试验，检查双侧病理征、脑膜刺激征等。

（5）检查脑干反射：睫脊反射、角膜反射、头眼反射、眼前庭反射。

国际上常用Glasgow昏迷评定量表评价意识障碍的程度（表1-59），最高分数为15分，提示无意识障碍，最低分数为3分，分数越低者意识障碍程度越深。通常8分以上者恢复机会较大，7分以下者预后不良，3~5分者有潜在死亡危险。

表1-59　Glasgow昏迷评定量表

检查项目	临床表现	评分
睁眼反应	自动睁眼	4
	呼之睁眼	3
	疼痛引起睁眼	2
	不睁眼	1
言语反应	定向正常	5
	应答错误	4
	言语错乱	3
	言语难辨	2
	无言语	1
运动反应	能按指令发出动作	6
	对刺激能定位	5
	对刺激能躲避	4
	刺痛肢体屈曲反应	3
	刺痛肢体过伸反应	2
	无动作	1

(三) 辅助检查

除了进行血常规、快速血糖、急诊生化、尿液分析、大便常规、心电图、血气分析、胸部 X 线等常规检查外,对于意识障碍患者还应根据病史和体格检查结果有选择地选用辅助检查。

(1) 急性起病后意识障碍且伴有神经系统功能缺损定位体征的患者,在生命体征尚稳定的情况下应紧急行颅脑 CT/MRI、脑电图等。

(2) 意识障碍并有发热、脑膜刺激征者应尽快行腰椎穿刺术,完善脑脊液常规、生化检查,并完善颅脑磁共振增强等检查。

(3) 没有明显的神经系统功能缺损体征的患者应考虑可能是因全身性疾病导致的意识障碍,应根据既往史有选择地进行检查,如有慢性肾功能衰竭病史者行血肌酐检查,有糖尿病病史者可完善尿糖和酮体检查,肝硬化患者针对性地检查有无消化道出血,完善血氨浓度、血丙酮酸和乳酸等检查。

对于既往健康的没有神经系统功能缺损体征的急性意识障碍的患者,经询问病史后诊断可能为一氧化碳中毒者可进行血液内碳氧血红蛋白检测,有机磷中毒者可进行胆碱酯酶活力检测,酗酒者进行酒精浓度的测定等。

(四) 鉴别诊断

意识障碍可由不同的病因所引起,临床宜对具体问题具体分析,尤其是伴发不同症状或体征时对病因诊断有很大提示,详见表 1-60。

表 1-60　伴发不同症状或体征意识障碍的常见病因

伴随症状或体征	可能病因
头痛	脑脊髓膜炎、脑炎、蛛网膜下腔出血、脑外伤等
视盘水肿	高血压脑病、颅内占位性病变等
瞳孔散大	脑疝、脑外伤、乙醇中毒或抗胆碱能与拟交感神经药物中毒等
瞳孔缩小	有机磷中毒、脑干出血、巴比妥类药物、吗啡、海洛因中毒等
偏瘫	脑梗死、脑出血、脑外伤等
脑膜刺激征	脑脊髓膜炎、颅内感染、蛛网膜下腔出血等
痫性发作	脑炎、脑出血、脑外伤、颅内占位性病变、低血糖等
发热	脑炎、脑膜炎、败血症等
体温过低	低血糖、肝性脑病、甲状腺功能减退等
血压升高	脑梗死、脑出血、蛛网膜下腔出血、高血压脑病等
心动过缓	甲状腺功能减退、心脏疾患等

五、诊断流程

意识障碍诊断流程如图 1-32 所示。

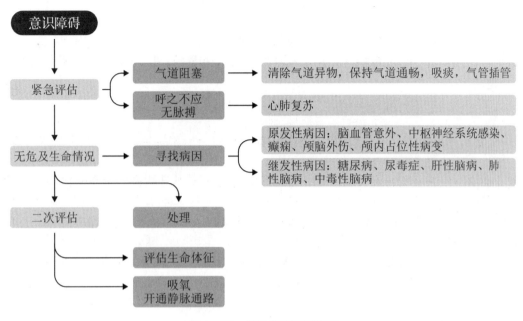

图 1-32 意识障碍诊断流程

六、转诊原则

意识障碍是临床上常见而危急的症状,患者生命是否能得到及时挽救主要取决于能否迅速、正确地辨认出意识障碍的主要病因,做出正确的诊断从而及时给予充分恰当的治疗。

意识障碍的患者,经积极抢救及对症处理后,如病因不清、生命体征不稳定、病情有加重趋势、需要进一步完善的检查本院暂无相关设备设施的必须尽快转诊至上级医院进一步治疗。

七、小结

意识障碍包括嗜睡、昏睡、昏迷。对于意识障碍的患者,首先要处理危及生命的情况,经初步治疗后,进一步查找意识障碍的病因。

八、思考题

患者,女性,60岁,既往有高血压病史,因"突发右侧肢体无力、呼之不应1小时"就诊。请思考该患者的可能诊断及进一步处理。(问诊要点、体格检查要点、鉴别诊断、转诊原则)

(唐超刚)

第二十六节 认知障碍

一、定义

认知(cognition)是人获取知识技能以及应用知识技能的过程,是大脑对传入的外部信息进一步整合、优化的行为,是一种神经心理活动,包含记忆能力、语言能力、视空间技能、执行功能、计算力、理解判断能力等内容。

认知障碍(cognitive disorder)是指上述认知功能中的一项或多项受损(表1-61),当上述认知功能有两项或两项以上受累,并影响个体的日常或社会能力时,可考虑为痴呆(表1-62)。

表1-61 认知功能受损的定义

认知功能受损	定义
记忆障碍	大脑部分或完全地失去对信息的存储或提取的病理状态
失语	自发谈话、听理解、复述、命名、阅读、书写能力的部分或完全丧失
视空间障碍	不能准确判断自身及周围环境的位置而出现的功能障碍
执行功能障碍	综合运用知识、信息的能力的缺乏,不能按要求完成较复杂的任务
计算力障碍	计算能力减退,以前能做的简单计算现在无法正确完成
失用	丧失完成有目的性的复杂活动所需要的能力,不能按指令完成动作
失认	不能正常辨识从前所熟悉的事物,包括视觉失认、听觉失认、触觉失认等

表1-62 轻度认知障碍与痴呆的定义

认知障碍	定义
轻度认知障碍	认知功能有一项或一项以上受损,日常基本能力正常,复杂的工具性日常能力可以有轻微损害
痴呆	两项或者两项以上认知功能受损,患者的日常或社会能力明显减退,可以伴精神行为异常或人格改变

二、原因及分类

认知障碍的常见原因及痴呆的分类分别见表1-63和表1-64。

表 1-63 认知障碍的常见原因

常见原因	疾病
神经系统变性	阿尔茨海默病、帕金森病、多系统萎缩等
颅内占位	颅内原发性肿瘤、颅内转移瘤等
外伤	重型颅脑外伤等
颅内感染	各种类型的脑炎、脑脊髓膜炎、神经梅毒、寄生虫感染等
脑血管病变	多发性脑梗死性痴呆、硬脑膜下血肿、颅内动静脉畸形等
中毒	酒精中毒，铅、汞、锰等重金属中毒，CO 中毒等
系统性病变	低血糖、肝肾功能衰竭、电解质失调等代谢功能障碍疾病；甲状腺功能减退症等内分泌疾病；严重呼吸系统疾病或重度贫血引起的缺氧
精神心理因素	抑郁、双相情感障碍、精神分裂症、癔症等

表 1-64 痴呆的分类

分类	疾病
按病变部位	
皮质性痴呆	阿尔茨海默病等
皮质下痴呆	帕金森综合征、脑积水、脑白质变性、血管性痴呆等
皮质和皮质下混合性痴呆	多发性脑梗死性痴呆、颅内感染性痴呆、中毒性脑病及代谢性脑病等
其他痴呆	颅脑外伤、硬膜下血肿所致痴呆等
按治疗效果	
不可逆性痴呆	神经变性性痴呆，如阿尔茨海默病等
可逆性痴呆	神经系统疾病（脱髓鞘性疾病、脑积水等）、系统性疾病导致的痴呆（如甲状腺功能低下、维生素缺乏）等

三、发生机制

颞叶内下部及丘脑的特定部位是维系记忆保存的基础结构。执行功能障碍与额叶-皮质下环路受损有关，语言功能障碍与主侧半球额、颞、顶叶的大脑外侧裂周围区病变有关，阅读能力和计算力丧失与主侧半球后部病变相关，绘画能力或者空间构型能力的缺失一般见于右侧顶叶病损。视觉失认病变部位在枕叶，听觉失认病变部位位于双侧颞上回中部及其听觉联络纤维。由于痴呆性疾病的病变范围广泛，很难对其具体定位与定量。虽然记忆障碍是痴呆最常见的临床特征，但多个部位的广泛脑病变均可引起智力损害。

四、诊断思路

首先要明确患者是否为轻度认知障碍或痴呆，明确病因，明确痴呆的严重程度以及有无精神行为异常症状。

(一) 问诊要点

(1) 患者的受教育程度,所从事的职业情况。

(2) 应重视向知情者或者陪同人员获取相关信息。

(3) 需向相关知情人员询问患者症状的起病形式,是否慢性起病,具体的起病时间,具体的表现形式,以及疾病是逐渐进展还是呈阶梯样进展加重,治疗的经过及治疗效果。

(4) 患者的社会功能、日常行为能力、生活自理能力是否受到影响,注意辨别是否与认知障碍有因果关系。

(5) 是否伴有精神行为异常或人格改变,精神行为与认知障碍发生的先后顺序以及精神行为异常的具体表现(如焦虑、抑郁、偷窃行为、幻觉、被害妄想等)。

(6) 追问可能的诱发因素或相关的生活事件。

(7) 可疑药物接触史,有无使用或接触重金属、有机物或者特殊药物。

(8) 询问有无心脑血管疾病、帕金森综合征、颅脑损伤、慢性肾脏病、慢性肝病、糖尿病、慢性消化道疾病、精神心理疾病等,有无肿瘤、传染病、手术或其他外伤史,分娩时是否合并大出血,有无过敏史,有无酗酒史。

(二) 体格检查要点

(1) 生命体征,心肺腹部检查。

(2) 神经系统体格检查:包括意识水平、意识内容的检查,高级神经功能、各颅神经、运动系统、感觉系统、四肢反射、双侧病理征以及脑膜刺激征的检查。

(三) 神经心理评估

1. 认知功能评估

(1) 记忆。

瞬时记忆检查方法:检查者给予患者若干位随机的、无规律的数字串,让患者复述。数位由少至多,直到患者不能完整重复为止。

短时记忆检查方法:短时记忆是通过让患者回忆来检查的。检查者先嘱患者记忆数个简单的词语,其中各单元应属于不同的类别,确认患者记住这些单元后再继续进行其他测试,约五分钟后再次让患者回忆上述的记忆单元。有严重的记忆障碍的患者不仅不能回忆起前面所记住的单元,可能连检查者所说的话都不能记住。有些患者在提醒下可以回忆起来。经过检查者提示后才能够回忆起来的患者表明其可以储存信息但是有信息提取障碍;经过检查者的提示仍然不能够回忆的患者,提示其有存储障碍。早期痴呆的患者可能仅表现提取障碍。

长时记忆检查方法:让患者回忆以前在学校学习的基础知识。如其所在省的省会城市、国家总理及其关心过的公众人物;自己的相关信息,如自己的家庭住址和电话号码等。

(2) 失语(aphasia)。检查前应首先确定患者意识清楚、构音器官功能正常、能够配合检查。失语的检查包括六大基本要素,即自发谈话、听理解、复述、命名、阅读以及书写能力，具体见表 1-65。

表 1-65　失语的检查方法

言语功能	检查方法
自发谈话	观察患者谈话，是否有表达困难，区分患者的谈话属于流利型或者非流利型
听理解	要求患者执行简单的指令，观察患者能否正确理解他人言语的内容
复述	要求患者重复检查者所说语句，观察患者能否准确复述
命名	让患者说出检查者所指的常用物品、身体部分等的名称
阅读	让患者朗读文字和执行文字指令等，判定患者对文字的朗读和理解能力
书写	要求患者书写自我介绍或自由写句，也可以进行听写或抄写等以判断其书写能力

（3）视空间技能和执行功能。给出一个具体时间，比如 11：30，让患者画在钟表上，并要求其在上面填上数字，并按所指定的时间画出时针和分针，若患者不能画出钟面或指针指示不全，提示其视空间技能和执行功能障碍。

（4）计算力。让患者计算 100-7=?，一般让患者连续进行减法 5 次，如果患者不能准确完成计算，则可以考虑让患者从 100-3 开始算起，连续减 5 次。

（5）定向力。要求患者集中注意力。检查时间定向力时可使用"今天是哪一年几月几日？""今天是星期几？""现在大概是几点钟了？"等问题；检查地点定向力时，可向患者提出如"您现在处于什么地方？""您现在在几楼？"等问题；检查人物定向力时，可询问患者能否认出亲人或熟悉的人。

（6）失用。主要观察患者执行命令、模仿动作的能力。注意观察患者的日常行为如洗脸、刷牙、泡茶、抽烟等动作是否协调有序。检查时可给予患者口头或者书面命令，先让患者做简单的动作，如伸舌、举手、书写、刷牙、给家人拨打电话等，再做复杂动作，如让患者穿脱外套等。

（7）失认。

视觉失认：给患者看一些常用物品，如亲人的照片、常见画作或者其他素材，嘱其辨认并进行语言描述或用书面文字进行描述。

听觉失认：让患者辨认熟悉的声音，如乐曲声等。

触觉失认：嘱患者闭目，让其触摸手中的物品并加以准确识别。

简易精神状态评价量表（Mini-Mental State Examination，MMSE），主要用于整体认知功能的简单评估和痴呆的筛查，是目前世界上最常用、最普及的量表之一。该量表对鉴别正常老年人和痴呆患者有较大的实践意义。

蒙特利尔认知评估量表（Montreal Cognitive Assessment，MoCA）旨在筛查轻度认知功能障碍患者和早期的阿尔茨海默病患者。MoCA 内容覆盖 8 个认知域，包括短时记忆与延迟回忆、视空间功能、执行能力、注意力、计算力和工作记忆、语言、定向力，总分共计 30 分。文盲组界定值 13～14 分，小学组 19～20 分，初中及以上组 24～25 分。

全科医生认知功能评估量表（the General Practitioner Assessment of Cognition，GPCOG），由知情者评估和患者评估两大部分组成。患者评估部分：包括姓名和地址记忆、时间定向、画钟测验、信息、回忆，满分9分；知情者评估部分有6个问题，每个问题1分，满分为6分。如果患者的评估得分为5～8分，则需要进一步向知情者进行知情者评估部分内容询问；0～3分显示认知缺损；4～6分显示正常。如果患者评估得分为9分，则已经可以说明患者没有认知功能障碍，不需要进一步进行知情者评估部分测试；患者评估得分为0～4分，则表明患者存在明确的认知功能障碍，也不需要进一步进行知情者评估部分内容问询。整个评估时间3～6分钟，简便易行。

2. 非认知功能评估

非认知功能检查包括人格改变、行为异常、精神症状和情绪改变等。精神行为症状是常见的非认知功能障碍之一，表现为焦虑、抑郁、冷漠、激越、妄想、幻觉、睡眠障碍等。

日常生活活动量表（Activity of Daily Living，ADL）是常用的评价老年人日常活动能力的工具。该量表前8项用以评估基础性日常生活活动，后12项用以评估工具性日常生活活动，每项评分标准为4级，1分＝自己完全可以做；2分＝有些困难，但自己尚能完成；3分＝需要帮助；4分＝自己根本没法做。总分20～80分，分数越高，日常活动能力越差。

汉密尔顿焦虑量表（Hamilton Anxiety Scale，HAMA）是评估焦虑患者的常用量表。该量表采用0～4分的五级评分法，每个级别的标准为：0分＝无症状；1分＝轻度；2分＝中度；3分＝重度；4分＝极重度。该量表总共包括14个项目，由躯体性焦虑以及精神性焦虑两大结构组成。躯体性焦虑（somatic anxiety）有肌肉系统症状、感觉系统症状、心血管系统症状、呼吸系统症状、胃肠道系统症状、生殖泌尿系统症状、自主神经系统症状；精神性焦虑（psychic anxiety）有焦虑心境、紧张、害怕、失眠、认知功能、抑郁心境、会谈时行为表现。评定时这14项除需要综合观察外，所有项目还需要根据患者口述情况进行评分，特别强调患者的主观体验。该量表的总分能很好地反映焦虑状态的严重程度，总分超过29分提示可能为严重焦虑；超过21分提示肯定有明显焦虑；超过14分提示肯定有焦虑；超过7分提示可能有焦虑；如果小于6分，患者就没有焦虑。

汉密尔顿抑郁量表（Hamilton Depression Scale，HAMD）有17项、21项、24项三个版本。HAMD一般采用五级评分法，各级的标准为无、轻度、中度、重度、极重度；少数项目采用三级评分法，即无、轻-中度、重度。HAMD以总分和因子分积分两种方式进行评价。HAMD可归纳为七类因子结构：躯体化症状、体重变化、认知障碍、日夜变化、阻滞、睡眠障碍、绝望感。

HAMD评估时一般采用交谈与观察的方式，由经过培训的两名评定者进行评定，检查结束后，两名评定者分别独立评分。总分可以评价病情的严重程度及治疗效果，即病情越轻，总分越低；病情越重，总分越高。总分超过35分，可能为严重抑郁；20分以上，通常表明患者可能为轻度或中度抑郁；如小于8分，提示没有抑郁症状。HAMD 17项版本划界分分别为24分、17分和7分。

（四）辅助检查

（1）血液生化检查，腰椎穿刺术，完善脑脊液常规、生化检验。

（2）脑电图。

（3）颅脑 CT 或 MRI 等检查。

五、鉴别诊断

1. 阿尔茨海默病与血管性痴呆鉴别要点

阿尔茨海默病与血管性痴呆鉴别要点见表 1-66。

表 1-66 阿尔茨海默病与血管性痴呆鉴别要点

疾病	性别	病程	自觉症状	认知功能	伴随症状	神经心理学检查	影像学检查
阿尔茨海默病	女性多见	持续进行性发展	少	全面性痴呆，人格损害	精神行为异常	突出的早期记忆情景损害	脑萎缩
血管性痴呆	男性多见	阶梯性进展	常见，肢体麻木等	斑片状损害，人格相对保留	局灶性神经功能缺损症状	执行功能受损常见	脑梗死灶或出血灶

2. 其他认识障碍疾病鉴别要点

临床工作中还可能见到其他疾病也有智能减退或智力低下表现，但与器质性痴呆有根本性区别，其鉴别见表 1-67。

表 1-67 其他认知障碍疾病鉴别诊断

疾病	鉴别要点
精神发育迟滞	智能得不到正常发育，随着年龄的增长，与正常儿童的差距越来越大
假性痴呆	由意识范围缩小所致，表面上智能减退极为明显，不认识自己的亲属及周围环境，常于精神创伤后迅速发病，一旦时过境迁，所有症状可豁然消失，可见于癔症及反应性精神病
意识障碍	严重意识障碍时定向力减退更为突出，高级、低级精神活动（摄食、排泄、简单的应答）均受累，意识障碍患者症状的波动性较大，意识障碍患者对自己的病态也毫无自知力
精神分裂症性衰退	精神分裂症晚期由于意志活动降低、思维贫乏，因而了解、学习与铭记周围环境中新事物的能力大大减弱，但对病前已经获得的知识往往大致保存

六、转诊原则

（1）病因不清的认知功能障碍患者，需要转诊至专科进一步诊治。

(2) 对于非可逆性的认知功能障碍患者,需要转诊至专科进一步诊治。

(3) 病因明确的认知功能障碍患者,经常规治疗后病情进展仍超预期者,需要转诊至专科。

七、诊断流程

认知障碍诊断流程如图 1-33 所示。

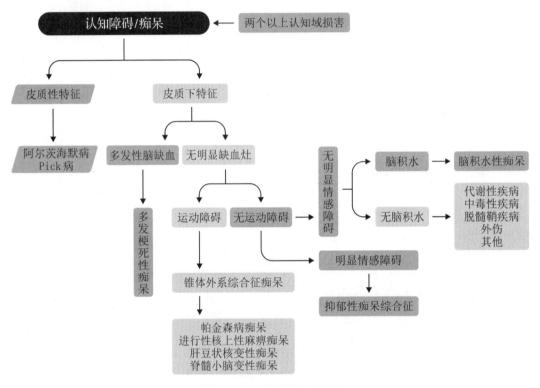

图 1-33 认知障碍诊断流程

八、小结

(1) 详细询问患者及知情者相关病史,明确起病缓急、伴随症状,明确是否为认知障碍。

(2) 明确引起认知障碍的原因、认知障碍严重程度和有无精神行为异常综合征。

(3) 对认知障碍患者的认知状况需要进行连续监测。

九、思考题

患者,男性,76岁,因"缓慢记忆力下降1年余"就诊。请思考该患者的可能诊断及进一步处理。(问诊要点、体格检查要点、鉴别诊断、转诊原则)

(唐超刚)

第二十七节 发 热

一、定义

正常人的体温在体温调节中枢的调节下,产热与散热处于动态平衡中,受机体内、外因素的影响稍有波动,一昼夜上下波动不超过1℃,个体差异一般也在1℃左右的范围内。当致热原(pyrogen)或其他各种原因作用于体温调节中枢,引起功能障碍时,机体体温升高超出正常范围,称为发热(fever)。发热持续3周以上,口腔体温至少3次大于38.3℃(或至少3次体温在24小时内波动超过1.2℃),经过至少1周系统全面的检查仍不能确诊的发热称为发热待查(fever of unknown origin)。

常用测量体温的方法有三种:
(1)口测法:正常值为36.3~37.2℃。
(2)肛测法:正常值为36.5~37.7℃。
(3)腋测法:正常值为36~37℃。

体温换算约为:肛温-0.5℃=口温=腋温+0.5℃。

经口腔测体温,发热的高低可分为:
(1)低热:37.3~38.0℃。
(2)中等度热:38.1~39.0℃。
(3)高热:39.1~41.0℃。
(4)超高热:41℃以上。

二、原因

发热的原因见表1-68。

表1-68 发热的原因

分类	常见原因
感染性	各种病原体,侵入人体后可引起相应的疾病,包含急性感染、慢性感染和局灶性感染等
非感染性	吸收热:物理机械损伤,如烧伤、创伤、大手术后、内置出血等;组织坏死、细胞破坏,如血液系统肿瘤、实体肿瘤中的肾上腺样瘤、胃肠道肿瘤、溶血反应等;血栓栓塞性疾病,如静脉血栓、动脉血栓、微循环血栓等
	抗原抗体反应:常见于各种结缔组织疾病、风湿热、药物热、血清病等
	中枢性发热:物理因素,如中暑等;化学因素,如重度安眠药中毒等;机械因素,如颅内出血等;功能性因素,如自主神经功能紊乱等
	其他:甲状腺功能亢进、痛风、严重脱水、输液反应等

三、发生机制

多数患者的发热是由致热原所致。致热原包括两大类:

(1) 外源性致热原:如微生物病原体及其产物、无菌性坏死组织、炎性渗出物、抗原抗体复合物等。它们的分子结构复杂,不能透过血脑屏障,因此不能直接进入下丘脑直接作用于体温调节中枢,而是通过激活中性粒细胞、嗜酸性粒细胞和单核-吞噬系统,使其产生并释放内源性致热原。然而,内毒素是一种特殊的外源性致热原,可以促使各种宿主细胞合成内源性致热原,又能直接作用于下丘脑。

(2) 内源性致热原:主要有白细胞介素-1、白细胞介素-6、肿瘤坏死因子、干扰素等。内源性致热原的产生和释放是一个复杂的细胞信息传递和基因表达调控的过程。内源性致热原促进体温调节中枢释放发热中枢介质,继而引起调定点的改变,一方面,通过运动神经使骨骼肌紧张、寒战,增加产热;另一方面,通过交感神经使代谢增多,皮肤血管收缩,散热减少。当产热大于散热时,体温升高,表现为发热。

四、诊断思路

发热的病因复杂,是诊断的难点。通过详细的病史询问和体格检查,可以对发热的病因进行初步分类,再选择相应的辅助检查进一步明确诊断。

(一) 问诊要点

(1) 性别和年龄。

(2) 起病时间(早晨、午后、傍晚)、季节。

(3) 诱发因素:有无诱因或前驱症状。

(4) 发热的特点。发热的临床过程及常见疾病见表1-69,热型(fever type)的分类及特征见表1-70。

表1-69 发热的临床过程及常见疾病

临床过程	特征	常见疾病
体温上升期	骤升型:体温在数小时内迅速上升至39℃以上,常伴有畏寒、寒战	常见于大叶性肺炎、登革热、疟疾、脓毒症、流行性感冒、麻疹、钩端螺旋体病、输液反应、成人Still病等
	缓升型:体温逐渐上升,在数日内达高峰,多不伴畏寒、寒战	多见于水痘、伤寒、布鲁菌病等感染性发热
高热期	体温上升达高峰之后保持一定时间	持续时间因疾病不同存在较大差异,疟疾可持续数小时,肾综合征出血热可持续数天,伤寒则可长达数周,布鲁氏菌病可达数月
体温下降期	骤降型:体温于数小时内迅速下降至正常,有时可略低于正常,常伴有大汗淋漓	常见于疟疾、登革热、急性肾盂肾炎、急性感染性心内膜炎、脓毒症和输液反应等
	渐降型:体温在数天内逐渐降至正常	可见于伤寒、风湿热等

表 1-70 热型的分类及特征

热型	体温特征	常见疾病
稽留热	体温持续在39 ℃以上,数日或数周;24小时内波动范围不超过1 ℃	大叶性肺炎、流行性脑脊髓膜炎、恙虫病、伤寒、斑疹伤寒等
弛张热	体温常在39 ℃以上;24小时内体温波动2 ℃以上,最低体温仍高于正常水平	常见于脓毒症、重症结核、风湿热等
间歇热	高热期与无热期反复交替出现,体温骤升至高峰,持续数小时,又迅速下降至正常水平,无热期维持1天或以上	疟疾可呈现典型的间歇热,其他可见于急性肾盂肾炎、淋巴瘤、脓毒症等
回归热	体温骤然上升达39 ℃或以上,持续数天后骤然降至正常水平,高热期与无热期反复交替,各维持数天	可见于回归热、霍奇金淋巴瘤等
波状热	体温在数天逐渐上升至39 ℃或以上,数天后又逐渐下降至正常水平,维持数天后又逐渐升高,如此反复交替出现	常见于布鲁氏菌病、登革热等
不规则热	发热的体温曲线无一定规律	可见于结核病、脓毒症、风湿热、支气管炎、流行性感冒等

（5）病程进展：持续时间、起病迅速或缓慢、趋向好转或恶化。

（6）伴随症状：

A. 全身症状：有畏寒、寒战、乏力、全身关节肌肉酸痛、消瘦等；有无精神、食欲变化，有无体重改变及睡眠情况变化。

B. 各系统症状：询问有无头晕、头痛、嗜睡、咽痛、鼻塞、流涕、咳嗽、咳痰、咯血、胸闷、胸痛、呼吸困难、心慌、心悸；恶心、呕吐、腹痛、腹泻、黄疸、尿频、尿急、尿痛、皮疹、皮肤瘙痒、出血等。

（7）用药情况：发热前用药史；发热后使用药物、剂量及疗效。

（8）既往史：既往健康状况及各系统疾病史、手术史、流产或分娩史、精神心理疾病史。

（9）个人史及流行病学史：注意询问职业（含以往所有职业）、生活工作环境、饮食习惯（不洁饮食、生食）、传染病史、疫水疫区接触史、预防接种史、食物或药物过敏史等。

（10）家族史。

（二）体格检查要点

（1）体温：每日测4～6次，必要时2～4小时测1次，同时检测心率、呼吸频率。

（2）营养状况：恶病质提示艾滋病晚期、重症结核、恶性肿瘤。

(3) 皮肤黏膜：皮疹的部位、形态、出现的时间；有无瘀点、瘀斑、紫癜；睑结膜、巩膜；有无皮损、溃疡、焦痂（表1-71）。

表1-71 常见的皮肤黏膜病变对应的可能发热性疾病

病变类型	常见疾病
斑疹	斑疹伤寒、丹毒等
面部蝶形红斑	系统性红斑狼疮等
环形红斑	风湿热等
丘疹和斑丘疹	猩红热、药物热等
玫瑰疹	伤寒和副伤寒等
Osler小结节	亚急性感染性心内膜炎等
腋下、胸背部抓痕样瘀点	肾综合征出血热等
耳郭、跖趾、掌指关节结节	痛风等
皮肤散在瘀点、瘀斑、紫癜	再生障碍性贫血、急性白血病及恶性组织细胞病等
大片瘀斑	弥散性血管内凝血等
皮肤巩膜黄疸	肝、胆道疾病等
皮肤和软组织的破损	血流感染，尤其是化脓性病灶，常为感染的来源
焦痂	恙虫病等

(4) 浅表淋巴结：注意浅表淋巴结异常肿大的时间、部位、个数、大小、质地、疼痛、移动性、波动感、破溃、分泌物的性质、瘘管、瘢痕。局部淋巴结肿大、质硬、无压痛，可能为肿瘤淋巴结转移；局部或全身淋巴结肿大、质地韧实有弹性、无压痛者可能为淋巴瘤；局部淋巴结肿大、质软、有压痛者，要注意相应引流区有无炎症；局部淋巴结肿大伴瘘管形成，常见于结核性淋巴结炎；全身淋巴结肿大可见于艾滋病、急慢性白血病、传染性单核细胞增多症等。

(5) 头颈部查体：结膜是否充血，乳突、鼻窦有无压痛，甲状腺大小等。结膜充血常见于麻疹、肾综合征出血热；外耳道流出脓性分泌物为化脓性中耳炎；鼻窦压痛点有压痛提示鼻窦炎；口腔出现科氏（Koplik）斑提示麻疹；扁桃体肿大其上有黄白色渗出物可以拭去，提示化脓性扁桃体炎；腮腺肿大，需要注意鉴别流行性腮腺炎与化脓性腮腺炎；颈部阻力增加或颈项强直提示为脑膜刺激征，见于脑膜炎或脑膜脑炎；甲状腺弥漫性肿大、质软、听诊有血管杂音提示甲状腺功能亢进。

(6) 心脏查体：大小、心律、杂音等。胸骨下段压痛提示白血病、恶性组织细胞病；心脏扩大和新出现的收缩期杂音提示为风湿热；原有心瓣膜病，病程中杂音性质改变，需考虑感染性心内膜炎，应予超声心动图（首选经食道的超声心动图）、血培养检查。

(7) 肺部查体：胸廓是否对称、呼吸频率、呼吸音、语音震颤等。单侧肺局限性叩诊呈浊音、语颤增强，可闻及湿啰音，多提示为大叶性肺炎；一侧肺下部叩诊呈浊音、呼吸音及语颤减低,提示胸腔积液;大量积液时患侧胸廓饱满,气管移向健侧,在年轻患者中以结核性胸膜炎多见,也可见于恶性肿瘤侵犯胸膜、结缔组织病、肺动脉栓塞继发感染等。

(8)腹部查体:肝脾大小,有无Murphy征、麦氏点压痛、肝肾区叩击痛、腹膜刺激征、移动性浊音等。肝大、质硬、表面有结节或巨块,提示为肝癌,触诊时切忌过于用力,以免引起肝癌破裂出血;肝脾同时肿大,可见于血液系统疾病(白血病、淋巴瘤、恶性组织细胞病)、系统性红斑狼疮、血流感染等。

不同部位的腹部压痛有相应的提示:右上腹压痛、Murphy征阳性伴皮肤巩膜黄染,提示为胆囊炎、胆石症;中上腹明显压痛、胁腹部皮肤见灰紫斑(Grey-Turner征)或脐周皮肤青紫(Cullen征),甚至触及肿块,见于坏死性胰腺炎;麦氏点压痛伴或不伴转移性腹痛多为阑尾炎;右下腹或全腹疼痛伴明显压痛,有时在右下腹或脐周可扪及肿块,腹壁或会阴部有瘘管并有粪便与气体排出,全身营养较差,可能为克罗恩病;全腹压痛、反跳痛见于腹膜炎;季肋点压痛、肾区叩击痛,提示上尿路感染。

(9)四肢:有无关节红肿、肌肉疼痛。杵状指(趾)伴发热,可见于肺癌、肺脓肿、支气管扩张、感染性心内膜炎等;关节红肿、压痛见于风湿热、系统性红斑狼疮、类风湿性关节炎;化脓性关节炎、结核性关节炎、痛风早期常侵犯单个关节。

发热伴有肌肉疼痛见于许多急性传染病,一般无特征性诊断意义。如腓肠肌剧烈疼痛,甚至不能站立与行走,常提示钩端螺旋体病;多发性肌肉显著疼痛可见于皮肌炎或多发性肌炎。

(10)神经系统:意识状态,有无脑膜刺激征。中枢神经系统感染、中枢神经系统白血病或其他肿瘤可表现为发热伴意识障碍或(及)脑膜刺激征。此外,要注意全身急性感染、内分泌代谢障碍、结缔组织病、中毒等全身性疾病,但这些疾病多有相应病史和临床表现,应注意与中枢神经系统疾病鉴别。

(11)必要时进行心理测试。

(三)初步辅助检查

(1)初步检查:血常规、尿液分析、大便常规+隐血、外周血涂片、肝功能检测、肾功能检测、电解质、乳酸脱氢酶、肌酸激酶、心电图、胸部X线等。流感流行季节注意进行流感筛查。

(2)进一步检查:红细胞沉降率、降钙素原、C反应蛋白、铁蛋白、血糖、凝血功能、自身抗体谱、肿瘤标志物、甲状腺功能、血培养双瓶双套(需氧瓶+厌氧瓶)、痰/尿液等样本病原学检测、HIV、梅毒甲苯胺红不加热血清试验(toluized red unheated serum test,TRUST)和梅毒螺旋体颗粒凝集试验(treponema pallidum particle agglutination,TPPA)、肝胆胰脾及泌尿系统腹部超声检查、全身浅表淋巴结超声等。

(四)发热的鉴别诊断要点

通过详细的病史询问、细致的体格检查、必要的实验室检查和辅助检查,尽可能地寻找诊断线索,按照以下顺序进行病因诊断与鉴别诊断,大多数的发热病因可以查明:

(1)考虑常见疾病的常见临床表现。

(2)考虑常见疾病的少见临床表现。

(3) 考虑少见疾病的常见临床表现。
(4) 慎重鉴别少见疾病的少见临床表现。
(5) 排除器质性疾病后,还需要考虑心因性发热及体温测量方法错误。

五、诊断流程

发热的诊断流程如图 1-34 所示。

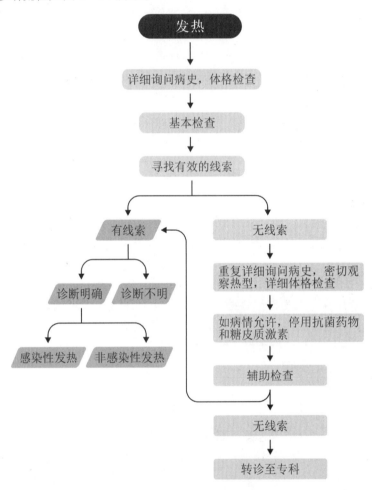

图 1-34 发热的诊断流程

六、转诊原则

(1) 在门诊或社区住院,经过至少 1 周全面的检查仍不能确诊的。系统全面的检查应至少包括血常规、尿常规、大便常规、粪便隐血试验、肝肾功能检测、电解质、风湿、自身免疫抗体、血培养、胸部影像学和腹部超声检查等,且患者无免疫缺陷相关疾病史。
(2) 有血流动力学障碍。
(3) 有神志变化、意识障碍。
(4) 出现呼吸衰竭。

（5）出现心力衰竭。
（6）有出血倾向或 DIC。
（7）经积极治疗 1 周仍不能好转者。
（8）传染病病原菌感染，需专科医院隔离的传染性疾病。
（9）怀疑或确诊甲类传染病（霍乱、鼠疫）、按甲类传染病管理的乙类传染病（如传染性非典型肺炎、人感染高致病性的禽流感、炭疽中的肺炭疽、脊髓灰质炎）需立即转诊至政府指定的医院隔离。

七、小结

（1）无论发热的病程长短，首先应积极寻找病因、明确诊断。
（2）注意退热药物对热型的干扰。
（3）避免盲目使用糖皮质激素、避免不合理使用抗菌药物。
（4）对于符合转诊条件的患者，需要尽早转诊。
（5）传染性疾病需要转传染病医院或政府指定医院进一步治疗和隔离，及时上报。

八、思考题

患者，男性，32 岁，1 周前从非洲回国，因"发热 5 天"就诊，体温最高 39.7 ℃，伴畏寒、寒战，明显头痛，无明显咽痛、鼻塞流涕，无咳嗽、咳痰，无尿频、尿急、尿痛等不适。请思考该患者的可能诊断及下一步处理。（问诊要点、体格检查要点、鉴别诊断、转诊原则）

（刘曦）

第二十八节 贫 血

一、定义

贫血（anemia）是指人体外周血红细胞容量降低，低于正常范围下限，导致组织不能充分供氧的一类临床综合征。临床上贫血通常用血红蛋白（haemoglobin，Hb）浓度来判断。在我国海平面地区，成年男性 Hb 水平 <120 g/L，非妊娠成年女性 Hb 水平 <110 g/L，孕妇 Hb 水平 <100 g/L 即为贫血。

应该注意的是，在判定有无贫血时，还应考虑循环血容量因素。循环血容量增加时，即使红细胞容量正常，但因血液被稀释，Hb 减低，可能被误诊为贫血；循环血容量减少时，即使红细胞容量降低，但因血液被浓缩，Hb 升高，可能会掩盖贫血。

二、原因

贫血的原因见表1-72。

表1-72 贫血的原因

分类	常见原因
红细胞生成减少性贫血	造血干、祖细胞异常：再生障碍性贫血、纯红细胞再生障碍性贫血、先天性红细胞生成异常性贫血、造血系统恶性克隆性疾病（如骨髓增生异常综合征、各类造血系统肿瘤性疾病）等
	造血调节异常：骨髓基质细胞受损（如骨髓坏死、骨髓纤维化、骨髓硬化症、大理石病、髓外肿瘤骨髓转移、感染性或非感染性骨髓炎）、淋巴细胞功能亢进、造血调节因子水平异常（如肾功能不全、垂体或甲状腺功能减退、肝病、肿瘤性疾病或某些病毒感染）、造血细胞凋亡亢进（如阵发性睡眠性血红蛋白尿症、再生障碍性贫血）等
	造血原料不足或利用障碍：叶酸或维生素 B_{12} 缺乏或利用障碍、铁缺乏或利用障碍等
溶血性贫血	红细胞自身异常血性贫血：红细胞膜异常（如遗传性球形红细胞增多症、遗传性口形红细胞增多症、遗传性棘形红细胞增多症、遗传性椭圆形红细胞增多症、阵发性睡眠性血红蛋白尿症）、遗传性红细胞酶缺陷（如G6PD缺乏症）、遗传性珠蛋白生成障碍（如异常血红蛋白病、地中海贫血）等
	红细胞外部因素异常：免疫性溶血（如温抗体型或冷抗体型溶血、SLE或病毒或药物等所致贫血、血型不相容性输血反应、新生儿溶血）、血管性溶血（血栓性血小板减少性紫癜/溶血尿毒症综合征、弥散性血管内溶血、败血症、肥厚型梗阻性心肌病、钙化主动脉瓣狭窄、人工心脏瓣膜、行军性血红蛋白尿）、生化因素（蛇毒、疟疾、黑热病）、理化因素（大面积烧伤、血浆渗透压改变、苯肼或亚硝酸盐类等化学因素中毒）等
失血性贫血	急性失血、慢性失血

在临床上，按红细胞形态对贫血进行分类也很常用，见表1-73。

表1-73 贫血的分类

类型	MCV/fL	MCH/pg	MCHC/$(g \cdot L^{-1})$	常见疾病
大细胞性贫血	>100	>34	320~360	巨幼细胞贫血、骨髓增生异常综合征、肝疾病等
正常细胞性贫血	80~100	27~34	320~360	再生障碍性贫血、溶血性贫血、骨髓病性贫血、急性失血性贫血等
小细胞低色素性贫血	<80	<27	<320	缺铁性贫血、铁粒幼细胞贫血、地中海贫血、慢性病性贫血等

MCV：平均红细胞体积；MCH：平均红细胞血红蛋白含量；MCHC：红细胞平均血红蛋白浓度。

三、发生机制

（一）红细胞生成减少性贫血

红细胞生成主要取决于造血细胞、造血调节、造血原料这三大要素，红细胞生成减少性贫血的常见机制包括：

（1）骨髓衰竭：造血干细胞数量减少或质量缺陷，如再生障碍性贫血、纯红细胞再生障碍性贫血及范可尼贫血等。

（2）无效造血：包括获得性和遗传性无效造血，前者如骨髓增生异常综合征，后者如先天性红系造血异常性贫血等。

（3）骨髓抑制：如肿瘤放射治疗或化学治疗造成的造血细胞损伤。

（4）骨髓浸润：如血液恶性肿瘤、肿瘤骨转移可直接造成骨髓有效造血组织的减少。

（5）造血调节因子异常：如慢性肾衰竭使促红细胞生成素合成减少，肿瘤坏死因子、干扰素等造血负调控因子导致慢性病贫血。

（6）造血微环境异常：造血微环境由多种基质细胞成分、大分子生物活性物质、微循环、神经内分泌因子及其之间的复杂网络构成，为造血干细胞分化、发育、增殖和成熟提供必需的条件和场所。

（7）造血原料缺乏或利用障碍：叶酸和（或）维生素 B_{12} 缺乏导致细胞 DNA 合成障碍，引起巨幼细胞性贫血。铁是合成血红蛋白的重要物质，铁缺乏可引起缺铁性贫血。

（二）溶血性贫血

此类贫血的共同点是红细胞寿命的缩短，主要涉及内在和外在两种机制：

（1）红细胞内在缺陷：红细胞基本结构（包括细胞膜、代谢酶类和血红蛋白）异常或缺陷均可造成其寿命缩短。

（2）外在因素：可分为免疫相关性和非免疫相关性。前者主要是各种原发或继发因素使得机体免疫调节功能发生异常，产生抗自身红细胞抗体，攻击自身的红细胞，从而导致贫血。后者包括多种非免疫因素，如物理（机械、温度等）、化学（化学毒物、药物、代谢物和生物毒素等）和生物（好微生物感染）等因素。

（三）失血性贫血

血容量的丢失，无论是急性失血还是慢性失血，均可导致贫血。

四、诊断思路

通过详细的病史询问和体格检查可以对贫血的病因进行初步分类，再通过血常规、肝肾功能检测及甲状腺功能和垂体功能评估、造血原料（如铁、维生素 B_{12}、叶酸）测定、风湿免疫相关检查、库姆斯（Coombs）试验、CD55/CD59、地中海贫血基因及骨髓穿刺活检等辅助检查可做进一步诊断。

（一）问诊要点

（1）饮食习惯和嗜好：长期素食为主可造成维生素 B_{12} 缺乏；长期饮用咖啡、浓茶或进食植物纤维素可抑制铁的吸收；长期使用含铅的锡壶饮酒或饮茶，可引起慢性铅中毒性贫血。

（2）职业及居住环境：长期接触X线、γ射线的医技人员或科学研究人员可发生再生障碍性贫血；长期接触苯、甲醛的工人可能发生白血病。从事印刷、蓄电池生产、接触油漆等工作，可能致慢性铅中毒性贫血。

（3）患者近期用药情况。

（4）患者近期有无相关感染病史。

（5）患者近期有无急性活动性出血病史。

（6）贫血的伴随症状：伴易怒、兴奋、烦躁、异食癖可见于缺铁性贫血；伴黄疸、浓茶样尿、发热、腰痛提示溶血性贫血；伴末梢神经炎、四肢麻木、共济失调、病理征阳性可见于巨幼红细胞性贫血；伴发热、脱发、口腔溃疡、面部红斑、关节痛等提示风湿免疫性疾病；伴泡沫尿、血尿、高血压、尿量减少等提示肾性贫血；伴腹水、脾大、男性乳房发育、肝掌等提示肝病相关贫血。

（7）既往病史：患者既往有无消化性溃疡、胃肠道手术史、月经量过多、痔疮出血、慢性肾脏病、肝病、脾脏疾病、甲状腺功能异常、风湿免疫性疾病、肿瘤等病史。

（8）家族史：有无遗传性贫血、血液病等相关家族史。

（二）体格检查要点

（1）生命体征。

（2）一般情况：皮肤黏膜、巩膜、毛发、指（趾）甲、舌头情况，有无特殊面容、匙状甲（可见于缺铁性贫血）、"牛肉舌"（可见于巨幼细胞贫血）。

（3）胸廓：有无胸骨压痛、肋骨压痛等。

（4）心脏：有无心脏杂音，亚急性心内膜炎亦可引起贫血，此种情况容易被忽略。

（5）肝、脾及浅表淋巴结检查：有无肝脾及浅表淋巴结肿大。

（6）神经系统检查：有无病理征、共济失调、四肢感觉异常等。

（三）重要辅助检查

（1）必须要做的检查：血常规、外周血细胞形态检测可确定有无贫血及贫血类型；大便常规可初步评估有无消化道失血、寄生虫感染等；尿常规有助于判断有无溶血、肾病等；骨髓检查对贫血的诊断及鉴别诊断非常关键。

（2）应选择的检查：肝功能、肾功能检测，造血原料测定（如血清铁、总铁结合力、血清铁蛋白、维生素B_{12}、叶酸），抗核抗体谱，风湿检测，肿瘤标志物检测、Coombs试验、CD55/CD59，流式细胞学检测，血清蛋白电泳，免疫固定电泳，消化系统彩超，胃肠镜，妇科彩超，骨髓穿刺等。

五、诊断流程

贫血的诊断流程见图1-35。

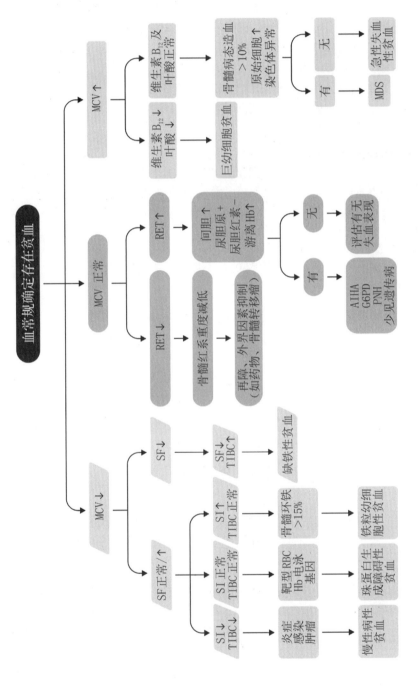

图1-35 贫血的诊断流程

SI：血清铁；SF：血清铁蛋白；TIBC：总铁结合力；MDS：骨髓增生异常综合征；AIHA：自身免疫性溶血；PNH：阵发性睡眠性血红蛋白尿症。

六、转诊原则

贫血患者如出现以下情况建议在稳定基本生命体征后紧急转诊至专科医院：
（1）溶血性贫血。
（2）严重急性失血性贫血（生命体征不稳定）。

贫血患者如出现以下情况也建议尽早转诊至专科医院：
（1）不能除外骨髓增殖异常或骨髓恶性增殖所致的贫血。
（2）病因不能明确或治疗效果欠佳的贫血患者。

七、小结

（1）按发病机制，贫血可分为红细胞生成减少性贫血、溶血性贫血及失血性贫血。
（2）详细询问病史及体格检查对协助明确贫血病因，拟定下一步检查手段是必要的。
（3）血常规、骨髓检查对明确有无贫血及贫血的鉴别诊断至关重要。
（4）溶血性贫血、严重急性失血性贫血等贫血，建议在稳定基本生命体征后紧急转诊至专科医院。

八、思考题

患者，男性，36岁，因"发热、排酱油样尿3天"入院。查体：睑结膜苍白。请思考该患者的可能诊断及下一步处理。（问诊要点、体格检查要点、鉴别诊断、转诊原则）

（庞文正　唐文仪　陈剑）

第二十九节　关　节　痛

一、定义

关节痛（arthralgia）指患者感觉关节部位疼痛，是临床常见症状之一。其按病程可分为急性关节痛和慢性关节痛；按病因可分为生理性关节痛和病理性关节痛。

二、原因及发生机制

（一）生理性关节痛

儿童在生长发育期骨骼生长相对较快，骨膜和局部肌肉生长发育不协调可导致膝、髋等关节痛。孕晚期妇女体内胎儿及自身体重的增加，给妊娠妇女骨关节带来较大的负担，引起下肢关节疼痛。

(二) 病理性关节痛
(1) 外伤性：外伤导致骨关节结构受损引发关节痛。
(2) 非外伤性：感染、自身免疫反应、变态反应、骨关节退行性改变、内分泌代谢异常、骨关节肿瘤、精神心理因素等均可致关节痛。

三、诊断思路

首先区分关节痛是生理性还是病理性，如为病理性关节痛，再区分是外伤性还是非外伤性，如为非外伤性，需进一步寻求病因。

(一) 问诊要点
(1) 性别、年龄。
(2) 有无外伤等诱因，外伤的具体情况。
(3) 关节痛的特点：出现的时间、部位及累及的关节数量（多关节受累时注意是否对称），疼痛的性质（静息痛还是运动性疼痛）、程度，有无规律，减轻或加重的因素，伴随症状（红肿、皮温升高、变形、活动受限、晨僵等关节局部伴随症状及发热、红斑、皮疹、消瘦等全身伴随症状），病情进展情况，诊治过程。
(4) 既往病史：有无类风湿性关节炎、系统性红斑狼疮、强直性脊柱炎、骨关节炎等结缔组织及风湿性疾病；有无风湿热、风湿性关节炎等变态反应性疾病；有无感染性疾病；有无痛风、甲状旁腺功能亢进、糖尿病、骨质疏松症等内分泌代谢性疾病；有无过敏性紫癜、血友病等血液系统疾病；有无肿瘤病史。
(5) 外伤史：有无关节外伤、骨折病史。
(6) 用药史：是否有使用引起骨代谢异常的药物，如糖皮质激素、雌激素受体拮抗剂、降血压药物等。
(7) 饮食、运动、日照情况，未成年患者询问生长发育史；成年女性患者应了解其月经情况，是否处于妊娠期和哺乳期。
(8) 家族史。

(二) 体格检查要点

1. 疼痛关节的查体要点
(1) 视诊：观察关节部位有无红肿隆起、静脉怒张、窦道瘢痕、肌肉萎缩、畸形等情况；比较两侧是否对称、等长。
(2) 触诊：关节的触诊即对关节周围肌肉收缩和关节活动度情况的检查，注意检查时两侧要进行对比。注意皮温是否有升高；有无触痛；是否有关节积液（膝关节的浮髌试验是检查关节积液的常用方法）；是否存在活动受限、活动时疼痛。
(3) 叩诊：脊柱有无叩击痛。
(4) 听诊：某些关节病变可有关节活动时弹响。
(5) 特殊检查方法：针对不同关节有不同的特殊检查法，而不同的检查法对疾病的诊断具有特殊意义。
A. 脊柱的常用特殊检查方法：坐位屈颈试验、直腿抬高试验、腰骶关节试验、"4"字试验、跟臀试验、拾物试验、瑞-舒测试法。

B. 四肢关节常用特殊检查方法：肩关节选用杜加斯征；髋关节选用托马斯征、髋关节承重功能试验；膝关节选用浮髌试验、髌骨加压研磨试验。

2. 全身系统性查体要点

（1）生命体征：体温、脉搏、呼吸、血压。

（2）一般情况：体型及营养状态；有无跛行、鸭行步态、跳跃步态、呆步、麻痹性步态及痉挛性步态等；全身皮肤黏膜有无苍白、红斑、皮疹、紫癜、皮下结节、皮损、水肿；全身淋巴结有无肿大。

（3）头颈部检查：双眼是否突出的检查、甲状腺检查等。

（4）心、胸、腹常规体格检查：注意有无心脏杂音、胸腔积液、心包积液等。

（5）其他：神经系统、泌尿生殖系统体格检查。

（三）鉴别诊断要点

关节痛常见疾病的鉴别见表1-74。

表1-74 关节痛常见疾病的鉴别

常见疾病	主要病因	典型临床表现	典型体征	辅助检查结果
生理性				
儿童生长痛	骨骼生长相对较快，骨膜和局部肌肉生长发育不协调	5～7岁儿童多见，休息或睡前发生，活动时正常，膝、髋关节常受累	查体无异常	相关常规检查无异常
孕期关节痛	体重的增加致骨关节负担加重	一般见于孕晚期，腰部及下肢关节常见，产后可消失，既往孕前无相关病史及外伤史	查体无异常	无明显异常
病理性				
外伤性				
关节脱位、骨折、软骨韧带损伤	骨关节结构受损	急性起病，有与疼痛部位明确相关的外伤史	关节肿胀、畸形、触痛、被动活动痛、活动受限	相应关节的X线或CT、MRI、关节镜检查异常
非外伤性				
类风湿性关节炎	自身免疫炎性反应	青中年女性多见，慢性病程，病情反复，对称性、多个周围性关节疼痛、肿胀、功能下降，晨僵大于1小时	手的畸形有梭形肿胀、尺侧偏斜、天鹅颈样畸形、纽扣花样畸形等	类风湿因子阳性、CCP阳性、关节X射线至少可见骨质疏松和关节间隙狭窄

续表 1-74

常见疾病	主要病因	典型临床表现	典型体征	辅助检查
风湿性关节炎	变态反应	急性或慢性病程，关节和肌肉游走性酸楚、红肿、疼痛。下肢大关节如膝关节、踝关节最常受累，天气变化可诱发	体温升高，可伴有舞蹈症、风湿性心脏病体征	抗链球菌溶血素"O"升高、X线无变化
化脓性关节炎	细菌感染	急性起病，寒战、高热，全身症状重，关节局部有红、肿、热及明显压痛等急性炎症表现，关节液增加，有波动感	体温升高，关节处红、肿，压痛明显，局部皮肤温度增高，关节内有积液积脓，膝关节浮髌试验阳性，关节各方向被动活动均剧烈疼痛	关节液呈浑浊脓液，培养阳性，关节X线检查早期可见关节腔隙加宽，关节周围软组织肿胀，密度增高
痛风性关节炎	尿酸盐结晶沉积引发炎症反应和病损	发作急骤，可反复发作，受累关节剧痛，首发关节常累及第一跖趾关节，其次为踝、膝关节等。关节红、肿、热和压痛明显	关节红、肿、热、痛明显，可见痛风石	尿酸升高，关节X线见穿凿样、凿孔样、虫蚀样或弧形、圆形骨质透亮缺损
骨质疏松症	低骨量、骨组织微结构破坏	绝经后妇女及老年男性多发，慢性病程，临床表现为骨痛、身材缩短、脆性骨折	身高缩短，驼背，胸廓畸形，胸腰椎急性骨折时相应部位的脊柱棘突可有强烈压痛及叩击痛	BMD≤-2.5 SD
骨性关节炎	关节软骨完整性破坏，关节边缘、软骨下骨板病变	中老年人多见，起病隐匿，进展缓慢，对称性累及活动和负重关节，疼痛重，与活动相关，休息可缓解，晨僵小于30分钟	关节肿胀、压痛、被动痛，关节活动弹响、活动受限	X线示关节间隙狭窄，软骨下骨质硬化及囊性变，关节边缘骨赘形成
骨肿瘤	关节结构破坏	疼痛可逐渐加重，关节肿胀，周围软组织肿块，可有关节畸形、功能障碍、病理性骨折，以及低热、纳差、消瘦等全身症状	关节肿胀、畸形、活动受限，可有压痛或被动痛、软组织肿块	血钙及尿钙常增高，X线可见骨质改变，可有侵袭

CCP：cyclic citrullinated peptide，环瓜氨酸肽；BMD：bone mineral density，骨密度。

四、诊断流程

关节痛的诊断流程见图 1-36。

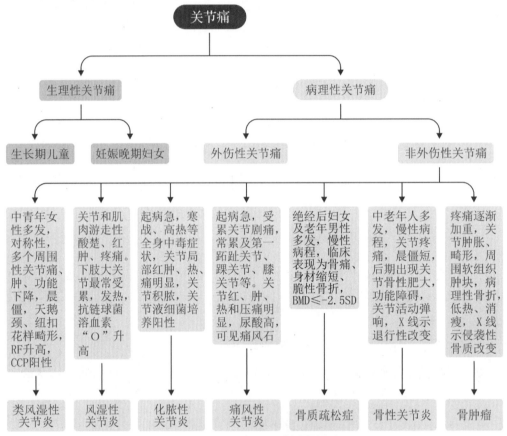

图 1-36 关节痛的诊断流程

RF：rheumatoid factor，类风湿因子。

五、转诊原则

（1）怀疑病理性关节痛但病因不明的患者，需要转上级医院进一步检查明确诊断。

（2）已明确诊断的关节痛患者，但病情严重或出现社区医生无法处理的情况。

（3）具备手术适应证的关节痛患者。

（4）经社区医生治疗无效或者出现严重药物不良反应的关节痛患者。

六、小结

（1）关节痛是患者感觉关节部位疼痛的一种症状。

（2）按病程可分为急性关节痛和慢性关节痛；按病因又可分为生理性关节痛和病理性关节痛。

（3）关节痛应首先区分是生理性还是病理性；如为病理性关节痛，进一步区分是外伤性还是非外伤性；如为非外伤性，还需进一步寻求病因。

(4) 考虑生理性关节痛必须除外病理性关节痛。

七、思考题

患者，女性，30岁，公司职员，因"反复双手指关节疼痛6年，再发3天"就诊。请思考该患者可能的诊断及下一步处理。（问诊要点、体格检查要点、鉴别诊断、转诊原则）

（薛青　周奕）

第三十节　淋巴结肿大

一、定义

淋巴结肿大是指淋巴结直径超过正常大小的现象。由于各种病因的刺激或侵犯，使淋巴结组织发生改变，致使淋巴结肿大而被触及。当一组淋巴结肿大时，称为局部淋巴结肿大；若两组及以上的淋巴结肿大则称为全身淋巴结肿大。

二、原因

淋巴结肿大常因局部或全身感染引起，也可由肿瘤或肿瘤转移所致（表1-75）。经仔细的病史询问和体格检查后，浅表淋巴结肿大较易被发现，但深部淋巴结肿大早期多无临床表现，需借助CT、超声检查、淋巴结造影、淋巴结穿刺、淋巴结活检等特殊检查才能被发现。

表1-75　淋巴结肿大的原因

分型	原因
急性淋巴结肿大	急性单纯性淋巴结炎；病毒性感染，如病毒性肝炎、风疹、麻疹、登革热；立克次体感染，如恙虫病、猫抓病；衣原体感染，如性病性淋巴肉芽肿；过敏反应性或变态反应性疾病；毒蛇咬伤
慢性淋巴结肿大	慢性感染性淋巴结炎，如艾滋病、淋巴结结核、梅毒、黑热病；风湿性疾病，如系统性红斑狼疮、类风湿性关节炎、成人Still病；肿瘤性淋巴结肿大，如恶性组织细胞病、白血病、淋巴瘤、淋巴结转移癌（鼻咽癌、肺癌、胃肠道癌）；原因未明的淋巴结肿大，如结节病

三、发生机制

淋巴结具备滤过与吞噬功能、免疫功能、造血功能,是机体重要的免疫器官。各类病原微生物感染、化学药物、外来异物、机体自身代谢产物、变性坏死的组织成分等多种因素都可以刺激淋巴结内的细胞成分增生,导致淋巴结肿大。根据病因、组织病理学改变可分为以下几类。

(一)反应性淋巴结炎

反应性淋巴结炎是淋巴结最常见的良性病变,微生物感染或炎症刺激因子可导致白细胞增多和淋巴结肿大。

(二)感染性淋巴结炎

感染性淋巴结炎由特殊的病原微生物引起,需要在病变组织、分泌物或体液中使用特殊检测才可能找到相应的病原学依据,可存在肉芽肿等特征性的病理形态学改变,在临床上需要特殊的药物治疗。根据发生机制不同可分为以下两种:

(1)免疫应答所致的淋巴结肿大:局部感染引起相应淋巴回流部位的淋巴结肿大,如扁桃体炎引起的颌下淋巴结炎、带状疱疹、一期梅毒、立克次体感染(恙虫病)等;严重感染所致的全身性淋巴结肿大,如马尔尼非青霉菌感染、传染性单核细胞增多症、二期梅毒、弓形虫病等。

(2)淋巴结感染所致的淋巴结肿大:化脓性感染,如金黄色葡萄球菌感染;形成肉芽肿,如结核分枝杆菌、真菌、立克次体感染等。典型代表为结核性淋巴结炎,病变中央可见干酪样坏死灶的肉芽肿形成,部分抗酸染色阳性、结核分枝杆菌核酸检测阳性。

(三)原发于淋巴结的肿瘤或肿瘤的淋巴结转移

原发于淋巴组织的恶性肿瘤如淋巴瘤、白血病,或某些实体恶性肿瘤转移到淋巴结,破坏了淋巴结的正常结构,出现大量增生的肿瘤细胞,亦可伴有淋巴结内纤维组织增生及炎症细胞浸润。

(1)原发于淋巴结的肿瘤:非霍奇金恶性淋巴瘤、霍奇金淋巴瘤。

(2)继发于其他恶性肿瘤的淋巴结肿大:急慢性淋巴细胞白血病,急慢性髓性白血病,原发性骨髓纤维化伴髓外造血,恶性组织细胞病,淋巴结转移癌。

(四)原因不明的淋巴结增生

(1)自身免疫性疾病:系统性红斑狼疮、干燥综合征、类风湿性关节炎、成人 Still 病等。

(2)药物源性:苯妥英钠、甲基多巴、异烟肼、肼苯达嗪、疫苗接种或接受生物制品后等。

(3)反应性增生:其他疾病(如郎格汉斯细胞组织细胞增生症)形成肉芽肿等。

四、诊断思路

通过详细的病史询问和仔细的体格检查，可以对淋巴结肿大的病因进行初步分类，除行常规实验室检查外，再选择行相应的辅助检查做进一步诊断。

（一）问诊要点

（1）性别和年龄。

（2）临床特点：首先发现肿大淋巴结的时间、部位，淋巴结肿大的个数、大小的变化，淋巴结质地、移动性、波动感，有无疼痛，是否有破溃、分泌物、瘘管、瘢痕。

（3）是否存在诱因。

（4）前驱症状：有无呼吸道、消化系统症状等；有无关节肿痛、出血、面色苍白、心悸等；有无发热、盗汗、乏力、皮疹等。

（5）病程进展：发展迅速或缓慢、趋向好转或恶化。

（6）伴随症状或体征：

A. 局限性淋巴结肿大伴疼痛、发热：见于急慢性炎症急性发作所致的淋巴结肿大，组织细胞坏死性淋巴结炎。

B. 局限性淋巴结肿大伴皮肤改变：局部皮肤红肿提示炎症；肿大淋巴结融合或粘连可见于恶性淋巴瘤或癌肿转移；局部皮肤表面有瘘管或瘢痕主要见于淋巴结结核。

C. 全身淋巴结肿大伴发热：见于传染性单核细胞增多症、淋巴结结核、多种血液病，其中，淋巴瘤常为周期性发热。

D. 全身淋巴结肿大伴贫血、出血、肝脾肿大：见于各种白血病、淋巴瘤晚期。

E. 局部淋巴结肿大伴恶病质：常为恶性肿瘤的淋巴结转移。

（7）服药史、既往史及家族史。

（二）体格检查要点

（1）按顺序触诊，注意淋巴结位置、大小、个数、质地、移动性、波动感、有无压痛及肿大等。

（2）其他体征：

一般情况：生命体征、营养状态、面容、皮肤颜色，有无皮疹、瘢痕、焦痂、皮下结节等。

心脏查体：包括视诊、触诊、叩诊、听诊，尤其注意是否有心脏杂音。

肺部查体：包括视诊、触诊、叩诊、听诊，如呼吸频率、节律、呼吸音，注意是否存在啰音、哮鸣音、胸腔积液等。

腹部查体：包括视诊、触诊、叩诊、听诊，如肝脾大小、肾脏大小、腹部包块等。

其他查体：扁桃体、甲状腺、乳腺、生殖器等。

（3）实验室检查：

血常规：当有淋巴结肿大时，通过血常规可初步发现各型白血病。此外，外周血白细胞及中性粒细胞增高多提示炎症性疾病；淋巴细胞增多应考虑病毒感染、免疫性疾病；嗜酸性粒细胞增多提示寄生虫感染或嗜酸性肉芽肿；淋巴细胞占比60%～80%，异型淋巴细胞达10%以上，可考虑传染性单核细胞增多症。另外，在白血病、淋巴瘤晚期、多种实体器官肿瘤晚期浸润骨髓时，可致全血细胞减少。

骨髓检查：骨髓细胞形态学检查对白血病、浆细胞瘤等疾病的诊断有很大帮助。当淋巴结肿大怀疑造血系统疾病时或血常规发现某些血液学异常时都应做骨髓检查。

血清学抗体检测：怀疑性传播疾病时，可做 HIV 抗体、梅毒血清学检查。

特殊检查：如无手术禁忌证，推荐淋巴结活检；淋巴结穿刺涂片简单易行，但结果的阳性率低于淋巴结活检。CT、超声、磁共振、PET-CT 等影像学检查，对探明深部淋巴结部位、数量、范围及原发部位肿瘤有重要价值。必要时可完善胃肠镜检查。淋巴结造影虽然有一定价值，但临床很少使用。

（三）鉴别诊断要点

局部淋巴结肿大的鉴别要点见表 1-76，全身淋巴结肿大的鉴别要点见表 1-77。

表 1-76 局部淋巴结肿大的鉴别要点

疾病	病因	临床表现及体征	淋巴结肿大的部位	淋巴结肿大的特点	病情进展	伴随症状	辅助检查
感染	细菌、病毒、支原体、衣原体、立克次体、螺旋体、寄生虫感染，蠕虫病等	发热，多为高热，伴咽痛、咳嗽、咳痰、牙痛、腹痛、腹胀、扁桃体肿大、牙周脓肿、皮疹、焦痂、疖肿、沿神经分布的疱疹等	局部引流区域淋巴结肿大	数量可单个或多个，大小不定，质软，与周围组织界清，大多有压痛或自发痛，可有波动感，部分可形成瘘管；多伴有局部皮温升高	大多较快	感染中毒症状	血常规、血沉、C 反应蛋白、血培养、肝肾功能、乙肝、HIV、梅毒、外斐试验、弓形虫抗体、T 细胞斑点试验、结核抗体、淋巴结穿刺/活检（行病理、细菌真菌培养、结核菌培养、病原核酸检测、高通量测序）等
肿瘤	乳腺肿瘤、呼吸系统肿瘤、胃肠道肿瘤、黑色素瘤、前列腺肿瘤、头颈肿瘤、淋巴瘤早期等	发热（多为低热）、乳房无痛性肿块、鼻塞、回吸性血涕、咳嗽、咳痰、咯血、腹痛、腹胀、黑便、贫血、消瘦等	局部引流区域淋巴结肿大	数量可单个或多个，大小不定，质地偏韧甚至坚硬，与周围组织粘连，不易推动，可有压痛，一般不破溃；局部皮温无变化	大多较慢	慢性消耗疾病症状	血常规、肝肾功能、肿瘤标志物、骨髓活检（涂片）、胸腹部 CT、胃镜、肠镜等，必要时行 PET-CT 检查

表 1-77　全身淋巴结肿大的鉴别要点

疾病	病因	临床表现及体征	淋巴结肿大的特点	病情进展	伴随症状	辅助检查
感染	细菌、病毒、支原体、衣原体、立克次体、螺旋体感染等	发热，多为高热，伴咽痛、咳嗽、咳痰、胸闷、气促、咯血、腹痛、腹胀、皮疹、扁桃体肿大、肝脾肿大等	多个，大小不定，质地偏软，与周围组织界清，大多有压痛或自发痛，可有波动感，部分可形成瘘管	大多进展较快	感染中毒症状	血常规、血沉、血培养、肝肾功能检测、乙肝、HIV、梅毒、外斐试验、弓形虫抗体、T-SPOT、淋巴结穿刺等
非感染	实体肿瘤、血液系统肿瘤、淋巴结转移癌、骨髓纤维化、系统性红斑狼疮、干燥综合征、类风湿性关节炎、皮肌炎、结节病、脂膜炎、混合结缔组织病、血清病、免疫复合物病、过敏性疾病等	发热，多为低热伴乳房无痛性肿块、鼻塞、回吸性血涕、咳嗽、咳痰、咯血、腹痛、腹胀、黑便、贫血、消瘦等	数量多个，大小不定，质地偏韧甚至坚硬，与周围组织粘连，不易推动，可有压痛，一般不破溃	大多进展较慢	慢性消耗疾病症状	血常规、肝肾功能检测、肿瘤标志物、骨髓活检（涂片）、胸部CT、胃镜、肠镜等

五、诊断流程

淋巴结肿大的诊断流程见图1-37。

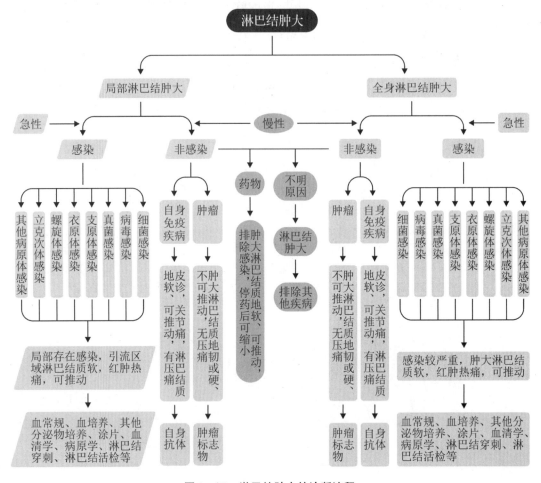

图1-37 淋巴结肿大的诊断流程

六、转诊原则

（1）严重的或难以控制的感染，经常规抗感染治疗后无明显好转甚至较前明显加重。

（2）肿大淋巴结进展迅速，考虑恶性可能性大。

（3）传染病病原菌感染，需专科医院隔离的传染性疾病。

（4）常规抗感染治疗后无效，无法确诊的淋巴结肿大。

七、小结

（1）无论局部淋巴结肿大，还是全身淋巴结肿大，首先应积极寻找病因、明确诊断。

（2）首先须明确疾病是感染性还是非感染性，根据患者临床症状和体征，结合辅助检查做出大致判断，抗炎治疗无效需要考虑非常见病原体感染、肿瘤、自身免疫疾病等其他疾病。

（3）传染性疾病需要转诊至传染病医院或政府指定医院进一步治疗和隔离，并及时上报。

八、思考题

患者，男性，46岁，因"左侧颈部淋巴结肿大1月余"就诊。请思考该患者的可能诊断及下一步处理。（问诊要点、体格检查要点、鉴别诊断、转诊原则）

（刘曦）

第三十一节 消　　瘦

一、定义

消瘦（emaciation）是指人体因各种原因使体内脂肪与蛋白质减少，最终致体重低于正常低限的一种状态。因此，水肿消退所致的体重减轻不能算作消瘦。目前，我国以体重低于标准体重的10%以上或身体质量指数（body mass index，BMI）小于 18.5 kg/m² 为消瘦的判定标准，BMI 17～18.4 kg/m² 为轻度消瘦，16～16.9 kg/m² 为中度消瘦，小于 16 kg/m² 为重度消瘦。但体重在 6～12 个月内在原有体重基础上下降5%以上也应考虑消瘦。

二、原因及发生机制

消瘦按病因可分为单纯性消瘦和继发性消瘦。单纯性消瘦又分为体质性消瘦和外源性消瘦。体质性消瘦多与遗传相关，外源性消瘦多与不良饮食生活习惯、心理状态有关。继发性消瘦多为内分泌与代谢性疾病、慢性感染、肿瘤、消化系统疾病、创伤等相关器质性疾病所致。消瘦的发病机理主要是营养摄入不足、消化吸收利用障碍和消耗过多。

（一）营养摄入不足

（1）进食减少：常见于偏食、漏餐等不良生活方式；神经性厌食、抑郁症等心理精神疾病；消化道疾病、尿毒症、感染、肿瘤等躯体疾病所致的食欲减退等。

（2）吞咽困难：常见于口腔及食道疾病等。

（二）营养消化、吸收、利用障碍

（1）消化、吸收障碍：常见于消化道溃疡、慢性肝病、慢性胰腺炎、慢性胆囊炎、慢性肠炎等消化系统疾病。

（2）利用障碍：如糖尿病，因胰岛素缺乏以致糖不能被利用。

（三）营养消耗过多

营养消耗过多：如生长、发育、妊娠、哺乳、过劳、甲状腺功能亢进症、慢性感染、恶性肿瘤等。

三、诊断思路

首先通过BMI、标准体重的测量方法判断是否属于消瘦。如达到消瘦的判定标准，再根据病史和详细体格检查进一步探寻消瘦的原因，判断是单纯性消瘦还是继发性消瘦。

（一）问诊要点

（1）性别和年龄。

（2）与饮食相关的宗教信仰和对体型、体重的看法。

（3）体重变化情况：消瘦出现的时间；伴随症状；身体变化显著的部位及引起变化的诱因，特别注意是否存在精神紧张、抑郁等心理精神因素。

（4）饮食习惯、作息等一般情况：包括摄食量（注意是否存在刻意节食的情况）、摄食种类、进食次数、进食时间、食欲情况、睡眠、大便情况，对比消瘦前后是否存在变化。

（5）体力活动情况：工种、运动锻炼情况，注意对比消瘦前后是否存在变化。

（6）疾病史：是否存在口咽部疾病、消化道疾病、内分泌代谢疾病、慢性感染性疾病、肿瘤、创伤等导致消瘦的疾病。

（7）用药史：是否有使用影响食欲、营养吸收利用，增加营养消耗的药物。

（8）是否存在吸毒史、不安全性行为史、输血史。

（9）儿童患者询问出生史、喂养史、生长发育史；成年患者询问生育状况；女性患者应了解其月经情况，是否处于妊娠、哺乳期、更年期。

（10）家族史：家族中有无类似消瘦的病史。

（二）体格检查要点

（1）生命体征：体温、脉搏、呼吸、血压。

（2）一般情况：身高、体重、BMI、神志精神状态；皮肤黏膜有无潮红、苍白、黄染、皮疹、色素沉着；毛发、眼、口腔等有无营养不良和维生素缺乏症；全身淋巴结有无肿大。

（3）头颈部检查：双眼是否突出、牙龈有无色素沉着、甲状腺检查等。

（4）心、胸、腹常规体格检查。

（5）其他：四肢、神经系统、泌尿生殖系统体格检查。

（三）鉴别诊断要点

常见消瘦的鉴别要点见表1-78。

表 1-78　常见消瘦的鉴别要点

疾病	主要病因	临床特点	辅助检查
单纯性消瘦			
体质性消瘦	遗传因素	自幼消瘦，一般情况良好，无器质性疾病的表现，体重低于标准体重不超过20%，多有家族史	必须排除器质性病变引起的继发性消瘦及心因性因素导致的外源性消瘦
外源性消瘦			
不良饮食生活习惯	营养摄入不足	偏食、厌食、漏餐、生活不规律和缺乏锻炼	必须排除器质性病变引起的继发性消瘦及心因性因素导致的外源性消瘦
抑郁症	营养摄入不足	显著而持久的心境低落，患者没有强烈的肥胖恐惧或体像障碍，有食欲减退	心理测试
神经性厌食	营养摄入不足	年轻女性多见，症状至少持续3个月，强烈的肥胖恐惧，追求病理性苗条，故意造成体重显著减轻，但食欲存在且有饥饿感	心理测试
继发性消瘦			
内分泌代谢性疾病			
甲状腺功能亢进症	营养物质消耗增加	怕热、多汗、心悸、手震颤，可有相关眼征、甲状腺肿大（触诊）	甲状腺功能检查
糖尿病	营养利用障碍	多饮、多食、多尿	口服葡萄糖耐量试验、糖化血红蛋白
慢性感染			
结核病	营养物质消耗增加	咳嗽、咳痰、咯血、气促、潮热、盗汗	血沉、结核菌素试验、结核感染T细胞检查、痰找结核杆菌以及X线检查
艾滋病	营养物质消耗增加	持久发热、免疫力低下、机会性感染，多有不安全性行为史、输血史、吸毒史，全身淋巴结可肿大	HIV抗体检测
肿瘤	营养物质消耗增加	多有不明原因的长期发热，可有各类肿瘤相关表现，可有淋巴结肿大	肿瘤标志物及相关影像学检查
消化系统疾病			
食道、胃肠道、肝胆胰腺疾病	营养物质摄入不足、消化吸收障碍	反酸、胃灼热、吞咽困难、腹胀、腹痛、腹泻、恶心、呕吐，肝胆疾病还可伴有黄疸	肝功能试验、淀粉酶、相关腹部影像学检查、胃肠镜检查

四、诊断流程

消瘦的诊断流程见图 1-38。

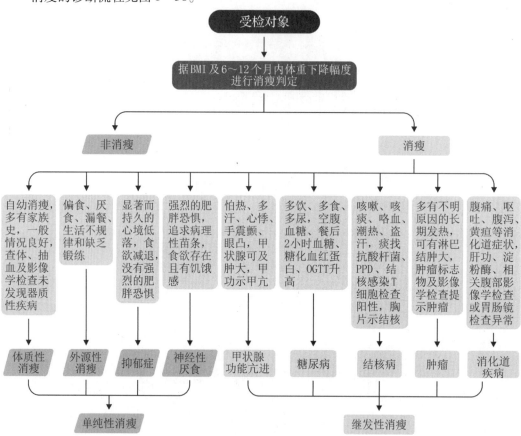

OGTT：oral glucose tolerance test，口服葡萄糖耐量试验；PPD：purified protein derivative，纯蛋白衍生物。

图 1-38 消瘦的诊断流程

五、转诊原则

急诊转诊：严重消瘦患者出现恶病质状态、机体衰竭从而危及生命。

一般转诊：①不明原因的消瘦，特别是怀疑或初步诊断为精神心理疾病所致的消瘦和躯体器质性疾病所致继发性消瘦，需要转至上级医院行进一步诊疗；②出现代谢和内分泌紊乱等各系统并发症，或合并有社区医生无法处理的复杂因素时；③经社区医生治疗 6 个月无效。

六、小结

（1）消瘦是体内脂肪与蛋白质减少致体重低于正常低限的一种状态。目前常以 BMI 小于 18.5 kg/m^2 为判定标准，但体重在 6～12 个月内在原有体重基础上下降 5% 以上也应考虑消瘦。

（2）消瘦按病因可分为非躯体疾病所致的单纯性消瘦和躯体疾病所致的继发性消瘦。

（3）消瘦往往是某种疾病所致的一种全身性表现，诊断消瘦后一定要寻求导致消瘦的病因。

七、思考题

患者，女性，46岁，因"体重进行性下降13个月、心悸3个月"就诊。请思考该患者的可能诊断及下一步处理。（问诊要点、体格检查要点、鉴别诊断、转诊原则）

（薛青　周奕）

第三十二节　肥　　胖

一、定义

肥胖（obesity）是由于体内脂肪的体积和/或脂肪细胞数量的增加导致的体重增加，或体脂占体重的百分比异常增高，并在局部有过多沉积脂肪所呈现的一种状态。目前通常采用BMI进行肥胖的判定，BMI$\geq$28kg/m^{2}为肥胖。肥胖按病因可分为单纯性肥胖和继发性肥胖；按肥胖程度可分为轻度肥胖、中度肥胖和重度肥胖；按肥胖的体型可分为均匀性肥胖（普遍型肥胖）、向心性肥胖（腹型肥胖）、非向心性肥胖（臀型肥胖）。

二、原因与发生机制

肥胖随病因不同可分为单纯性肥胖和继发性肥胖。单纯性肥胖多与遗传或不良饮食习惯、缺乏运动有关。继发性肥胖多与神经系统病变、内分泌系统病变等有关。肥胖的常见原因如下：

（1）**遗传因素**：主要是增加机体对肥胖的易感性，往往有肥胖家族史。

（2）**不良的生活方式**：饮食过量、饮食结构不合理、缺少运动。

（3）**内分泌系统病变**：肾上腺皮质功能亢进、甲状腺功能低下、性腺和胰腺功能异常均可致肥胖。

（4）**神经系统病变**：肿瘤、感染和外伤可损伤皮层下中枢，引发饮食、运动习惯的改变导致肥胖。

（5）**药物**：长期使用胰岛素、糖皮质激素、氯丙嗪等药物可导致医源性肥胖。

（6）**精神心理因素**：压力应激、抑郁情绪等精神心理因素导致下丘脑-垂体-肾上腺轴功能失调，通过影响代谢和自主神经功能导致肥胖。

三、诊断思路

(一) 是否为肥胖

可通过 BMI、标准体重、腰围等测量方法判断是否属于肥胖。

(1) BMI：BMI (kg/m^2) = 体重（kg）/身高的平方 (m^2)。我国目前标准：成年人：BMI $18.5 \sim 23.9 \ kg/m^2$ 为正常，$24 \ kg/m^2 \leqslant BMI \leqslant 27.9 \ kg/m^2$ 为超重，BMI $\geqslant 28 \ kg/m^2$ 为肥胖。目前通常采用 BMI 进行肥胖的判定。但 BMI 不能准确地描述体内脂肪的分布情况，不能区分脂肪和肌肉的含量，对肌肉发达的人容易误判，需结合其他测量指标进行判定。

(2) 按标准体重计算：一般认为超过标准体重的 10% 为超重，超过 20% 为肥胖。标准体重计算方法为：[身高（cm）-100]×0.9（男性）或×0.85（女性）；简单粗略计算的方法为：身高（cm）-105。

(3) 腰围：≥85 cm（男性）或 80 cm（女性）为肥胖。

(4) 其他：如测量肱三头肌皮褶厚度、测量总体脂含量、腰/臀比等。

(二) 单纯性肥胖还是继发性肥胖

1. 问诊要点

(1) 性别和年龄。

(2) 体重变化情况：肥胖出现的时间、伴随症状、身体变化显著的部位及引起变化的诱因、应激因素。

(3) 饮食习惯：包括进食量、进食种类、进食次数、进食时间，注意对比肥胖前后是否存在变化。

(4) 体力活动情况：包括有无妨碍其体力活动的疾病，并注意对比肥胖前后是否存在变化。

(5) 是否患有高血压、糖尿病、高脂血症、冠心病、脑血管病、睡眠呼吸暂停综合征、乳腺癌、子宫内膜癌、前列腺癌等合并症或并发症。

(6) 是否存在导致肥胖的疾病，如下丘脑-垂体疾病、皮质醇增多症、甲状腺功能减退症、性腺功能减退症及胰岛素瘤等。

(7) 是否患有精神心理疾病：抑郁状态或双向情感障碍、暴食症等。

(8) 是否有使用引起肥胖的药物，如氯丙嗪、胰岛素、糖皮质激素及其他促进蛋白合成的药物。

(9) 未成年患者询问出生史、生长发育史；成年患者询问性功能及生育状况；女性患者应了解其月经情况，是否处于妊娠、哺乳期、更年期。

(10) 家族史：家族中有无类似肥胖的病史。

2. 查体要点

(1) 患者肥胖的类型：均匀性肥胖（普遍型肥胖）、向心性肥胖（腹型肥胖）、非向心性肥胖（臀型肥胖）。

(2) 是否存在导致继发性肥胖的原发疾病的相关体征：高血压、满月脸、水牛背、皮肤紫纹、痤疮、多毛、多血质外貌、甲状腺减退相关体征（反应迟钝、毛发稀疏、非凹陷性水肿）、肢端肥大体征、智力低下、中枢神经及精神异常、性器官发育迟缓。

（三）鉴别诊断要点

肥胖的临床鉴别诊断见表1-79和表1-80。

表1-79 常见肥胖的鉴别诊断

疾病	主要病因	临床特点	辅助检查
单纯性肥胖	遗传、不良生活方式	自幼肥胖，不良的生活方式，常有家族史	遗传检测
继发性肥胖	精神心理因素	焦虑、抑郁、创伤后应激障碍、双向情感障碍、暴食症等精神心理异常表现	心理测试
	皮质醇增多症	女性月经减少、闭经，男性性功能减退等；易发生感染；向心性肥胖、满月脸、水牛背、皮肤紫纹、痤疮、多毛、多血质外貌，可出现高血压、水肿	血皮质醇
	多囊卵巢综合征	月经稀少或闭经、不孕不育，多毛、痤疮、男性化	LH/FSH>3，超声检查可见多囊卵巢
	甲状腺功能减退症	怕冷、睡眠增多、月经过多等表现，体重增加多为中度，反应迟钝、表情淡漠、皮肤粗糙、声音嘶哑、非凹陷性水肿	甲状腺功能检测
	下丘脑性肥胖	常伴摄食、睡眠、体温异常及自主神经功能紊乱，尿崩症，女性月经紊乱或闭经，男性性功能减退，脂肪集中分布于面、颈部及躯干部，皮肤细嫩，手指尖细，常伴智力低下、性腺发育不良，可有视野缺损及颅神经损害表现	内分泌功能检测、颅脑CT或MRI
	胰岛素瘤	惠普尔（Whipple）三联征（发作性低血糖、发作时血糖低于2.8 mmol/L，口服或静脉注射葡萄糖后，症状可立即消失）。因进食过多而肥胖	升糖激素、胰岛素抗体检测，腹部超声或CT检查
	药源性肥胖	有使用特殊药物史，如氯丙嗪、胰岛素、糖皮质激素、雌激素等	

LH：luteinizing hormone，黄体生成素；FSH：follicle-stimulating hormone，卵泡刺激素。

表 1-80 特殊人群的肥胖鉴别

疾病	肥胖判断标准	病因	临床特点
儿童/青少年肥胖	7~18岁：BMI 大于等于同年龄、同性别 BMI 第 95 百分位数（P95）为肥胖。10 岁以下：身高别体重。①比率=[（观察值-理想体重）/理想体重]×100%，体重超过同性别、同身高参考人群均值的 20% 为肥胖；②Z 值=（观察值-参考人群的平均值）/参考人群的标准值，Z 值≥2 为肥胖	绝大多数由遗传和环境因素共同作用产生，少部分由神经、内分泌、药物、心理因素引起	绝大多数为单纯性肥胖，容易伴随焦虑、自卑等心理问题，问诊应注意询问出生史、喂养史、个人生活方式、家族史、疾病及用药史、体重增长的方式及生长发育的情况，青春期儿童应注意性发育情况
妊娠性肥胖	确定孕妇孕前体重状态，根据 BMI 判定。孕前消瘦（<18.5 kg/m²）、体重正常（18.5~24.9 kg/m²）、超重（25.0~29.9 kg/m²）、肥胖（≥30.0 kg/m²）的单胎孕妇孕期体重增加分别大于 18 kg、16 kg、11.5 kg、9 kg 可判定肥胖；孕前 BMI 正常、超重、肥胖的双胎孕妇孕期体重增加分别大于 24.3 kg、22.5 kg、18.9 kg 可判定肥胖	主要由于妊娠引起的下丘脑-垂体-性腺轴相关激素紊乱	可致妊娠期糖尿病、妊娠高血压、子痫等孕期合并症发生率增加，可致不良妊娠结局（早产、死胎、巨大儿、过期产、剖宫产、畸形等），远期还可致产后母体和子代肥胖，增加母婴患代谢综合征的风险
老年性肥胖	现在最常用的评估和诊断肥胖的方法是 BMI	与常见的成人肥胖一样	脂肪分布可随年龄变化，男性脂肪多聚集在腹部，女性多在胸、腹、臀部及四肢，老年肥胖并发症多且严重，主要危害是引起心血管疾病和糖尿病等并发症

四、诊断流程

肥胖的诊断流程见图1-39。

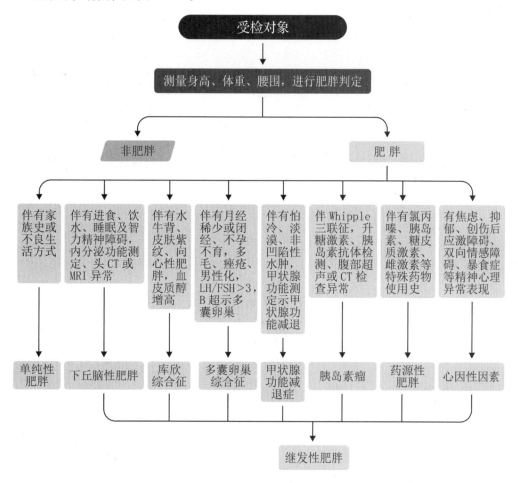

图1-39 肥胖的诊断流程

五、转诊原则

（1）出现冠心病、脑血管意外、睡眠呼吸暂停综合征、乳腺癌、子宫内膜癌、前列腺癌等并发症。

（2）具备手术适应证的肥胖患者。

（3）怀疑或初步诊断为继发性肥胖的患者，需转上级医院专科医生进一步诊治。

（4）BMI≥32.5 kg/m², 采用生活方式干预3个月，体重减轻<5%或呈进行性增加的患者。

（5）出现与肥胖有关的心理问题。

六、小结

（1）肥胖是脂肪聚集过多而呈现的一种状态，现在最常用的评估和诊断肥胖的方法是 BMI。

（2）肥胖分为单纯性肥胖和继发性肥胖，单纯性肥胖主要与遗传因素和不良生活方式有关，继发性肥胖多与神经系统病变、内分泌系统病变等有关。

（3）考虑诊断单纯性肥胖时必须除外继发性肥胖。

七、思考题

患者，女性，25 岁，教师，因"体重持续增加、月经紊乱 1 年"就诊。请思考该患者的可能诊断及下一步处理。（问诊要点、体格检查要点、鉴别诊断、转诊原则）

（薛青　周奕）

第三十三节　乏　力

一、定义

乏力（fatique）是指多伴随其他症状出现的、体力和/或精神上的非特异性的疲惫感，既可指客观肌力下降导致的乏力，也可以是主观感觉上的乏力，或是对困倦的表达，是临床上常见的主诉症状之一。

二、原因

乏力的常见原因见表 1-81。

表 1-81　乏力的常见原因

分类	原因
生理性	过度劳累、应激状态、失眠等睡眠障碍，妊娠状态等
药物性	酒精、镇静类药、抗抑郁类药、抗炎镇痛类药、甾体类激素、避孕药及其他药物等
中毒	重金属、有机溶剂、杀虫剂、一氧化氮等中毒
心因性因素	抑郁症、精神分裂症、慢性焦虑、张力性头痛等

续表 1-81

分类	原因
躯体性疾病	心血管系统疾病：充血性心力衰竭、先天性心脏病、冠心病、心脏瓣膜病等
	呼吸系统疾病：支气管哮喘、慢性阻塞性肺疾病、睡眠呼吸暂停综合征等
	消化系统疾病：肝炎、肝硬化、炎性肠病等
	血液系统疾病：贫血、急慢性白血病、粒细胞减少或缺乏、血小板减少性紫癜等
	内分泌代谢性疾病：甲状腺功能减退症、肾上腺皮质功能减退症、垂体前叶功能减退症、糖尿病、肥胖、更年期综合征、电解质紊乱（低钾血症、低钠血症、高钙血症、低镁血症）等
	神经系统疾病：重症肌无力、多发性硬化、帕金森综合征、纤维肌痛等
	风湿免疫性疾病：类风湿性关节炎、干燥综合征、系统性红斑狼疮、多发性肌炎等
	泌尿系统疾病：急性或慢性肾功能不全
	感染性疾病：结核病、感染性心内膜炎、病毒性肝炎、慢性骨髓炎、AIDS 等慢性感染性疾病，以及各种急性感染等
	恶性肿瘤：可见于各种类型的肿瘤
	慢性疲劳综合征

三、发生机制

（一）药物

药物主要因其毒副作用（例如贫血、白细胞减少等）或停药后的撤退反应而导致乏力。

（二）中毒

各种中毒引起的乏力与毒性程度及中毒引起的相应系统的功能异常或受损有关。

（三）心因性疾病

心因性疾病可以通过影响睡眠及情绪，或者导致激素分泌或作用异常，继而引起乏力。

（四）躯体疾病

躯体疾病导致的乏力症状与疾病所致的内环境紊乱、损伤和体力消耗有关。例如，慢性心力衰竭患者的乏力倦怠与心排血量下降、组织灌注不足所致的缺氧有关；严重的慢性阻塞性肺疾病患者由于持续的不可逆的气流受限而出现严重的呼气性呼吸困难，患者长期用力呼吸导致巨大的体力消耗，因而出现乏力；甲状腺功能减退所致的乏力与疾病本身引起的基础代谢率降低有关；机体感染时微生物释放毒素可直接引起乏力，同时感染也可引起血液系统异常，继而导致机体疲乏无力；其他躯体疾病也可通过不同机制导致机体出现乏力症状。

四、诊断思路

乏力主要是患者的主观感受，通过与既往日常活动对比得出。很多疾病状态均可出现乏力症状，因此详细的病史询问及体格检查有助于疾病的诊断。对于主诉为"乏力"的患者，首先应排除生理性乏力，然后询问患者近期有无焦虑、抑郁等症状，初步排除心因性因素引起的乏力并询问近期有无服药或中毒，进一步排除药物或中毒引起的乏力，再扩大伴随症状的询问及全面的查体，锁定症状最突出、最可能出现疾病的器官系统，最后针对某一器官系统完善相关的辅助检查。

（一）问诊要点

(1) 性别与年龄。

(2) 一般情况询问：

睡眠及体力情况：仔细询问患者是否作息规律，是否难以入睡或夜间觉醒；询问患者工种、平日锻炼情况，近期有无超负荷运动等。

精神及心理状态：家庭成员间感情是否融洽，近期是否存在焦虑、抑郁、压力等情感障碍。

胃纳、大小便情况、体重变化等。

(3) 乏力发生的缓急、诱因、持续时间及进展变化，是全身乏力还是局部乏力。

(4) 伴随症状：有无食欲减退、恶心呕吐、黄疸等消化道症状，有无心悸、呼吸困难、水肿等心血管疾病症状，有无发热、贫血、出血等血液系统症状，有无血尿、泡沫尿、夜尿增多等泌尿系统症状。

(5) 既往史：有无心脏病、肾脏病、呼吸系统疾病、消化系统疾病、内分泌疾病、结缔组织病、血液病等相关病史。

(6) 个人史、服药或中毒史：有无镇静类药、抗抑郁类药、抗炎镇痛类药等服药史；近期有无中毒；有无吸烟、饮酒史。

(7) 月经史：月经周期是否规律；月经量是否正常；是否处于围绝经期。

(8) 家族史：有无心脏病、肾脏病、血液病、糖尿病或恶性肿瘤等疾病家族史。

（二）体格检查要点

(1) 生命体征：体温、脉搏、呼吸、血压。

(2) 一般情况：营养状况、精神及神志状态；注意皮肤黏膜有无苍白、黄染、红斑或色素沉着；有无口腔溃疡；有无皮下瘀点、瘀斑等；浅表淋巴结有无肿大；胸骨有无压痛。

(3) 内科系统查体：

心血管系统：心脏大小、心率及心律；有无额外心音或杂音、颈静脉怒张；双下肢有无浮肿等。

消化系统：肝脾大小、腹部有无压痛；有无肝掌、蜘蛛痣或腹壁静脉曲张；移动性浊音是否阳性等。

呼吸系统：有无桶状胸；肺部呼吸音是否清晰，有无干湿啰音，有无胸膜摩擦音等。

风湿免疫系统：有无晨僵、关节肿胀压痛或关节畸形等。

内分泌系统：甲状腺查体有无肿大或血管杂音；有无黏液性水肿等。

（4）神经系统查体：肌力、运动、感觉、病理反射等。

（5）精神状态评估，必要时进行心理测试。

（三）鉴别诊断要点

引起乏力的常见躯体疾病的鉴别诊断见表1-82。

表1-82 引起乏力的常见躯体疾病的鉴别诊断

病因	临床表现	辅助检查
心血管系统		
慢性心力衰竭	左心衰竭患者常出现胸闷、呼吸困难（劳累性呼吸困难、夜间阵发性呼吸困难、端坐呼吸）、乏力及运动耐量下降；右心衰竭患者常出现食欲减退、下肢浮肿、肝淤血等体循环淤血表现	N端脑钠肽前体、超声心动图有助于明确诊断；心肌酶及肌钙蛋白、心电图等有助于病因诊断
呼吸系统		
肺结核	慢性病程，乏力伴低热、盗汗、体重减轻等全身症状以及咳嗽、咳痰、咯血等呼吸系统表现	血常规、感染指标、血沉、PPD试验、结核感染T细胞试验、胸部CT等；痰抗酸杆菌涂片及痰结核分枝杆菌培养是金标准
消化系统		
肝炎、肝硬化	乏力，全身不适伴厌油、恶心、腹胀、黄疸、肝脾肿大、肝掌及蜘蛛痣、腹水等	仔细询问家族史、输血史、服药史、饮酒史，有无不洁注射史、不洁饮食等；血常规、肝功能、血脂、甲功、乙肝两对半、甲肝、丙肝或戊肝抗体、甲胎蛋白等；肝纤维化扫描、腹部超声，必要时完善上腹部增强磁共振等
泌尿系统		
慢性肾功能不全	腰背酸痛、乏力倦怠、眼睑或全身水肿，以及血尿、泡沫尿、夜尿增多、尿量减少等泌尿系统症状	血常规、电解质、无机离子、肾功能、泌尿系超声等检查有助于诊断

续表1-82

病因	临床表现	辅助检查
内分泌系统		
甲状腺功能减退	乏力伴疲倦、畏寒、嗜睡、行动迟缓、情感淡漠等低代谢表现。随疾病进展，可出现黏液性水肿及器官改变：皮肤苍白粗糙、毛发稀少、关节疼痛、食欲减退、腹胀腹泻等	甲状腺功能检查（FT4、FT3、TT4、TT3及TSH）；甲状腺相关抗体如甲状腺球蛋白抗体（TgAb）及甲状腺过氧化物酶抗体（TPO-Ab）有助于明确病因；甲状腺B超、核素扫描
原发性肾上腺皮质功能减退	乏力伴消瘦、厌食、恶心、腹泻、体位性眩晕、皮肤黏膜色素沉着，病因主要为自身免疫病和结核	完善电解质、血常规、尿常规、皮质醇、血ACTH、ACTH兴奋试验；肾上腺和蝶鞍影像学检查可进一步确定病因和定位
血液系统		
贫血	乏力伴皮肤黏膜苍白、萎靡、失眠多梦、记忆力减退、注意力不集中及其他组织器官症状，如心悸、气短、腹胀及食欲减退、性欲减退等	详细询问既往史、营养史、月经史等；血、尿、大便常规，肝肾功能，凝血指标，肿瘤标志物，铁代谢指标，叶酸，以及维生素B_{12}、地中海贫血筛查、外周血涂片、骨髓涂片及铁染色等
白血病	乏力伴发热、出血（皮肤瘀点、瘀斑、牙龈出血等），查体胸骨下段有压痛、肝脾或淋巴结肿大	血常规、感染指标、凝血功能、外周血涂片、骨髓涂片及活检等
神经系统		
重症肌无力	疲乏及肌无力，主要分布在眼外肌、四肢及呼吸肌、延髓肌等；症状晨轻暮重	新斯的明试验
各种恶性肿瘤	消瘦、乏力、恶病质或伴随相应累及系统症状等	血常规、肿瘤标志物、CT、PET-CT等
慢性疲劳综合征	也称为肌痛性脑脊髓炎，表现为肢体乏力、情绪低落、记忆力减退、头晕、头痛等。症状反复发作6个月以上	排他性诊断，完善其他引起乏力的疾病的相关检查

ACTH：adrenocorticotropic hormone，促肾上腺皮质激素。

五、诊断流程

与乏力相关的疾病很多，首先应排除生理性乏力及心因性、药物性、中毒性等因素导致的乏力，再考虑重要脏器的器质性疾病。乏力的临床诊断流程如图1-40所示。

第一章 内科常见临床症状

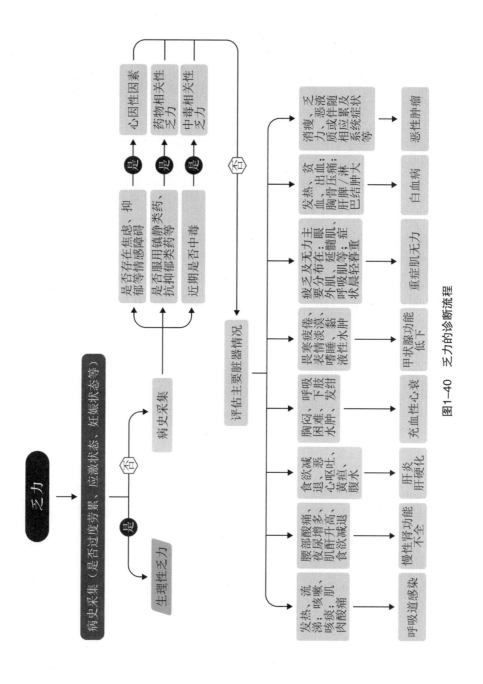

图1-40 乏力的诊断流程

六、转诊原则

（1）若乏力的原因是重度抑郁或患者有自杀倾向，或慢性疲劳综合征治疗效果不佳时，需转诊至精神心理科治疗。

（2）病因及病情复杂，诊断不清的患者。

（3）通过一般治疗之后疗效不满意者。

（4）出现心力衰竭加重、严重的肝肾功能衰竭、严重的凝血功能障碍等器官功能急剧减退情况。

（5）其他需要专科医生处理的情况。

七、小结

（1）乏力是一种非特异性症状，常伴随其他症状同时出现，与患者的主观感受有关。

（2）详细的病史询问及体格检查有助于疾病的诊断。对于主诉为乏力的患者，首先应排除生理性乏力，然后询问患者近期有无焦虑、抑郁症状，初步排除心因性因素，再询问近期有无服药或中毒，进一步排除药物或中毒引起的乏力，接着扩大伴随症状的询问及全面的查体，锁定症状最突出、最可能出现疾病的器官系统，最后针对某一器官系统完善相关的辅助检查。

八、思考题

患者，女性，49岁，因"乏力、畏寒伴食欲减退6个月"就诊。既往体健，月经周期不规律，半年前患者丈夫去世。请思考该患者的可能诊断及下一步处理。（问诊要点、体格检查要点、鉴别诊断、转诊原则）

（薛青　康莹）

参考文献

[1] 步宏，李一雷. 病理学 [M]. 9版. 北京：人民卫生出版社，2018.

[2] 曹林生. 心脏病学 [M]. 3版. 北京：人民卫生出版社，2010：58-59.

[3] 陈灏珠. 内科学 [M]. 9版. 北京：人民卫生出版社，2018：532-551.

[4] 陈江华. 肾内科疾病临床诊疗思维 [M]. 北京：人民卫生出版社，2018.

[5] 陈其奎，何兴祥，朱兆华. 消化疾病诊断学 [M]. 北京：人民卫生出版社，2006.

[6] 方力争，贾建国. 全科医生手册 [M]. 2版. 北京：人民卫生出版社，2017.

[7] 葛均波，卢雪峰. 诊断学 [M]. 9版. 北京：人民卫生出版社，2018.

[8] 葛均波，徐永健，王辰，等. 内科学 [M]. 9版. 北京：人民卫生出版社，2018：448-449.

[9] 亨德森，蒂尔尼，斯美塔那. 全科医生鉴别诊断——基于询证医学方法的鉴别诊断 [M]. 2版. 刘尚勤，胡家美，陈中山，译. 北京：人民军医出版社，2014.

[10] 呼吸困难诊断、评估与处理的专家共识组. 呼吸困难诊断、评估与处理的专家共识 [J]. 中华内科杂志，2014，53（4）：337-341.

［11］胡品津，谢灿茂. 内科疾病鉴别诊断学［M］. 6版. 北京：人民卫生出版社，2014.
［12］黄如训. 神经病学［M］. 北京：高等教育出版社，2010：162-177.
［13］贾建平，陈生弟. 神经病学［M］. 北京：人民卫生出版社，2013：76-77.
［14］邝贺龄，胡品津. 内科疾病鉴别诊断学［M］. 6版. 北京：人民卫生出版社，2014.
［15］李兰娟，任红. 传染病学［M］. 9版. 北京：人民卫生出版社，2018.
［16］廖华. 系统解剖学［M］. 4版. 北京：高等教育出版社，2018.
［17］林果为，王吉耀，葛均波. 实用内科学［M］. 15版. 北京：人民卫生出版社，2017.
［18］刘凤奎. 腹水的临床诊断思路［J］. 中国临床医生杂志，2016，3：27-29.
［19］刘文玲，胡大一，郭继鸿，等. 晕厥诊断与治疗中国专家共识（2014年更新版）［J］. 中华内科学杂志，2014，53（11）：916-925.
［20］莫剑忠，江石湖，萧树东. 江绍基胃肠病学［M］. 上海：科学技术出版社，2014.
［21］戚仁铎，杨兴季. 实用诊断学［M］. 济南：山东科学技术出版社，2003.
［22］申昆玲，黄国英. 儿科学［M］. 北京：人民卫生出版社，2015：37-43.
［23］唐承薇，张澍田. 内科学：消化内科分册［M］. 北京：人民卫生出版社，2015.
［24］童南伟，邢小平. 内科学：内分泌科分册［M］. 北京：人民卫生出版社，2015：163-169.
［25］万学红，卢雪峰，刘成玉，等. 诊断学［M］. 9版. 北京：人民卫生出版社，2018：35-36.
［26］王维治. 神经病学［M］. 北京：人民卫生出版社，2013.
［27］王笑中，焦守恕. 神经系统疾病症候学［M］. 北京：人民卫生出版社，1978：181-196.
［28］胸痛规范化评估与诊断共识专家组. 胸痛规范化评估与诊断中国专家共识［J］. 中国循环杂志，2014，（2）：106-112.
［29］张澍. 内科学：心血管内科分册［M］. 北京：人民卫生出版社，2016：2-10.
［30］中国心脏联盟晕厥学会直立倾斜试验专家组. 直立倾斜试验标准操作流程中国专家推荐意见［J］. 中国循环杂志，2016，31（8）：807-808.
［31］中国医师协会肛肠医师分会. 便秘外科诊治指南（2017）［J］. 中华胃肠外科杂志，2017，20（3）：241-243.
［32］中国营养学会. 孕期妇女膳食指南［J］. 中华围产医学杂志，2016，19（9）：641-648.
［33］中华消化杂志编辑委员会. 小肠出血诊治专家共识意见（2018年，南京）［J］. 中华消化杂志. 2018，38（9）：577-582.
［34］中华心血管病杂志编辑委员会，晕厥诊断与治疗中国专家共识（2018）［J］. 中华心血管病杂志，2019，47（2）：96-107.
［35］中华医学会肝病学分会. 肝硬化腹水及其相关并发症的诊疗指南［J］. 临床肝胆病杂志，2017，33（10）：158-174.
［36］中华医学会呼吸病学分会哮喘学组. 咳嗽的诊断与治疗指南（2015）［J］. 中华结核和呼吸杂志，2016，39（5）：323-354.
［37］中华医学会消化病学分会胃肠动力学组，中华医学会外科学分会结直肠肛门外科学组. 中国慢性便秘诊治指南［J］. 中华消化杂志，2013，33（5）：291-297.
［38］中华医学会血液学分会红细胞疾病（贫血）学组. 铁缺乏症和缺铁性贫血诊治和预防多学科专家共识［J］. 中华医学杂志，2018，98（28）：2233-2237.
［39］中华医学会血液学分会红细胞疾病（贫血）学组. 再生障碍性贫血诊断与治疗中国专家共识：2017年版［J］. 中华血液学杂志，2017，38（1）：1-5.
［40］中华医学会血液学分会红细胞疾病（贫血）学组. 自身免疫性溶血性贫血诊断与治疗中国专家共识：2017年版［J］. 中华血液学杂志，2017，38（4）：265-267.

[41] 祝墡珠. 全科医生临床实践 [M]. 北京: 人民卫生出版社, 2017.

[42] AVEGNO J, CARLISLE M. Evaluating the patient with right upper quadrant abdominal pain [J]. Emergency medicine clinics of North America, 2016, 34 (2): 211-228.

[43] BRIGNOLE M, MOYA A, DE LANGE F J, et al. 2018 ESC guidelines for the diagnosis and management of syncope [J]. European heart journal, 2018, 39 (21): 1883-1948.

[44] CAMILLERI M, CHEDID V, EORD A C, et al. Gastroparesis [J]. Nature reviews disease primer, 2018, 4 (1): 41.

[45] CHEIFETZ A S, BROWN A, CURRY M, et al. Oxford American handbook of gastroenterology and Hepatology [M]. New York: Oxford University Press, 2011: 19-25.

[46] CHILUKURI P, ODUFALU F, HACHEM C. Dysphagia [J]. Missouri medicine, 2018, 115 (3): 206-210.

[47] DU L, ZHU S H, LU Z W, et al. Ascitic cholesterol is superior to serum-ascites albumin gradient in the detection of non-portal hypertensive ascites and the diagnosis of mixed ascites [J]. Alimentary pharmacology & therapeutics, 2019, 49: 91-98.

[48] GADSBY R, RA WSON V, DZIADULEWICZ E, et al. Nausea and vomiting of pregnancy and resource implications: the NVP impact study [J]. British journal of practice.

[49] GANS S L, POLS M A, STOKER J, et al. Guideline for the diagnostic pathway in patients with acute abdominal pain [J]. Digestive surgery, 2015, 32 (1): 23-31.

[50] GARCIA-TSAO G, ABRALDES J G, BERZIGOTTI A, et al. Portal hypertensive bleeding in cirrhosis: risk stratification, diagnosis, and management—2016 practice guidance by the American Association for the study of liver diseases [J]. Hepatology. 2017, 65 (1): 310-335.

[51] GRIPPI M A, ELIAS J A, FISHMAN J A, et al. Fishman's pulmonary diseases and disorders [M]. 5th ed. Philadelphia: McGraw-Hill Education, 2015.

[52] GROSSI U, DI TANNA G L, HEINRICH H, et al. Systematic review with meta-analysis: defecography should be a first-line diagnostic modality in patients with refractory constipation [J]. Alimentary pharmacology & the rapeutics, 2018, 48 (11-12): 1186-1201.

[53] KAINDLSTORFER A, POINTNER R. An appraisal of current dysphagia diagnosis and treatment strategies [J]. Expert review of gastroenterology & hepatology. 2016, 10 (8): 929-942.

[54] KARSTENSEN J G, EBIGBO A, AABAKKEN L, et al. Nonvariceal upper gastrointestinal hemorrhage: European Society of Gastrointestinal Endoscopy (ESGE) cascade guideline [J]. Endoscopy international open. 2018, 6 (10): E1256-E1263.

[55] KEEFER L, DROSSMAN D A, GUTHRIE E, et al. Centrally mediated disorders of gastrointestinal pain [J]. Gastroenterology, 2016, 150: 1408-1419.

[56] KIM G H, JUNG K W, Vomiting [J]. The Korean journal of gastroenterology, 2017, 70 (6): 283-287.

[57] KWAK E L, HONG T S, FORCIONE D G, et al. Case 35-2016. A 62-year-old man with dysphagia [J]. The New England journal of medicine, 2016, 375 (20): 1983-1991.

[58] LACY B E, MEARIN F, CHANG L, et al. Bowel disorders [J]. Gastroenterology, 2016, 150 (6): 1393-1407.

[59] MAGIDSON P D, MARTINEZ J P. Abdominal pain in the geriatric patient [J]. Emergency medicine clinics of North America. 2016, 34 (3): 559-574.

[60] MALHI H. Diagnosing and managing dysphagia in the acute setting [J]. British journal of nursing,

2017, 27 (22): 1294-1297.

[61] NAGATA N, ISHII N, MANABE N, et al. Guidelines for colonic diverticular bleeding and colonic diverticulitis: Japan Gastroenterological Association [J]. Digestion. 2019, 99 Suppl 1: 1-26.

[62] NARDONE G, COMPARE D, MARTINO A, et al. pharmacological treatment of gastrointestinal bleeding due to angiodysplasias: a position paper of the Italian Society of Gastroenterology (SIGE) [J]. Digestive & liver disease official journal of the Italian Society of Gastroenterology & the Italian Association for the Study of the Liver. 2018, 50 (6): 542-548.

[63] NATESAN S, LEE J, VOLKAMER H, et al. Evidence-based medicine approach to abdominal pain [J]. Emergency medicine clinics of North America, 2016, 34 (2): 165-190.

[64] PAQUETTE I M, VARMA M, TERNENT C, et al. The American society of colon and rectal surgeons' clinical practice guideline for the evaluation and management of constipation [J]. Diseases of the colon & rectum, 2016, 59 (6): 479-492.

[65] PARSHALL M B, SCHWARTZSTEIN R M, ADAMS L, et al. An official American Thoracic Society statement: update on the mechanisms, assessment, and management of dyspnea [J]. American journal of respiratory and critical care medicine, 2012, 185: 435-452.

[66] PHILPOTT H, GARG M, TOMIC D, et al. Dysphagia: thinking outside the box [J]. World journal of gastroenterology, 2017, 23 (38): 6942-6951.

[67] PRICHARD D O, BHARUCHA A E. Recent advances in understanding and managing chronic constipation [J]. F1000 research, 2018, 7 (F1000 Faculty Rev): 1640.

[68] RAVIELE A, GIADA F, BERGFELDT L, et al. Management of patients with palpitations: a position paper from the European Heart Rhythm Association [J]. Europace, 2011, 13: 920-934.

[69] RYU H S, CHOI S C. Clinical approach to abdominal pain as functional origin [J]. The Korean journal of gastroenterology, 2018, 71 (2): 89-93.

[70] SHEN W K, SHELDON R S, BENDITT D G, et al. 2017 ACC/AHA/HRS guideline for the evaluation and management of patients with syncope [J]. Heart rhythm, 2017, 14 (8): e155-e217.

[71] SIMON R P, AMINOFF M J, GREENBERG D A. Clinical neurology [M]. 4th ed. New York: McGraw-Hill, 2000.

[72] SUNG J J Y, CHIU P W Y, CHAN F K L, et al. Asia-Pacific working group consensus on nonvariceal upper gastrointestinal bleeding: an update 2018 [J]. Gut. 2018, 67 (10): 1757-1768.

[73] WALD A. Constipation: advances in diagnosis and treatment [J]. JAMA, 2016, 315 (2): 185-191.

[74] YEOM J, SONG Y S, LEE W K, et al. Diagnosis and clinical course of unexplained dysphagia [J]. Annals of rehabilitation medicine, 2016, 40 (1): 95-101.

[75] YONENAGA K, MAJIMA H J, OYAMA S, et al. Diagnosis and evaluation of 100 dysphagia patients using videoendoscopy at a core hospital of a local city in Japan [J]. Odontology, 2017, 105 (2): 222-228.

第二章

外科常见临床症状

第一节 体表肿物

一、定义

体表肿物（superficial mass）是指来源于皮肤及其附件，以及皮下浅、深软组织的肿块。肿块有肿瘤性质的称为体表肿瘤；也有非肿瘤性质的，如炎性肿块等。本节重点讲述体表肿瘤。体表肿瘤分良性和恶性，以良性多见。体表肿瘤虽形状、大小相似，但其类别、性质各不相同，其治疗方法和预后亦不同。

二、原因及分类

导致体表肿瘤的因素众多，但目前尚未探明其全部机制。以下因素对体表肿瘤的发生发展有着重要的影响。

(一) 机体因素

(1) 遗传因素：由于遗传基因异常，导致相关肿瘤基因携带者发生肿瘤的概率明显增高，临床上表现出遗传倾向。

(2) 内分泌因素：体内某种激素的改变可刺激体表肿瘤的发生。

(3) 免疫因素：先天或后天免疫缺陷者易发生肿瘤。

(二) 化学因素

(1) 多环芳烃类化合物：沥青等。

(2) 重金属：镍、铬、砷等。

(3) 烷化剂：有机农药等。

(三) 物理因素

(1) 紫外线：长期日晒、暴露在紫外线下可损伤皮肤，导致相应部位体表肿瘤的发生。

(2) 电离辐射：如X线，临床上因其他疾病需要放疗的患者放疗区域的皮肤及皮下组织发生恶性肿瘤的风险增加。

（四）生物因素

某些病毒可以造成体表组织细胞基因受损、破坏，直接导致体表肿瘤发生。还有些病毒可以造成人体免疫缺陷，间接增加肿瘤发生的概率。

三、诊断思路

体表肿物诊断的原则是根据症状、查体和辅助检查综合确定，其中查体尤为重要，大部分体表肿物通过查体即可做初步判断。当遇到某些难以判别的肿物时，超声检查、病理活检等辅助检查可以帮助明确诊断。

（一）问诊要点

（1）性别与年龄。

（2）体表肿物的问诊：

肿物发生部位：不同肿物常见的发生部位不同。例如，皮脂腺囊肿多见于头面部、颈项部、背部；脂肪瘤、纤维瘤多见于手臂、腹壁及腰部皮下组织；腕关节、足背等处则好发腱鞘囊肿；滑膜囊肿则好发于指、趾、腕等小关节附近。

肿物生长速度：体表良性肿瘤生长相对缓慢，恶性肿瘤生长速度快。

肿物伴随症状：大部分肿物无疼痛等伴随症状，但当良性肿瘤长大到一定阶段可出现压迫症状，如背部脂肪瘤长大后，平卧受压可出现疼痛不适；皮脂腺囊肿感染时，会出现红肿、流脓等症状。某些肿物可合并溃烂、感染，如头面部基底细胞癌。

（3）既往史：有无放射线、化学品接触史等。

（4）家族史：家族中有无类似病史。

（二）体格检查要点

（1）肿块的位置、大小、形状、质地、表面光滑度、边界、活动度、表面皮肤情况。

（2）肿块其他伴随体征。

（三）重要辅助检查

（1）超声检查、CT、磁共振。

（2）病理活检。

（四）鉴别诊断要点

体表肿物的鉴别诊断要点见表2-1。

表2-1 体表肿物的鉴别

疾病名称	好发部位	来源	临床特点	查体特点
脂肪瘤	四肢、躯干、肩、背、臀等脂肪丰富部位	皮下脂肪组织	多发于肥胖患者，单发或多发	呈圆形或椭圆形，质地软，边界尚清，活动度较好

续表 2-1

疾病名称	好发部位	来源	临床特点	查体特点
纤维瘤				
软纤维瘤	面、颈、胸背	皮下纤维结缔组织或肌纤维组织	瘤体较小，有蒂，大小不等，无弹性	柔软，活动可，界清
硬纤维瘤	全身各处，腹壁多见	皮下纤维结缔组织或肌纤维组织	其生长缓慢，大小不定	多为光滑、实性圆形结节，质地硬，界清，无明显压痛
隆突性纤维肉瘤	躯干	皮肤真皮层	呈低度恶性，切除后局部极易复发，随复发次数增加，恶性度随之增高	表面皮肤菲薄、隆起
神经纤维瘤				
单发	躯干、四肢	皮肤及皮下组织	椭圆形，多单发，亦可多发	圆形、实性、质硬结节，表面光滑，边界清，无压痛
多发	头面部、躯干	皮肤及皮下组织	又称为神经纤维瘤病，数量多少不一，几个甚至几百上千个，大小亦不相同	沿神经干走向生长，多呈念珠状，质地或软或硬，可有蒂，皮肤出现"咖啡斑"
皮脂腺囊肿	头面、颈、肩、背、四肢	皮脂腺	又称为粉瘤，感染后易形成脓肿，破溃时有豆腐渣样排出物，伴恶臭味	质地韧，边界清，活动可，肿物皮肤中央有一黑色小孔
皮样囊肿	颜面部、颈部、腋下等	属错构瘤	球形，生长缓慢，体积不大	质地软，圆形，基底活动差
表皮样囊肿	头、颈、背部	表皮植入皮下	单发或多发，一般无症状	质地韧，球形，表面光滑，基底活动差
血管瘤				
毛细血管瘤	全身	真皮内扩张的毛细血管	色鲜红或暗红，大小不一	界清，压之褪色，放手后可恢复
海绵状血管瘤	头皮、颈部皮下，也可在肌肉	皮下肌肉小静脉和脂肪组织	局部皮肤轻微隆起，或青紫色	质软，边界不清，可有钙化结节，触痛。肿瘤有压缩性、波动感
蔓状血管瘤	头皮、面颈和四肢	在海绵状血管瘤的基础上发生	紫红色，可压缩和膨胀，破溃时可引起大出血	肿物有搏动、震颤及血管杂音

续表 2-1

疾病名称	好发部位	来源	临床特点	查体特点
黑痣				
皮内痣	面、颈部多发	真皮内	直径多小于 1 cm，有毛发生长，不易恶变	边界清，光滑
交界痣	面、颈部好发	表皮与真皮交界处	稍大，直径在 1～2 cm，无毛发，可恶变	平坦或轻微凸出皮面，表面光滑
混合痣	面、颈部多发	真皮、表皮与真皮交界处	可恶变	同交界痣
黑色素瘤	四肢、足底部、头颅、阴唇处	真皮、表皮与真皮交界处	黑痣于近期明显增大、变黑变硬，伴有痒感或轻度疼痛	皮肤黑色、淡蓝色损害，卫星灶
腱鞘囊肿	手腕、足背肌腱或关节	皮下深层腱鞘	缓慢长大，可影响关节活动	质地韧或硬，光滑，无压痛
基底细胞癌	头面部及下肢	皮肤	多发于老年人	半透明状，易形成溃疡，边缘不规则，底部不平整，易出血，感染后有恶臭

四、诊断流程

体表肿物的诊断流程见图 2-1。

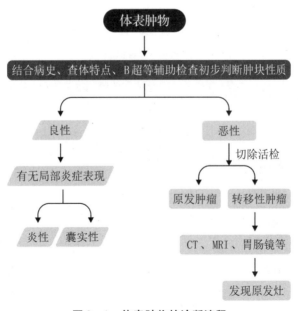

图 2-1　体表肿物的诊断流程

五、转诊原则

如果临床中发现体表肿物有以下表现,建议转往上级医院进一步诊治:
(1) 肿物生长速度快、溃烂、颜色改变等,提示恶性可能。
(2) 肿物手术切除后复发。

六、小结

(1) 临床上发现的体表肿物以良性居多,大部分常见的体表肿物可以通过询问病史和查体初步判断肿物的类别和性质。
(2) 体表恶性肿瘤有生长快、易溃烂、颜色改变、周围皮肤侵犯等特点。
(3) 对于恶性肿瘤尽量做到早发现、早治疗。当诊断困难时,可进行病理活检以明确诊断。

七、思考题

(1) 患者,男性,50岁,因"右侧面颊部发现肿物10余年,溃烂3月余"就诊。请思考该患者的可能诊断及下一步处理。(问诊要点、体格检查要点、鉴别诊断、转诊原则)
(2) 患者,女性,46岁,因"发现右腰部肿块10余年,增大半年余"就诊。请思考该患者的可能诊断及下一步处理。(问诊要点、体格检查要点、鉴别诊断、转诊原则)

(徐家琪 卜巨源)

第二节 腹部肿块

一、定义

腹部肿块(abdominal mass)指在腹部查体时可触及的异常包块。常见的原因有肿瘤、炎症、腹腔器官肿胀增大、组织增生等。

二、原因及分类

(一) 按肿块性质分类

(1) 生理性肿块:指的是腹部正常的生理结构变化,如剑突、妊娠期子宫、结肠积粪、膀胱过度充盈等。
(2) 炎症性肿块:由于炎症导致相应组织、器官肿大或者周围组织、器官包绕产生的腹部包块,有发热、局部压痛、白细胞计数升高等炎症表现,如阑尾周围脓肿、肾周围脓肿等。

（3）外伤性肿块：由于外伤或者外伤后未能恢复正常的生理结构出现的肿块，如肝、脾、肾外伤后血肿，后腹膜血肿，胰腺假性囊肿等。

（4）肿瘤性肿块：肿块分为良性和恶性。良性肿瘤生长慢、表面光滑、无压痛、活动度尚可；恶性肿瘤生长快，有易出血、梗阻等局部症状以及消瘦、乏力等全身症状。

（5）梗阻性肿块：例如消化道发生梗阻，近端肠管过度扩张出现的肿块，如肠套叠出现的腹部"腊肠"样肿块，并伴随腹痛、腹胀、恶心、呕吐等消化道梗阻症状。

（6）囊性肿块：由先天因素、梗阻、炎症、寄生虫等原因导致的包块，多呈圆形，由于富含囊液，肿块表面光滑，有波动感，如先天性多囊肝、多囊肾、卵巢囊肿、输卵管积水、棘球蚴病等。

（二）根据肿块位置分类

我们将腹部按照"九分法"分成9个区，在每个区域内包含了相应的组织器官。腹部分区：用两条水平线和两条垂线将腹部划分为9个区，上水平线为两侧肋弓下缘最低点（或第10肋最低点）的连线，下水平线为两侧髂前上棘连线，两条垂直线为通过左右髂前上棘至腹中线连线的中点所做的垂直线。

具体分区名称以及区域内包含脏器如下：

（1）右上腹部（右季肋区）：肝（右叶）、胆囊、部分十二指肠、右肾、右肾上腺、结肠（肝曲）。

（2）上腹部（腹上区）：肝（左叶）、胃远端、十二指肠、胰头和胰体、横结肠、腹主动脉、下腔静脉。

（3）左上腹部（左季肋区）：胃体和胃底、脾、左肾上腺、左肾、结肠（脾曲）、胰尾。

（4）右中腹部（右腰区）：升结肠、部分小肠、部分十二指肠、右肾下部。

（5）中腹部（脐区）：横结肠、十二指肠下部、部分小肠、输尿管、腹主动脉、下腔静脉、充盈时的胃大弯。

（6）左中腹部（左腰区）：降结肠、部分小肠、左肾下部。

（7）右下腹部（右髂区）：盲肠和阑尾、末端回肠、女性右侧卵巢及附件、男性右侧精索。

（8）下腹部（腹下区）：部分小肠、输尿管、乙状结肠、胀大的膀胱、增大的子宫。

（9）左下腹部（左髂区）：乙状结肠、女性左侧卵巢及输卵管、男性左侧精索。

三、诊断思路

优先排除生理性肿块和腹壁肿块，再根据查体判断肿块的部位以及来源的组织器官，结合肿块有无合并相应的伴随症状来判断其性质，若考虑为肿瘤性肿块，需要进一步判断其良恶性。当腹部肿瘤性肿块合并出现腹痛、腹胀、排便规律改变、里急后重、血便、黑便、血尿、阴道不规则流血、贫血、消瘦、乏力、黄疸等症状时，恶性肿块的可能性较大。辅助检查按从无创到有创的顺序进行。超声检查、CT、MRI、PET-CT等现代化医学影像检查能够进一步明确肿块内部结构及其与周边组织器官关系，而消化内镜及相应的黏膜活检技术能够对食管、胃、十二指肠上段、结肠、直肠进行更为精确的诊断。若以上辅助检查还难以判断肿块性质，可进行穿刺活检或外科手术切除活检。

（一）问诊要点

(1) 性别与年龄。

(2) 腹部肿块的问诊：

肿块的生长速度：恶性肿块生长较迅速，如肝癌、结肠癌等。若腹部肿块生长缓慢，提示肿块良性可能，如多囊肝、多囊肾等。但是有些恶性肿瘤相关性肿块可表现出慢性进展过程，如慢性白血病患者脾大甚至巨脾等。

肿块的伴随症状：有无疼痛、放射痛、发热、恶心、呕吐、黑便、血便、黄疸等。腹部肿块的伴随症状可以帮助鉴别肿块的性质。炎性肿块主要表现为腹痛、发热，如急性阑尾炎并脓肿形成表现为持续数天的右下腹痛。肿瘤早期缺乏特征性症状，随着肿瘤进展，患者逐渐出现相应症状，如结肠癌早期无明显症状，中后期可出现大便习惯改变、消瘦、黑便、血便、黏液脓血便等症状。泌尿系统的肿块可伴随尿频、尿急、尿痛或者血尿等症状。胆道系统的肿块可伴随黄疸等症状。

诱发因素：有些肿块在诱因作用下会表现得更加明显，如腹股沟疝气，当站立、咳嗽时，腹股沟肿块凸出明显；当平卧后，腹股沟肿块可自行消失。

(3) 一般情况：睡眠、胃纳、大小便等。

(4) 既往史：有无肝炎、结核病史，有无外伤、手术史等。

(5) 月经史：有无月经改变或者阴道不规则流血，临床上对下腹部肿块合并阴道不规则流血的患者应注意子宫附件恶性肿瘤的可能。

(6) 个人史：有无吸烟、饮酒等不良生活习惯。

(7) 家族史：家族中有无肿瘤病史等。

（二）体格检查要点

(1) 全身查体：营养状态、全身淋巴结触诊。

(2) 胸部查体：常规视、触、叩、听诊。

(3) 腹部常规查体：视、听、叩、触诊。

(4) 腹部包块查体：肿块的位置、大小、形状、质地、表面光滑度、边界、活动度、表面皮肤情况。

(5) 其他伴随体征。

（三）重要辅助检查

(1) 血常规、肝酶学检查、肿瘤标志物。

(2) 超声检查、X线造影、CT、MRI。

(3) 消化内镜检查，必要时行病理活检。

(4) 穿刺活检或手术切除活检。

（四）鉴别诊断要点

1. 右上腹部肿块鉴别诊断

右上腹部肿块的鉴别诊断要点见表2-2。

表 2-2 右上腹部肿块的鉴别

器官	疾病分类	症状	查体	辅助检查
肝脏	感染性肝大：肝炎、伤寒等	发热、腹痛	肝下缘肿大	血常规、肝炎病毒学、超声、腹部CT
	胆汁瘀滞：胆总管结石、胆管癌、胰头癌、壶腹癌	黄疸，可无明显腹痛	肝脏下缘圆润增厚，均匀增大，无明显叩痛	血常规、肝酶学、胆红素、超声、MRI
	肿瘤：肝癌	慢性肝病史或右上腹部疼痛，以胀痛为主，精神疲软、乏力、纳差、体重减轻	肝病面容、肝掌或蜘蛛痣；右上腹部可触及肝脏肿大，质地硬，可有压痛或叩痛	AFP、超声、CT、MRI、穿刺活检
	淤血性肿大：充血性心力衰竭、心肌炎、缩窄性心包炎、肝静脉阻塞	无黄疸	肝脏下缘圆润增厚，均匀增大，无明显叩痛	超声、MRI
胆囊	急性胆囊炎	发热、恶心、呕吐，右上腹剧痛，可向右肩部放射	右上腹胆囊点压痛及肌紧张，Murphy征阳性	血常规、超声、CT
	胆囊癌	老年人多发，腹痛、恶心、呕吐、黄疸、消瘦，右上腹疼痛，多并发胆囊结石症	胆囊增大，质地硬并有压痛	超声、CT、MRI、肿瘤标志物
	先天性胆总管囊肿	右上腹钝痛或无疼痛，间断发热及黄疸	右上腹可见表面光滑、较固定、不随呼吸运动的囊性肿物	超声、CT、MRI
	胆管癌	陶土样大便、瘙痒、消瘦、乏力	右上腹可触及肿大胆囊，质地硬或韧，无压痛	肝功能、超声、CT、MRI
结肠	肝曲结肠癌	血便、黑便、腹泻、便秘、腹痛、腹胀	右上腹包块呈条索状，质地硬	肿瘤标志物、CT、结肠镜

2. 中上腹部肿块的鉴别诊断

中上腹部肿块的鉴别诊断见表 2-3。

表 2-3 中上腹部肿块的鉴别

器官	病因及疾病分类	症状	查体	辅助检查及诊断标准
胃	胃溃疡合并幽门梗阻	顽固性呕吐，呕吐物含有宿食	见胃型，触到胀大的胃体，可闻及振水音	CT
	胃癌	老年人多发，上腹部持续疼痛，伴黑便、纳差、消瘦	上腹部肿块界限不清、不规则、质硬、压痛不明显，有时可在左锁骨上窝触及肿大的淋巴结	X 线钡餐、CT、胃镜
	胃潴留	反复呕吐，常发生于晚间，呈喷射状以及呕吐陈腐食物	上腹部膨胀，见胃型	CT
	胃淋巴瘤	无特异临床表现	上腹无痛性肿块，质硬	CT、电子胃镜
	胃扭转	上腹痛伴呕吐	上腹肿块，质软、边缘不清，可闻及振水音	X 线、CT
胰腺	胰腺囊肿	75%继发于胰腺炎，20%继发于外伤，饱胀感、恶心、呕吐、腹泻或黄疸	上腹肿块，表面光滑，活动差，有深压痛	超声、CT、MRI
	胰腺癌	上腹胀痛、黄疸、体重减轻或有脂肪泻	上腹肿块，质硬、固定，伴压痛	淀粉酶、肝功能、肿瘤标志物、十二指肠镜检、超声、CT、MRI
腹主动脉	腹主动脉瘤	腹痛，腰背放射痛	上腹部正中有膨胀性搏动肿块，不随呼吸移动，震颤，可闻及血管杂音	CTA、MRI
肠系膜与大网膜	肠系膜淋巴结结核	多继发于肠结核，少儿多见，脐周疼痛，伴有发热、盗汗、乏力、纳差等全身中毒症状	可触及腹部质地韧的不规则包块，活动性差	结核菌素试验呈强阳性反应，腹部 X 线或 CT
	肠系膜囊肿及大网膜囊肿	轻度腹部不适，逐渐加重甚至出现肠梗阻	肿块表面光滑、囊性、活动可、无压痛	超声、CT、MRI
小肠	小肠恶性淋巴瘤	腹痛、发热、间歇性黑便	肿块质硬、不规则、活动差	小肠镜、CT、小肠血管造影

3. **左上腹部肿块的鉴别诊断**

左上腹部肿块的鉴别诊断要点见表 2-4。

表 2-4 左上腹部肿块的鉴别

器官	病因及疾病分类	症状	查体	辅助检查及诊断标准
脾	肝硬化门静脉高压	继发于肝硬化	脾脏肿大甚至巨脾	超声、CT 提示肝硬化，胃镜或钡餐检查见食管、胃底静脉曲张
	血液系统疾病	发热、易出血、淋巴结肿大	左上腹部可触及肿大脾脏，甚至巨脾	外周血、骨髓
	感染性脾肿大	高热、感染性休克、昏迷等	左上腹部可触及肿大脾脏	超声、血常规、降钙素原
	游走脾	无特异临床表现	腹腔其他部位可触及表面光滑、能活动、有切迹的肿块	超声
结肠	脾曲结肠癌	腹胀、腹泻、腹痛、大便习惯以及性状改变、血便	左上腹肿块，质硬，不光滑，活动可，无压痛	肿瘤标志物、CT、钡灌肠、电子结肠镜
左肾	左肾癌	血尿、腰部疼痛	肿块质硬，活动差	超声、CT

4. **左、中、右腹部肿块的鉴别**

左、中、右腹部肿块的鉴别见表 2-5。

表 2-5 左、中、右腹部肿块的鉴别

器官	病因及疾病分类	症状	查体	辅助检查
肾	先天性多囊肾	间歇性血尿、腰部钝痛，合并感染可出现发热、腰部疼痛加重和脓尿等症状	腰部对称性肿块，表面不平	超声、CT 及肾盂造影
	肾脏下垂与游走肾	发热、血尿	肿块呈圆钝形，质实而有弹性，表面光滑，当被触及时患者有恶心等不适感	超声、CT 及肾盂造影
	肾盂积水	腹痛、腰痛、血尿	腹部有一侧性逐渐胀大的囊性肿块，有波动感	超声、CT、静脉肾盂造影
	肿瘤	血尿、腰部疼痛	肿块质硬，活动差	超声、CT
	肾盂积脓	寒战、高热	肾区压痛、叩击痛明显	血尿常规、超声、CT、静脉肾盂造影

续表2-5

器官	病因及疾病分类	症状	查体	辅助检查
腹膜后组织	腹膜后肿瘤	压迫胆道可出现黄疸；压迫消化道可引起肠梗阻；压迫大血管可导致腹壁静脉及下肢静脉曲张；压迫泌尿系可出现血尿、排尿困难等	腹部深处不规则肿块，质硬，压痛，活动差	超声、CT、MRI

5. 右下腹肿块的鉴别诊断

右下腹肿块的鉴别诊断见表2-6。

表2-6 右下腹肿块的鉴别

器官	病因及疾病分类	症状	查体	辅助检查
阑尾	阑尾脓肿	腹痛、发热、恶心、呕吐	右下腹不规则包块，质地韧，活动差，有压痛	血常规、超声、CT
	阑尾癌	症状与阑尾炎相似	右下腹不规则包块，质地硬，活动差，有压痛	CT、结肠镜或手术探查
回盲部	肠结核	腹胀、腹痛、腹泻或便秘，发热、盗汗、消瘦、贫血和乏力	右下腹部可扪及不规则腹块，质硬，活动差，轻度压痛，腹肌韧	CT、结肠镜
肠管	克罗恩病	腹痛、腹泻、腹块、瘘管形成和肠梗阻，腹痛呈间歇性发作，伴肠鸣，餐后加重，便后缓解	右下腹部可扪及不规则腹块，质硬，活动差	结肠镜
盲肠	盲肠癌	右下腹隐痛，伴黑便、纳差，严重时可伴有全身消瘦、乏力	右下腹麦氏点周围可触及不规则质硬腹块，活动差，无压痛或轻压痛	CT、结肠镜

续表2-6

器官	病因及疾病分类	症状	查体	辅助检查
卵巢	良性肿瘤：畸胎瘤、浆液性囊腺瘤、黏液性囊腺瘤	下腹部隐痛	右下腹可触及囊性肿块，质地韧，活动可	妇科超声、CT
	恶性肿瘤：卵巢黏液癌、无性细胞瘤、卵巢转移性肿瘤等	早期多无明显临床症状	右下腹可触及不规则肿块，质硬，活动差	妇科超声、CT

6. 中下腹部肿块的鉴别

中下腹部肿块的鉴别见表2-7。

表2-7 中下腹部肿块的鉴别

器官	病因及疾病分类	症状	查体	辅助检查
膀胱	膀胱肿瘤	无痛性血尿，其次是尿频、尿痛、夜尿增多	下腹部肿块，质地硬，活动差	尿脱落细胞、膀胱镜、超声、CT
子宫	子宫肌瘤	不规则阴道流血；阴道分泌物增多；压迫直肠可致便秘、里急后重、腰背酸痛等	结合妇科检查可扪及质硬、不规则、质韧、表面光滑、可前后及左右移动但不能上下移动的肿块	超声、CT
	子宫内膜癌	阴道流血，阴道排异常分泌物，下腹及腰骶部疼痛，向下肢放射	耻骨上部深处可触及形状不规则、呈结节状、质地坚硬的肿块	妇科超声、CT、MRI、宫腔镜、诊断性刮宫
	子宫肉瘤	不规则阴道流血，合并肿瘤坏死、感染时，有大量恶臭脓性分泌物排出	下腹可触及肿块	妇科超声、MRI、宫腔镜、诊断性刮宫

7. 左下腹部肿块的鉴别

左下腹部肿块的鉴别见表2-8。

表2-8 左下腹部肿块的鉴别

器官	病因及疾病分类	症状	查体	辅助检查
结肠	乙状结肠癌	腹胀、腹痛伴血便	左下腹扪及质硬肿块，无明显压痛	肿瘤标志物、CT、MRI、结肠镜
	溃疡性结肠炎	反复发作的腹痛、腹泻、黏液血便，有里急后重感	左下腹常有压痛，可触及腊肠形状的肿块	X线钡灌肠、结肠镜

四、诊断流程

腹部肿块的诊断流程见图 2-2。

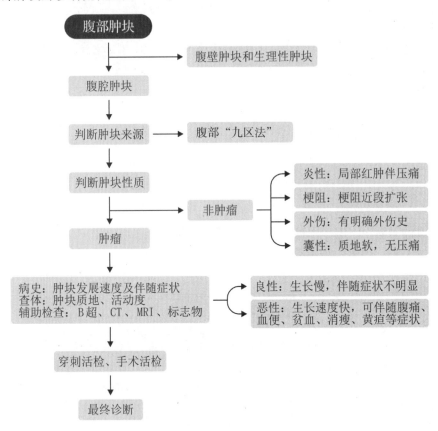

图 2-2 腹部肿块的诊断流程

五、转诊原则

（1）发现腹部肿块，排除腹壁肿物和生理性肿块后。

（2）患者合并有腹痛、腹胀、排便减少、排便规律改变、黑便、血便、里急后重、贫血、消瘦、黄疸等情况，提示腹腔恶性肿瘤的可能。

六、小结

（1）对于腹部肿块，首先排除腹壁肿块和生理性肿块。

（2）炎性肿块多伴有起病急、腹痛、发热等特点，肿瘤性肿块特别是恶性肿瘤可伴有相应的压迫、梗阻、出血等症状。

（3）超声、CT、MRI 以及消化内镜等辅助检查对诊断腹部肿块有重要意义，并且可以发现早期的恶性肿瘤或癌前病变。

七、思考题

(1) 患者,男性,63岁,因"反复右上腹隐痛不适2年余,发现右上腹包块1周"就诊。请思考该患者的可能诊断及下一步处理。(问诊要点、体格检查要点、鉴别诊断、转诊原则)

(2) 患者,男性,76岁,因"反复右腹胀痛伴黑便半年余,发现右腹部肿块1周余"就诊。请思考该患者的可能诊断及下一步处理。(问诊要点、体格检查要点、鉴别诊断、转诊原则)

(卜巨源)

第三节 腰 腿 痛

一、定义

腰腿痛(back and leg pain)是以腰部和腿部疼痛为主要症状的症候群,在日常临床工作中很常见。两者可同时存在或单独发生,可由多种原因引起。该症状在体力劳动和长期久坐等职业人群中的发生率较高,如搬运工、矿工、司机、使用计算机工作者等。

二、疾病分类

(一) 根据发病的缓急分类

根据发病的缓急,腰腿痛可分为急性(病程为6周内)、亚急性(病程在6周至12周)和慢性(病程大于12周)腰腿痛。

(二) 根据严重程度分类

根据病情的严重程度,可将腰腿痛分为轻度、中度和重度腰腿痛。

(三) 按发病的系统分类

(1) 神经系统疾病:神经系统肿瘤、感染等。

(2) 脊柱本身疾病:腰椎间盘突出症、腰椎管狭窄症、腰椎滑脱症、脊柱肿瘤、脊柱感染等。

(3) 血管源性疾病:血栓性动脉炎等。

(4) 内脏系统疾病:泌尿系统结石、腹膜后肿瘤等。

(5) 精神心理因素:抑郁症等。

（四）按病变的部位分类

（1）椎管内：椎间盘突出、腰椎滑脱、椎管狭窄、多发性硬化、脊柱结核、脊柱肿瘤等。

（2）椎管外：腰背部肌筋膜炎、内脏或血管源性疾病、自身免疫性疾病（如强直性脊柱炎、类风湿关节炎）等。

（五）按发病的机制分类

（1）机械性的脊柱疾病：腰背部肌筋膜炎占大多数，其次为腰椎间盘突出、椎管狭窄等。

（2）非机械性的脊柱疾病：肿瘤、感染、骨质疏松等。

（3）内脏疾病：消化系统肿瘤、泌尿系统结石等。

三、原因

腰腿痛常见原因见表2-9。

表2-9 腰腿痛常见原因

分类	常见原因
腰背部肌筋膜炎	椎管内疾患（肿瘤、蛛网膜炎、脊髓压迫等）
韧带损伤（棘上韧带/棘间韧带）	神经根性病变
脊柱骨折	梨状肌综合征
腰椎间盘突出症	腰椎小关节综合征
腰椎管狭窄症	盆腔内病变（泌尿系统结石、附件炎等）
腰椎不稳症及腰椎滑脱症	下肢血管病变
腰椎间盘源性疼痛	骶髂关节病变
骨质疏松症	腰椎感染
骨发育异常（隐裂、移行椎、小关节不对称等）	腰椎肿瘤（转移瘤或原发性肿瘤）

四、发生机制

腰腿痛的机制复杂，主要是由于椎管内、外各种物理、化学、免疫等因素刺激痛觉感受器，经神经传导通路到大脑皮质而引起的疼痛感受。

五、诊断思路

腰腿痛诊断的原则是根据症状、体征和辅助检查综合确定病因来源。询问病史和体格检查是最基础的步骤，而各种辅助检查（包括影像学检查和实验室检查）对协助鉴别诊断十分重要。

（一）问诊要点

（1）性别、年龄与职业。

(2) 症状特点：

部位：腰腿痛部位主要是腰部、下肢、单侧、双侧等。坐骨神经痛的疼痛分布在臀部、大腿后侧、小腿后外侧及足部外侧；腰肌劳损疼痛局限在腰部；腰背部肌筋膜炎表现为双侧腰背部疼痛，无双下肢疼痛；腰椎滑脱症有腰痛和下肢放射痛，有时仅表现为腰痛。

性质：腰腿痛临床可分为单纯疼痛、酸痛、痹痛以及放射痛等。腰肌劳损表现为酸痛；腰椎滑脱症可有下肢放射痛；腰椎管狭窄症可有双下肢痹痛；腰椎骨质增生症一般只有单纯腰痛。

诱发、加重或缓解疼痛的因素：腰椎管狭窄症可出现间歇性跛行，行走后出现双下肢痹痛，坐下休息后可缓解；腰椎滑脱症活动后疼痛加重，卧床减轻；腰椎骨质增生症腰痛表现为起身活动时加重，活动后反而减轻；腰肌劳损可有腰部扭伤史，出现的腰部酸痛卧床可缓解，久坐久站后可加重；臀上皮神经痛表现为抬腿、外展动作可加重；类风湿性关节炎导致的腰背痛晨起明显，活动后缓解；腰背部肌筋膜炎疼痛遇冷加重，与休息无明显关系。

伴随症状：类风湿性关节炎可合并虹膜炎；脊柱肿瘤可伴有大小便失禁；腰椎感染常伴有发热。

(3) 一般情况：睡眠、胃纳情况，有无乏力等。
(4) 既往史：有无外伤史，有无精神心理疾病病史。
(5) 家族史：家族中有无类似疾病者。

(二) 体格检查要点

(1) 生命体征。
(2) 局部查体：重点在脊柱和下肢的检查，包括脊柱的生理曲度、骨性标志定位、局部压痛与叩痛、运动功能检查、下肢血运情况等。
(3) 神经系统查体：检查下肢生理性反射、病理性反射以及特殊相关查体等，如直腿抬高试验、拾物试验、屈颈试验、骨盆分离试验、仰卧挺腹试验等。
(4) 必要时进行心理测试。

(三) 重要辅助检查

(1) 腰椎及盆腔 CT 检查。
(2) 腰椎 MRI 检查。

(四) 鉴别诊断要点

1. 腰腿痛椎管外病因和椎管内病因的鉴别

腰腿痛椎管外病因和椎管内病因的鉴别见表 2-10。

表 2-10　腰腿痛椎管外病因和椎管内病因的鉴别

影响因素	椎管外	椎管内
休息	加重	减轻
运动	减轻	加重
腹压	无相关	腹压高增加疼痛

续表 2-10

影响因素	椎管外	椎管内
晨起	明显，活动后减轻	轻，活动加重
下肢放射痛范围	范围较模糊	节段分布较明显
下肢痹痛	无	有
负重	加重后可自行缓解	加重后不易缓解
自限性	明显	无
马尾神经损害	无	病情加重时可有

2. 下肢神经性痛和血管源性疼痛的鉴别

下肢神经性痛和血管源性疼痛的鉴别见表 2-11。

表 2-11 下肢神经性痛和血管源性疼痛的鉴别

因素	下肢神经性痛	血管源性疼痛
腰背痛	有	无
放射痛方向	由上向下	由下向上
感觉异常	部分有	无
无力	部分有	无
神经反射改变	部分有	无
动脉搏动	正常	减弱
动脉杂音	无	通常有
站立休息	不缓解症状	缓解症状

3. 常见腰部肌筋膜扭伤和腰椎间盘突出症的鉴别

常见腰部肌筋膜扭伤和腰椎间盘突出症的鉴别见表 2-12。

表 2-12 腰部肌筋膜扭伤和腰椎间盘突出症的鉴别

因素	腰部肌筋膜扭伤	腰椎间盘突出症
外伤史	有	可有或无
合并下肢痹痛	无	常有
压痛点	固定	不固定
腰背肌痉挛	有	无
屈颈试验	阴性	阳性
直腿抬高试验	阴性	阳性
传导叩痛	无	有

六、诊断流程

腰腿痛的诊断流程见图 2-3。

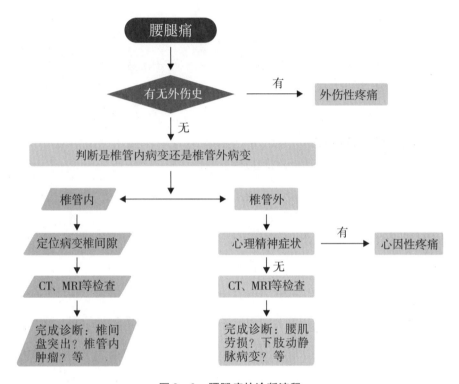

图 2-3　腰腿痛的诊断流程

七、转诊原则

（1）下肢、会阴部出现明显痹痛、肌力下降甚至突发瘫痪、大小便失禁。
（2）考虑有恶性肿瘤可能。
（3）经一般保守治疗效果不佳甚至症状逐渐加重者。
（4）无法确定病因，症状不缓解或者反复发作。

八、小结

（1）在接诊腰腿痛患者时，首先要排除外伤性因素，然后判断病变位于椎管内还是椎管外。
（2）椎管内病变需要进行详细的神经系统查体，初步判断病变的定位节段。
（3）优先判断病变是否会导致脊髓损伤等高风险因素。

九、思考题

（1）患者，女性，50岁，因"反复右腰腿痛10年余，加重1年伴右小腿麻木1月余"就诊。请思考该患者的可能诊断及下一步处理。（问诊要点、体格检查要点、鉴别诊断、转诊原则）

（2）患者，男性，32岁，因"运动后腰痛2天"就诊。请思考该患者的可能诊断及下一步处理。（问诊要点、体格检查要点、鉴别诊断、转诊原则）

（张奎渤　卜巨源）

第四节　颈部肿块

一、定义

颈部肿块（neck lump），指颈部组织或其间隙发生的异常肿胀、膨大或隆起。

二、原因及分类

（一）按病因及病理分类

按病因及病理，颈部肿块分为先天性、炎性、肿瘤性肿块三大类（表2-13）。

表2-13　颈部肿块分类特点

肿物类别	临床特点以及查体特点
先天性	多发于青少年，一般呈单个圆形或椭圆形，质地柔软，边界清楚，感染后易形成瘘。超声检查多呈囊性
炎性	
急性	病情急，肿物具有红肿热痛的特征
慢性	病程较长，肿块小，无痛，触之滑动
结核	淋巴结可融合成团状或饼状，干酪样坏死，可形成寒性脓肿
肿瘤性	
良性	单个圆形肿块，质地韧，边界清，活动度好，生长缓慢，超声检查多呈实性
恶性	病程常于数月内发展迅速，可由单个肿块发展为多个，并可融合成团块状，质硬，活动差

针对颈部肿块，Skandalakis 等提出"7"字规律，即：7 天者多为炎症，7 个月者多为肿瘤，7 年者多为先天性肿块。这可以帮助我们判断颈部肿块性质。

（1）先天性肿块：质地柔软，呈囊性，无痛，可移动，多为圆形或椭圆形，生长缓慢，病程一般为 5～7 年，如甲状舌管囊肿和瘘管、颈部囊水瘤等。

（2）炎性肿块：分为急性与慢性炎性肿块，如急性淋巴结炎、急性蜂窝组织炎、慢性淋巴结炎、颈部蜂窝织炎、慢性淋巴结反应性增生、慢性颌下腺炎、淋巴结结核等。

（3）肿瘤性肿块：肿块分为良性和恶性，恶性肿块又分为原发性和转移性两类。良性肿瘤生长慢、表面光滑、无压痛、活动可，如甲状腺腺瘤、颈动脉体瘤、神经源性肿瘤、脂肪瘤、纤维瘤等。恶性肿瘤生长快，常以发现颈部无痛性肿块为首发症状，可伴有局部症状和消瘦、乏力等全身症状。

（二）根据肿块位置区分

颈部分为三部分：

（1）颈前区：颌下颏下区和颈前正中区。

（2）颈侧区：胸锁乳突肌区、肩胛舌骨肌斜方肌区和锁骨上窝。

（3）颈后区。

三、诊断思路

颈部肿块诊断的原则是根据症状、体征和辅助检查综合判断肿块的来源和性质，判断为恶性转移性肿瘤前需要先排除颈部原发恶性肿瘤。颈部肿块诊断最主要的依据是查体和辅助检查（如超声、CT、MRI、鼻咽镜等），再结合患者病史特点来综合判断颈部肿块的来源、性质，从而达到准确诊断的目的。Skandalakis 在总结大量病例后提出了颈部肿块诊断的"80% 规律"。

（1）甲状腺肿块占 20%，非甲状腺肿块占 80%。

（2）非甲状腺肿块中，炎症及先天性疾病占 20%，肿瘤占 80%。

（3）肿瘤中，良性肿瘤占 20%，恶性肿瘤占 80%；同时与性别有关，女性约占 20%，男性占 80%。

（4）恶性肿瘤中，颈部原发瘤占 20%，转移瘤占 80%。

（5）转移瘤中，位于锁骨上占 80%，锁骨下占 20%。

（一）问诊要点

（1）性别与年龄。

（2）颈部包块的问诊。

生长情况：颈部肿块是突然发现的还是长期存在的，短期内加速增大的还是生长缓慢的。

伴随症状：有无肿块疼痛、周围器官疼痛、耳鸣、涕血、吞咽困难等。

(3) 一般情况：睡眠、胃纳等。

(4) 既往史：有无结核病史，有无外伤、手术史等。

(5) 个人史：有无吸烟、饮酒等不良生活习惯。

(6) 家族史：家族中有无肿瘤病史等。

（二）体格检查要点

(1) 全身查体：营养状态、全身浅表淋巴结情况。

(2) 颈部肿块查体：肿块的位置、大小、形状、质地、表面光滑度、边界、活动度、表面皮肤情况。

(3) 其他伴随体征。

（三）重要辅助检查

(1) B超、X线、CT、MRI。

(2) 血常规、肝酶学、肿瘤标志物。

(3) 鼻咽镜。

(4) 穿刺病理活检。

(5) 必要时行胃镜检查。

（四）鉴别诊断要点

颈部肿块的鉴别诊断要点见表2-14。

表2-14 颈部肿块的鉴别

分区	疾病名称	症状	查体	辅助检查
肌三角区	甲状舌骨囊肿	无明显不适	肿块质软，界清，随吞咽活动，伸舌试验阳性	B超、CT
	表皮样囊肿	可感染，红肿	肿块质地中等，界清，活动可	B超
	急性甲状腺炎	甲状腺弥漫肿痛	甲状腺红肿，皮温升高，有触痛	血常规、B超
	亚急性甲状腺炎	急性上感诱因，伴有颈部疼痛	急性期有触痛	甲状腺功能、B超
	结节性甲状腺肿	甲状腺无痛性增大	甲状腺弥漫增大，多发结节	B超、甲状腺功能
	甲状腺腺瘤	颈前区无痛性结节	甲状腺部位单发结节，无触痛	B超、甲状腺功能
	甲状腺癌	颈前区无痛性结节	甲状腺部位单发结节，无触痛	B超

续表 2-14

分区	疾病名称	症状	查体	辅助检查
颌下颏下三角区	慢性淋巴结炎	颌下区无痛性肿块，可反复肿胀	肿块位置表浅，可逐渐增多，呈串珠状，活动可，腺体导管口黏膜正常	B超
	慢性颌下腺炎	进食时腺体肿大、胀痛	单侧颌下腺肿大，质地变硬	X线或造影
	颌下腺囊肿和舌下腺囊肿	口底或颌下区肿胀	口底出现有波动感的囊肿	CT
	颌下腺肿瘤	生长性肿块，恶性者生长迅速	肿块质地较硬，恶性者可多发并融合	CT、MRI
	腮裂囊肿	肿块生长缓慢，多无自觉症状	质地柔软，有波动感，但无搏动	B超、CT
	神经鞘瘤	颈部无痛性肿块	肿块可沿神经轴垂直方向活动，较大肿物可呈囊性	B超、CT
颈动脉三角区	颈动脉体瘤	颈动脉分叉处单个无痛肿块	肿块质地较硬，活动受限，压迫颈总动脉，肿块不缩小，可扪及传导性搏动，可闻及血管杂音	B超、CT
	颈动脉瘤	颈动脉波动性凸起	肿块活动差，有明显搏动感及杂音，压迫其近心端动脉，肿块可缩小	B超、CT
颈侧区	转移癌	无痛性肿块	颈部出现实质性、位置较固定的肿块	CT、MRI、鼻咽镜
	淋巴瘤	可伴有明显全身症状，如头痛、咀嚼困难、鼻塞、气短等	多发性淋巴结肿大，逐渐互相融合成团，不移动	组织活检、骨髓检查
	海绵状血管瘤	先天性疾患	肿块边缘不清，既有压迫性，又有回复性的特点	B超
	腮裂囊肿	肿块生长缓慢，多无自觉症状	质地柔软，有波动感，但无搏动	B超、CT
	囊性水瘤	儿童多见，无症状	有波动感，体位试验阴性，透光试验阳性	B超

续表2-14

分区	疾病名称	症状	查体	辅助检查
颈后区	纤维瘤	无痛圆形肿块，缓慢生长	表面光滑，质地硬，活动度大，界清	B超、CT、病理活检
	脂肪瘤	无痛圆形肿块，缓慢生长	质地软，分叶状，基底大，活动度小，界限不清	B超、CT

四、诊断流程

颈部肿块的诊断流程见图2-4。

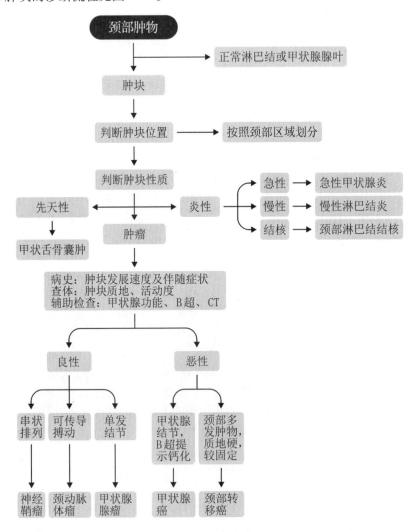

图2-4 颈部肿块的诊断流程

五、转诊原则

（1）考虑肿块为原发或者转移的恶性肿瘤。
（2）初诊的甲状腺结节或者随诊的甲状腺结节明显增大或出现甲亢症状。
（3）颈部淋巴结肿大伴随全身多发浅表淋巴结增大，以及消瘦、乏力等症状。
（4）未能明确诊断的颈部肿块。

六、小结

（1）对于颈部肿块，重点区别是良性还是恶性，是原发病灶还是转移病灶。
（2）需经常考虑到 Skandalakis 的 "80% 规律"。
（3）当考虑为颈部转移性恶性肿瘤时，需继续完善检查，明确原发灶。

七、思考题

（1）患者，男性，21岁，因"易怒、消瘦3月余，发现颈部肿大1月"就诊。请思考该患者的可能诊断及下一步处理。（问诊要点、体格检查要点、鉴别诊断、转诊原则）

（2）患者，女性，52岁，因"晨起涕血3月余，发现左颈部肿物1月余"就诊。请思考该患者的可能诊断及下一步处理。（问诊要点、体格检查要点、鉴别诊断、转诊原则）

（张华勇　卜巨源）

第五节　乳腺肿块

一、定义

乳腺肿块（breast mass）一般指发生在乳房部位的异常组织团块，分为炎症性、良性和恶性三类，临床上需要与正常乳腺腺叶结构相区别。

二、原因及分类

（一）按病因及病理分类

按病因及病理，乳腺肿块可分为先天性、炎症性、肿瘤性肿块三大类，其中肿瘤性肿块又分为良性和恶性肿块。
（1）先天性肿块：如正常的乳腺腺叶，儿童发育时乳腺可出现正常的结节等。
（2）炎性肿块：如急性化脓性乳腺炎，多发生在初产妇哺乳期，乳腺出现较明显的硬结，有明显触痛，可伴有寒战、高热、头痛、无力、脉搏加快等全身症状。

（3）良性肿块：如乳腺增生、乳腺纤维瘤、乳腺囊肿、乳腺脂肪瘤、乳腺乳头状瘤等。

（4）恶性肿块：如乳腺癌、乳腺淋巴瘤等。

（二）根据肿块所在乳腺象限位置区分

肿块的乳腺象限分区：内上象限肿块、外上象限肿块、外下象限肿块、内下象限肿块。

三、诊断思路

乳腺肿块诊断的原则是根据症状、体征和辅助检查综合确定肿块的来源和性质，特别是年龄因素、症状与月经的关系等，可为判断肿块性质提供重要依据。乳腺肿块诊断最主要的依据是查体和辅助检查（如超声、钼靶、MRI、病理活检等），结合患者病史特点来综合判断乳腺肿块的性质。

（一）问诊要点

（1）性别与年龄。

（2）乳腺肿块的问诊。肿块生长情况：是近期发现，还是长期存在的，有无短期内迅速增大的情况，肿块的大小是否随月经周期改变。肿块的伴随症状：乳房有无疼痛，疼痛是否随月经周期改变，乳头有无分泌物，有无伴发热、消瘦等。

（3）一般情况：睡眠、胃纳等。

（4）既往史：有无肝脏、甲状腺、垂体等脏器疾病史，有无乳腺外伤、手术史等。

（5）个人史：有无结核病史，有无吸烟、饮酒等不良生活习惯。

（6）家族史：有无乳腺癌家族史等。

（二）体格检查要点

患者必须充分显露颈部、双侧乳房、锁骨上区、腋窝和上肢。

（1）全身查体：营养状态、精神状态、浅表淋巴结情况。

（2）乳腺肿块查体。乳房查体：双侧乳房是否对称，局部有没有异常的外形表现，如隆起、内陷、挛缩，以及乳头的位置有没有偏移等。肿块查体：肿块的位置、大小、数量、形状、质地、表面光滑度、边界、活动度、表面皮肤情况，如有无红肿、溃烂、窦道等。其他伴随体征：挤压乳头有没有发生溢液等。

（三）重要辅助检查

（1）B超、钼靶、MRI。

（2）血常规、肝酶学、肿瘤标志物。

（3）乳腺导管内镜、病理细胞学。

（4）穿刺病理活检。

（四）鉴别诊断要点

乳腺肿块的鉴别见表2-15。

表 2-15 乳腺肿块的鉴别

肿块性质	疾病名称	症状	查体	辅助检查
炎症性肿块	急性化脓性乳腺炎囊肿	哺乳期乳腺突发红肿热痛	局部皮肤红肿热痛	血常规、B超检查
	非哺乳期乳腺炎	非哺乳期出现红肿热痛	迅速增大的实性包块，或伴有脓肿、皮肤破溃窦道形成	血常规、B超、细菌学检查
肿瘤性肿块				
良性肿块	乳腺增生	月经前乳腺胀痛	多发质韧结节，大小不一	B超、钼靶检查
	乳腺纤维腺瘤	青年女性，无胀痛不适	单发多见，质地韧，活动可	B超、钼靶检查
	乳腺囊肿	有哺乳史，特别是乳腺炎病史	单侧多见，位于乳腺周边部位，呈圆形、囊性、边界清，表面光滑，轻触痛	B超检查
	导管内乳头状瘤	中老年女性，乳头出现血性、浆液性溢液	无明显体征	乳腺导管内镜、病理活检
恶性肿块	乳腺癌	最多见于乳房外上象限，无痛	肿块质硬，可伴橘皮征、乳头凹陷、酒窝征，腋窝淋巴结肿大	B超、钼靶、MRI检查，病理活检
	炎性乳癌	乳腺皮肤发红、发热，炎症样改变，发展迅速	乳腺皮肤发红、发热、水肿、增厚、粗糙	B超检查、病理活检
	乳头湿疹样癌	乳头瘙痒、烧灼感	乳头和乳晕皮肤湿疹样改变、粗糙、糜烂、溃疡	B超检查、病理活检

四、诊断流程

乳腺肿块的诊断流程见图2-5。

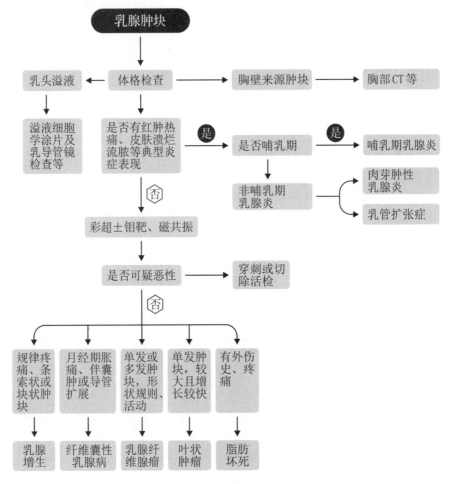

图2-5 乳腺肿块的诊断流程

五、转诊原则

（1）肿块迅速增大。
（2）伴有乳头血性溢液、乳腺皮肤出现橘皮征样改变或凹陷。
（3）炎性乳腺肿块，经积极抗感染治疗仍无好转。
（4）超声或钼靶提示恶性的乳腺肿块。

六、小结

（1）判断乳腺肿块的性质是重点，一般通过症状和乳腺查体进行初步判断。
（2）不能完全排除恶性的乳腺肿块，建议进一步进行辅助检查，如超声、钼靶，必要时可行病理活检。

（3）可疑恶性乳腺肿块建议进行手术切除。

七、思考题

（1）患者，女性，21岁，因"发现左乳腺肿物伴疼痛半年余"就诊。请思考该患者的可能诊断及下一步处理。（问诊要点、体格检查要点、鉴别诊断、转诊原则）

（2）患者，女性，52岁，因"发现右乳腺包块逐渐增大2月余"就诊。请思考该患者的可能诊断及下一步处理。（问诊要点、体格检查要点、鉴别诊断、转诊原则）

（张华勇　卜巨源）

参考文献

[1] 陈孝平. 外科学［M］. 北京：人民卫生出版社，2005.
[2] 陈仲强，刘忠军，党耕町. 脊柱外科学［M］. 北京：人民卫生出版社，2013.
[3] 韩德民. 头颈外科学与肿瘤学［M］. 北京：人民卫生出版社，2005.
[4] 黎介寿，吴孟超，黄志强. 普通外科手术学［M］. 北京：人民军医出版社，2009.
[5] 田伟. 实用骨科学［M］. 北京：人民卫生出版社，2011.
[6] 田勇泉. 耳鼻咽喉头颈外科［M］. 北京：人民卫生出版社，2005.
[7] 吴阶平，裘法祖. 黄家驷外科学［M］. 北京：人民卫生出版社，2004.

第三章 妇科常见临床症状

第一节 异常阴道出血

一、定义

异常阴道出血（abnormal vaginal bleeding，AVB）是指排除新生女婴阴道出血（出生后数天内因体内雌激素水平下降所致阴道出血）和产后恶露（血腥味，无臭味，持续 4～6 周，总量为 250～500 mL）后，任何年龄段发生的非月经期阴道出血、月经量增多、月经周期延长以及通过阴道检查确认的阴道壁和宫颈等部位的出血。而在排除了全身性疾病、异常妊娠、阴道部位及宫颈部位引起的阴道出血后，则为异常子宫出血（abnormal uterine bleeding，AUB）。

二、原因

原因以宫颈、宫体、卵巢疾病和异位妊娠为主，外伤、外源性雌激素或孕激素、影响凝血功能以及卵巢内分泌功能的全身性疾病为次。常见原因如下：

（1）宫颈疾病：宫颈息肉、宫颈管内膜炎、宫颈上皮内瘤样病变、宫颈癌、宫颈子宫内膜异位症等。

（2）宫体疾病：子宫内膜息肉、子宫内膜异常增生、子宫内膜癌、子宫内膜炎、子宫肌瘤、子宫肉瘤、子宫腺肌症等。

（3）卵巢疾病：排卵障碍相关的异常子宫出血、多囊卵巢综合征、卵巢恶性功能性肿瘤、高泌乳素血症等。

（4）妊娠相关疾病：流产、异位妊娠、葡萄胎、侵蚀性葡萄胎、绒毛膜癌、前置胎盘、前置血管、胎盘早剥、先兆早产等。

（5）全身性疾病：血小板减少症、肝肾衰竭、血友病、白血病、再生障碍性贫血、甲状腺功能亢进或减退、肾上腺功能亢进或减退等。

（6）药物影响：雌激素、孕激素、避孕药、抗凝剂、苯妥英钠、他莫昔芬等药物的影响。

（7）外阴、阴道外伤或异物：外阴挫裂伤、宫内节育器、阴道壁挫伤等。

三、发生机制

正常的阴道出血为生理性变化引起的周期性出血,而异常阴道出血的发病机制包括脏器器质性病变、异常子宫出血及全身性疾病所致凝血功能异常。

（一）脏器器质性病变

（1）严重的感染致黏膜微血管壁通透性增加或溃疡形成、局部黏膜增生。

（2）恶性肿瘤浸润间质内血管,致血管破裂出血。

（二）异常子宫出血

（1）下丘脑-垂体-卵巢轴功能失调（卵泡刺激素、黄体生成素降低及更年期卵巢无应答）。

（2）卵巢和子宫内膜无周期性变化（高雌激素致子宫内膜持续增生后突破出血）。

（3）子宫内膜出血：雌激素撤退性出血；雌激素相对不足致突破性出血；子宫内膜增生不同步,溶酶体破碎致激发出血；凝血和纤溶系统异常,纤维蛋白原激活物的抑制物-1（plasminogen activator inhibitor type-1，PAI-1）和组织因子（tissue facto，TF）平衡失调；前列腺素异常。

（三）全身疾病所致凝血功能异常

全身疾病所致凝血功能异常：因各种疾病所致的凝血因子、血小板等大量消耗、代偿不足、凝血功能异常。

四、诊断思路

通过详细的病史询问和体格检查,再选择相应的辅助检查一般可明确阴道出血的病因,但有性生活者一定要行阴道检查和尿或血的人绒毛膜促性腺激素（human chorionic gonadotropin，HCG）测定。

（一）问诊要点

（1）年龄。

（2）性生活史。

（3）诱发因素：是否有停经史（是否有早孕反应或已经确诊妊娠）、是否曾有腹痛或外伤史、是否有阴道异物填塞或性交后出血。

（4）详细询问阴道出血情况：开始时间、出血量多少（以既往月经量作为参照）、有无凝血块、持续时间、是否可自行止血或反复出血、治疗经过（药物、用量、用法、用药持续时间）、有无异常组织物排出。

（5）症状或体征：有无恶心、呕吐、肛门坠胀、心慌、气紧、头晕、乏力、眼花,是否有腹痛（如有,询问其部位、程度、与体位改变的关系）。

（6）近2周内的超声检查等影像学检查报告。

（7）月经史：初潮年龄、周期、经期持续时间、经量、是否有痛经史。

（8）妊娠和生育史：孕次、产次、妊娠终止时间及方法、有无并发症发生及并发症的确切诊断。

(9) 避孕方法：短效口服避孕药药名及用药方法、紧急避孕药药名及用药方法、宫内节育器种类及放置年限、皮下埋植或长效口服避孕药药名及用药方法、注射用长效避孕针药名及用药方法和时间。

(10) 既往史：是否有已经确诊的疾病及其病程阶段、病情程度、治疗方法及效果。

(11) 服药史：近期用药情况。

(12) 手术史：既往是否有妇产科相关手术，如子宫内膜异位囊肿、子宫肌瘤、子宫腺肌瘤剔除术、子宫下段剖宫产术等。

(13) 家族史：有无血友病、特发性血小板减少症、再生障碍性贫血、糖尿病等家族史。

（二）体格检查要点

(1) 一般情况：身高、体重、面容（有无贫血面容）、表情（是否痛苦面容）、脉搏（快慢、强弱）、血压（重视低血压）、体温、皮肤（肤色、弹性、温度、瘀斑、瘀点）、腹部有无压痛、反跳痛、包块，有无移动性浊音（腹痛者叩诊），甲状腺视诊及扪诊，挤压乳晕有无溢乳。

(2) 专科检查：有性生活者必须行妇科检查。

A. 阴道检查：阴道窥诊观察阴道壁是否充血或有明确出血点、分泌物性状、宫颈情况（是否有黏膜炎、息肉、血管瘤，有无接触性出血）、宫口是否开放、宫颈管内黏液情况、宫颈外口或颈管是否有异常组织物填塞、流血是否来自宫腔等。

B. 双合诊或三合诊：评价宫颈是否有举痛，子宫大小、形态、质地、活动度，有无压痛，附件有无包块，包块大小、质地、与周围组织的关系，附件区有无压痛等。

C. 无性生活者：观察外阴情况，包括发育情况，有无包块、血肿、脓肿或炎性肿胀，处女膜是否完整，阴道是否有出血，必要时行腹部和直肠双合诊检查。

D. 幼女或无性生活的女性阴道异常出血伴恶臭，应在征得监护人或本人的知情同意下，全麻下行阴道检查或应用宫腔镜行阴道内检查（有条件时）。

（三）鉴别诊断要点

阴道异常出血的鉴别诊断要点详见表3-1。

表3-1 阴道异常出血的鉴别诊断

鉴别要点	生殖道感染/生殖道肿瘤	泌尿系疾病	直肠或肛门疾病	全身性疾病	外伤
病因	急慢性子宫内膜炎病史、慢性宫颈炎病史、宫颈癌、子宫内膜癌、输卵管癌	泌尿系结石、肿瘤、急慢性泌尿系感染	痔疮、肠息肉、肛裂、肠癌、溃疡性结肠炎、肠道菌痢、阿米巴肠病等	血友病、弥漫性血管内凝血、流行性出血热	盆腹腔急性外伤史

续表 3-1

鉴别要点	生殖道感染/生殖道肿瘤	泌尿系疾病	直肠或肛门疾病	全身性疾病	外伤
临床表现	反复下腹痛或阴道分泌物异常增多，不规则出血或接触性出血	反复尿频、尿急、尿痛或无痛性血尿	大便性状改变，呈黏液脓血便或果酱样大便，便血，排便次数增多等	不规则阴道出血伴经量增多、经期延长，伴有皮肤、黏膜等出血点	泌尿系或肠道破裂形成尿瘘或肠瘘
出血部位	阴道	尿道	肛门	全身多脏器	尿道、阴道或肛门
辅助检查	盆腔超声、CT、MRI、阴道分泌物培养，必要时行局部组织活检	尿液分析、腹部X线、静脉肾盂造影、逆行肾盂造影等	大便常规、大便寄生虫监测、肿瘤标记物、超声、CT、肠镜等	血常规、凝血功能、骨髓穿刺、肝肾功能等	盆腔CT、超声，阴道、直肠检查

五、诊断流程

异常阴道出血的诊断流程如图 3-1 所示。

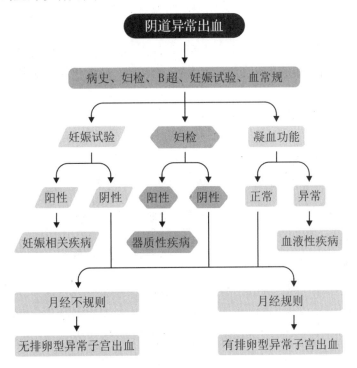

图 3-1　异常阴道出血的诊断流程

六、转诊原则

（1）剧烈腹痛、生命体征不平稳。
（2）早孕期、妊娠中晚期。
（3）超声检查发现盆腔包块或较多积液，腹腔穿刺抽出不凝血液或脓液。
（4）月经周期紊乱或绝经后阴道出血。
（5）皮肤瘀点、瘀斑，检查发现凝血功能障碍。
（6）以积极正确的止血方案治疗24小时后无效。
（7）异常阴道出血病因不明确者。

其中，符合（1）~（3）的应紧急转诊，而符合（4）~（7）的可为一般转诊。

七、小结

（1）异常阴道出血，首先应积极寻找病因，通过现有的辅助检查，明确诊断。
（2）有停经史的异常阴道出血应首先考虑妊娠性疾病，如超声检查未见妊娠囊或患者生命体征不稳定考虑异位妊娠；妇检可进一步排除器质性疾病；如为青春期、更年期患者等考虑异常子宫出血。

八、思考题

患者，女性，28岁，因"不规则阴道出血2周余，突发下腹痛1小时"就诊。请思考该患者的可能诊断及下一步处理。（问诊要点、体格检查要点、鉴别诊断、转诊原则）

（陈乐）

第二节 阴道分泌物异常

一、定义

阴道分泌物异常是指任何原因将阴道菌群之间的生态平衡打破，形成条件致病菌，从而导致阴道分泌物增多、性状改变、气味异常、颜色异常及伴发外阴瘙痒和疼痛等症状。临床上导致阴道分泌物异常常见的疾病有：细菌性阴道病（bacterial vaginosis，BV）、外阴阴道假丝酵母菌病（vulvovaginal candidiasis，VVC）、滴虫性阴道炎（trichomonal vaginitis，TV）、老年性阴道炎、婴幼儿外阴阴道炎。

二、原因

阴道分泌物异常可来源于阴道、宫颈、宫体及附件区的相关疾病,这些脏器的急性炎症、慢性炎症、病毒感染或异物存留甚至肿瘤都可能导致阴道出现异常的分泌物。下面为临床常见的相关疾病:

(1) 外阴、阴道疾病:外阴阴道假丝酵母菌病、滴虫性阴道炎、细菌性阴道病、老年性阴道炎(即萎缩性阴道炎)、尖锐湿疣、初期梅毒、过敏等。

(2) 宫颈疾病:急慢性宫颈炎、宫颈癌、尖锐湿疣、淋病等。

(3) 宫体、附件区疾病:急慢性宫体炎、急慢性输卵管炎、子宫内膜癌、输卵管癌、宫内节育器、生殖器结核等。

(4) 盆腔疾病:急慢性盆腔炎。

在这些疾病中又以阴道炎症所引起的阴道分泌物异常最为常见。

三、发生机制

正常的阴道由于解剖结构的特点对病原体的侵入有自然防御功能,当其防御屏障受到破坏时,阴道弱酸性环境改变,碱性环境下细菌或病毒通过黏附机制生长于阴道壁黏膜,使阴道壁黏膜充血、水肿、出现溃疡,导致阴道出现异常分泌物。以下几个原因可导致阴道防御屏障的破坏:

(1) 感染致阴道内菌群失调。

(2) 淋菌、苍白螺旋体或病毒侵犯生殖器上皮致黏膜破损。

(3) 雌激素水平的降低致阴道鳞状上皮产生的乳糖含量减低,pH 上升促使厌氧菌生长。

(4) 部分避孕工具的橡胶成分及表面的润滑油对乳酸杆菌有毒性作用。

(5) 部分药物可影响阴道内环境。

四、诊断思路

通过详细的病史询问和体格检查,再选择相应的辅助检查一般可明确阴道分泌物异常的病因和类别。

(一) 病史

(1) 分泌物异常发生的时间、诱因:有无妊娠、糖尿病、进食辛辣食物、性生活频密、熬夜、压力过大等。

(2) 分泌物特点:量、颜色(浆液性、脓性、血性)、气味、性状(豆渣样、泡沫样、水样)等。

(3) 伴随症状:是否伴外阴瘙痒、阴道瘙痒、红肿、疼痛及灼热感,是否有尿频、尿急、尿痛,甚至血尿;婴幼儿是否出现反复哭闹、烦躁和手抓外阴等表现。

(4) 月经史:末次月经时间,阴道分泌物异常与月经来潮时间是否有固定关系。

(5) 生活习惯:日常是否用化学用品清洗外阴甚至阴道、是否应用市售洗液灌洗阴道、是否常用护垫和卫生棉条等。

(6) 性生活状况：性生活频率、性伴侣数量以及性伴侣有无类似症状，是否为同房后出现症状或有疼痛所致的性交困难等。

(7) 避孕方法：避孕套、宫颈帽、阴道用杀精剂、宫内节育器、避孕药等。

(8) 近期用药情况：有无长期应用广谱抗生素、皮质激素或免疫抑制剂等。

（二）妇科检查

(1) 外阴：有无红肿、充血、抓痕、溃疡，肛周皮肤有无破溃、窦道，腹股沟淋巴结有无肿大等。

(2) 阴道：有无充血，黏膜有无溃疡、赘生物、瘘管，分泌物量、性状、气味、颜色、黏稠度等。

(3) 宫颈：有无肥大，宫颈黏膜有无充血或水肿、质脆及是否存在黏膜外翻、息肉，宫颈外口附着分泌物量、颜色、拉丝度等，是否有宫颈摇摆痛。

(4) 子宫及附件：有无异常增大及包块、压痛情况等。

（三）鉴别诊断

阴道分泌物异常的鉴别诊断见表3-2。

表3-2 阴道分泌物异常的鉴别诊断

鉴别要点	宫颈炎性疾病 （急慢性宫颈炎，支原体、衣原体感染）	盆腔炎性疾病
临床特点	阴道分泌物增多，呈乳白色黏液状或淡黄色脓性，如慢性或病原体感染则反复复发，常伴腰酸、腰痛、下腹部下坠感、性交痛；慢性炎症伴宫颈息肉形成后易有血性白带或性交后出血，可伴不孕	宫颈或阴道异常黏液脓性分泌物，体温超过38.3 ℃，下腹或腰骶部酸痛
妇科检查结果	宫颈红肿、黏膜充血、黏膜水肿、黏膜外翻、宫颈肥大，可见纳氏囊肿、息肉，触痛、易出血	阴道大量脓性分泌物，宫颈举痛或子宫、附件区压痛
实验室检查	酸碱度测定、氨试验、涂片革兰氏染色、液基细胞学检查、病原体培养+药敏	0.9%氯化钠溶液涂片、血常规、C反应蛋白
致病菌	葡萄球菌、链球菌、大肠埃希菌及厌氧菌、淋病奈瑟菌、沙眼衣原体或支原体	宫颈淋病奈瑟菌或衣原体

五、诊断流程

阴道分泌物异常的诊断流程见图3-2。

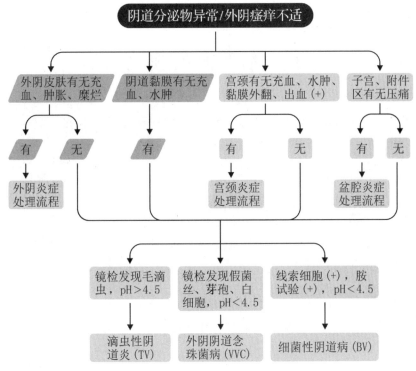

图 3-2　阴道分泌物异常的诊断流程

六、转诊原则

（1）反复顽固性感染。
（2）直肠阴道瘘或膀胱阴道瘘。
（3）女性生殖系统器质性病变或肿瘤。
（4）幼女遭受性侵害及阴道异物。

七、小结

（1）阴道分泌物异常，首先应积极寻找病因，通过现有的辅助检查，明确诊断。
（2）临床常见的阴道炎为细菌性阴道病、外阴阴道假丝酵母菌病及滴虫性阴道炎。三者的共同点均为白带多、异味、外阴瘙痒及外阴不适等外阴刺激症状，但三者间白带性状、阴道黏膜变化以及显微镜检涂片的表现不同，应注意鉴别。幼女阴道分泌物异常应首先排除性侵害及阴道异物填塞，绝经后女性排除糖尿病、生殖道器质性病变及肿瘤后考虑老年性阴道炎。

八、思考题

患者，女性，25 岁，因"外阴瘙痒、白带增多 3 天"就诊。请思考该患者的可能诊断及下一步处理。（问诊要点、体格检查要点、鉴别诊断、转诊原则）

（陈乐）

第三节 盆腔肿块

一、定义

盆腔肿块（pelvic mass）是指来源于盆腔腹膜包绕的生殖器官、泌尿器官、肠道及腹膜外的其他部位的肿块。其中来源于子宫、卵巢、输卵管等生殖器官的肿块较常见，可出现于任何年龄段，但以育龄期妇女最多见。由于起病隐匿，患者通常因症状不典型而延误就诊，大多数盆腔肿块的发现依赖于体检或因其他疾病所行的妇科检查或盆腔超声、CT、MRI 等影像学检查。

二、原因

根据发生机理不同，盆腔肿块可分为生理性、炎性、阻塞性、肿瘤性和医源性盆腔肿块（表3-3）。

表3-3 盆腔肿块的常见原因

分类	常见原因
生理性	妊娠子宫、子宫畸形、卵巢黄体囊肿、异位肾、充盈膀胱等
炎性	宫腔积脓、附件炎性肿块、阑尾周围脓肿、肠管与大网膜粘连、腹壁脓肿、腹膜后脓肿、盆腔结核包裹性积液、直肠子宫陷凹脓肿、肠道憩室脓肿等
阻塞性	粪块嵌顿、处女膜闭锁、阴道闭锁、宫颈闭锁等
肿瘤性	子宫肌瘤、子宫腺肌病、子宫恶性肿瘤、卵巢恶性肿瘤、输卵管癌、肠系膜肿块、结肠癌、腹膜后肿瘤等
医源性	子宫内膜异位症、盆腔内异物残留等

三、发生机制

盆腔肿块的形成有炎性、肿瘤性及医源性3个途径，其主要机理有以下几个方面：
（1）病原体侵犯盆腔脏器黏膜而致炎症渗出。
（2）激素的异常升高使部分正常肌层的体细胞突变，异常增生。
（3）生长激素及部分生长因子（如胰岛素样生长因子、表皮生长因子、血小板生长因子等）促进细胞有丝分裂，异常增生。
（4）染色体显性遗传，染色体异位、丢失和重排与细胞异常增殖有一定的关系。
（5）药物、射线等引起细胞增殖突变。

四、诊断思路

通过详细的病史询问和体格检查，再选择相应的辅助检查一般可明确盆腔肿块的来源及良恶性，但确诊的金标准仍为术后病理诊断。

(一) 问诊要点

(1) 年龄。

(2) 是否有性生活史。

(3) 阴道出血或异常分泌物情况：开始时间、持续时间、出血或异常分泌物量及其性状、治疗经过（药物、用量、用法、用药持续时间），有无异常组织物排出等。

(4) 诱发因素：是否有停经史或人流、引产史，既往是否有慢性盆腔痛或下腹痛病史等。

(5) 伴随症状或体征：有无发热、恶心、呕吐、头晕、乏力、眼花，是否有下腹痛或腰背痛（发生部位、程度、与体位改变的关系），有无体重减轻、腹胀、腹围增大等情况，是否有尿频、尿急、排尿不净或便秘，大便次数、性状有无改变，有无双下肢水肿等。

(6) 近2周内的超声检查等影像学检查报告。

(7) 月经史：初潮年龄、周期、经期持续时间、经量，是否有继发性、进行性加重的痛经史，是否停经或绝经。

(8) 妊娠和生育史：孕次、产次、妊娠终止时间及方法、有无并发症发生及并发症的确切诊断。

(9) 既往史：是否有已经确诊的疾病（如结核、盆腔炎、阑尾炎等），病程阶段、病情程度、治疗方法及效果等。

(10) 服药史：近期用药情况。

(11) 手术史：既往是否有妇产科相关手术，如子宫内膜异位囊肿、子宫肌瘤、子宫腺肌瘤剔除术，子宫下段剖宫产术等。

(12) 家族史：有无肿瘤家族史。

(二) 体格检查要点

(1) 一般情况：身高、体重、面色（有无贫血面容）、脉搏（快慢、强弱）、血压（重视低血压）、体温、皮肤（肤色、弹性、温度、瘀斑、瘀点）等。

(2) 腹部触诊：有无压痛、反跳痛、揉面感，是否触及包块，包块大小、质地、活动度、边界是否清楚、与周围组织是否粘连，有无移动性浊音（腹痛者叩诊）等。

(3) 专科检查：有性生活者必须行妇科检查。

阴道检查：以阴道窥诊观察阴道壁是否充血、分泌物性状、宫颈情况（是否有黏膜外翻、息肉、纳氏囊肿，有无接触性出血）、宫口是否开放、宫颈管内黏液情况、宫颈外口或颈管是否有异常组织物填塞、流血或脓液是否来自宫腔等。

双合诊或三合诊：评价宫颈是否有举痛，子宫大小、形态、质地、活动度、有无压痛，附件有无包块，包块大小、质地、与周围组织的关系，有无压痛。活动性囊性包块或囊实性包块，边界清，无触痛，多为卵巢生理性囊肿或良性肿瘤；如触痛明显，合并停经史考虑异位妊娠；边界不清，表面不光滑或活动度差为子宫内膜异位囊肿或恶性肿瘤可能性大；包块触痛明显伴发热则多为炎性包块；边界清，与子宫相连且无症状为子宫肌瘤；肿块表面不规则，伴盆腔结节、腹水或压迫症状多为卵巢恶性肿瘤。

（4）无性生活者：观察外阴情况，包括发育情况，有无包块、血肿、脓肿或炎性肿胀，处女膜是否完整，处女膜是否闭锁，阴道是否有出血或流液，必要时行腹部和直肠双合诊检查。

（三）鉴别诊断要点

盆腔肿块的鉴别诊断见表 3-4。

表 3-4　盆腔肿块的鉴别诊断

鉴别要点	子宫	附件	肠道	泌尿系	腹壁或腹腔
病因	妊娠、子宫肌瘤、子宫畸形、子宫腺肌病、恶性肿瘤	输卵管妊娠、炎性肿块、卵巢囊肿、卵巢肿瘤	阑尾周围脓肿、腹腔手术后感染并发粘连、肠道肿瘤	尿潴留、异位肾	腹壁或腹膜后血肿、脓肿、肿瘤、腹腔结核
临床表现	无明显症状或阴道异常流血、流液，腹部扪及包块	急慢性腹痛，阴道异常流血、流液	反复腹痛、发热，伴发腹膜炎或肠梗阻	无尿或无症状	反复低热或高热，抗炎治疗效果差，如为肿瘤可出现压迫症状
体格检查	子宫增大，边界不清或包块与子宫关系密切	扪及正常子宫，包块位于一侧附件区，活动或与周围组织粘连	妇检正常，腹膜刺激征（+）	妇检正常，子宫前方扪及包块	妇检正常，腹部揉面感或压痛明显
辅助检查	HCG、超声、CT、MRI 或 PET-CT、染色体核型分析检查	HCG、CA125、CA199、CEA、AFP、性激素六项、超声、CT 检查	CT、MRI、胃镜、肠镜、CA199、腹水细胞学检查	超声、膀胱镜检查	超声、CT、MRI、结核菌素 PPD 试验、腹腔镜或剖腹探查

五、诊断流程

盆腔肿块的诊断流程见图3-3。

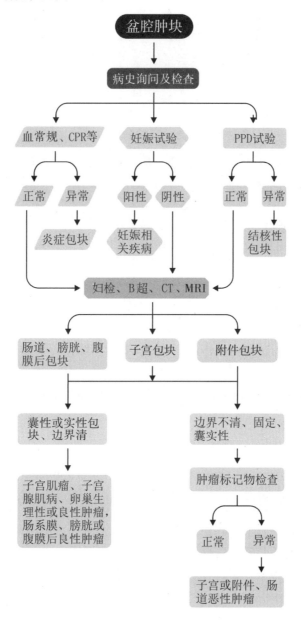

图3-3 盆腔肿块的诊断流程

六、转诊原则

（1）血、尿 HCG 阳性，疑诊宫外孕或滋养细胞疾病。

（2）腹痛剧烈，怀疑包块破裂或扭转。

（3）发热、寒战、腹痛、药物治疗效果不佳。

（4）绝经后反复阴道出血或流液。

（5）恶性肿瘤。

七、小结

（1）盆腔肿块，首先应积极寻找病因，通过体检及现有的辅助检查明确诊断。

（2）血常规、C 反应蛋白及结核菌素试验可帮助排除炎性或结核性盆腔肿块。值得注意的是，子宫和附件区的包块在不同年龄段的特点亦不同：青春期前的盆腔肿块如来源于子宫和卵巢，多数为恶性；青春期的肿块多为子宫畸形、生理性囊肿和卵巢生殖性肿瘤；生育期的盆腔肿块多为子宫肌瘤、炎性包块、卵巢上皮性肿瘤和生殖性肿瘤；如有停经史则异位妊娠可能性大，而绝经后的女性盆腔肿块 50% 为恶性，故问诊及检查上应有所侧重。

八、思考题

患者，女性，55 岁，因"绝经后反复阴道大量流液，伴下腹坠痛 2^+ 月"就诊。请思考该患者的可能诊断及下一步处理。（问诊要点、体格检查要点、鉴别诊断、转诊原则）

（陈乐）

参考文献

[1] 曹泽毅，于松. 中华妇产科学：临床版 [M]. 北京：人民卫生出版社，2010 年.

[2] 丁文龙，刘学政. 系统解剖学 [M]. 9 版. 北京：人民卫生出版社，2017.

[3] 方力争，贾建国. 全科医生手册 [M]. 2 版. 北京：人民卫生出版社，2017.

[4] 祝墡珠，江孙芳. 全科医师临床实践 [M]. 2 版. 北京：人民卫生出版社，2017.

第四章 儿科常见临床症状

第一节 小儿发热

一、定义

发热（fever）是指当致热原（pyrogen）或其他各种原因作用于体温调节中枢，引起功能障碍时，机体体温升高超出正常范围。虽然以某个固定体温值定义发热过于绝对，但是大多数医学研究将肛温≥38 ℃定义为发热，而临床工作中通常将肛温≥38 ℃或腋温≥37.5 ℃定义为发热。

二、发热的分类

（一）发热的分度

(1) 低热：腋下温度≥37.5 ℃，温度波动于37.5～38 ℃。

(2) 中等度热：腋下温度波动于38.1～39.0 ℃。

(3) 高热：腋下温度波动于39.1～41.0 ℃。

(4) 超高热：腋下温度>41 ℃。

（二）发热的时间

(1) 急性发热：发热时间≤7 天。

(2) 长期发热：热程持续≥2 周为长期发热。

（三）发热的类型

发热可分为稽留热、弛张热、间歇热、波状热、回归热和不规则热，详见第一章第二十七节相关内容。

三、原因

小儿发热的常见原因见表4-1。

表4-1 小儿发热的常见原因

分类	常见原因
感染性发热	细菌、病毒、衣原体、支原体、真菌、螺旋体、立克次体、寄生虫感染等
非感染性发热	结缔组织疾病与变态反应性疾病,如川崎病、系统性红斑狼疮、幼年特发性关节炎等;组织破坏或坏死,如白血病、组织细胞增生症、恶性淋巴瘤、大面积烧伤、大手术后、出血吸收过程等;产热过多或散热减少,如甲状腺功能亢进、先天性外胚叶发育不良、新生儿脱水热等。
	体温调节中枢功能失常,如暑热症、颅脑损伤等;自主神经功能紊乱

四、发生机制

体温调节中枢存在于下丘脑中,由产热中枢(下丘脑后部)和散热中枢(下丘脑前部)组成。一般情况下,人体是通过产热和散热的相互平衡来维持正常体温,如因某些因素导致产热过多或散热减少,两者之间无法保持相对平衡,临床则表现为发热。根据发生机制的不同,发热可分为两大类:致热原性发热和非致热原性发热(详见第一章第二十七节相关内容)。

五、诊断思路

通过详细的病史询问和体格检查可以对发热的病因进行初步的判断,再选择相应的辅助检查进一步明确诊断。

（一）病史询问

(1) 发病年龄、性别、传染病接触史、预防接种史等。
(2) 了解发热的类型。
(3) 伴随症状或体征(表4-2)。

表4-2 小儿发热的伴随症状或体征

疾病分类	伴随症状或体征
呼吸系统疾病	咳嗽、咳痰、气喘、胸痛、咯血等
消化系统疾病	呕吐、腹泻、腹痛、黏液便、血便等
泌尿系统疾病	尿频、尿急、尿痛、血尿、水肿、畏寒、寒战等
神经系统疾病	神志异常、抽搐、呕吐、头痛等
血液系统疾病	贫血、出血性皮疹、淋巴结肿大、肝脾肿大等
结缔组织疾病	皮疹、淋巴结肿大、关节肿痛、肝脾肿大等

（二）体格检查要点

（1）生命体征。

（2）一般情况：营养状态、精神状态、面容、皮肤黏膜等。

（3）重要脏器体征：

肺部查体：有无三凹征、呼吸音改变等情况。

心脏查体：心率、心律、杂音、心脏大小等情况。

腹部查体：肝脾大小、肾脏大小、腹水、腹壁静脉曲张、腹部柔韧度、压痛及反跳痛等。

（4）其他查体：皮疹、淋巴结、神经系统、鼻旁窦区有无压痛、咽部情况、扁桃体有无肿大等。

（三）鉴别诊断要点

1. 小儿感染性发热的鉴别诊断

小儿感染性发热的鉴别诊断要点见表 4-3。

表 4-3 小儿感染性发热的鉴别要点

鉴别要点	呼吸系统感染	消化系统感染	泌尿系统感染	神经系统感染	其他系统感染（如皮肤感染、鼻窦炎等）
病因	细菌、病毒、支原体、衣原体、真菌等	细菌、病毒、真菌	细菌、真菌	细菌、病毒、结核杆菌、真菌	细菌、真菌
临床表现	发热、咳嗽、咳痰、气喘、气促	发热、腹泻、呕吐、腹痛等	尿频、尿急、尿痛、血尿、腹痛	抽搐、呕吐、头痛、精神萎靡	发热、耳痛、流脓涕、皮肤脓肿
体征	咽部充血和/或肺部可闻及干湿啰音等	脐周压痛，肠鸣音活跃等	尿道口潮红，部分可见分泌物。肾区可伴叩击痛	颈强直、脑膜刺激征、病理征阳性，可出现颅神经受损	鼻旁窦区压痛、耳郭牵拉痛、皮肤疖肿等
辅助检查	血常规、降钙素原、C反应蛋白、真菌联合检测、呼吸道病原、半乳糖甘露糖试验、（1,3）-β-D-葡聚糖试验、胸部X线检查等	血常规、降钙素原、C反应蛋白、大便培养、轮状病毒、腺病毒检测、G-GM试验	血常规、降钙素原、C反应蛋白、中段尿培养、泌尿系彩超、半乳糖甘露糖试验、（1,3）-β-D-葡聚糖试验	血常规、降钙素原、C反应蛋白、脑脊液生化、脑脊液常规及病原学检测、半乳糖甘露糖试验、（1,3）-β-D-葡聚糖试验	血常规、降钙素原、C反应蛋白、肝肾功能检测、血培养、半乳糖甘露糖试验、（1,3）-β-D-葡聚糖试验

2. 小儿非感染性发热的鉴别诊断

小儿非感染性发热的鉴别诊断要点见表4-4。

表4-4 常见小儿非感染性发热的鉴别要点

鉴别要点	川崎病	白血病	幼年特发性关节炎	系统性红斑狼疮
病因	不明	病毒感染、理化因素、遗传因素	感染因素、遗传因素、免疫学因素	遗传、激素、药物和环境等多种因素
临床表现	发热,偶伴呼吸道或消化道症状等	发热、面色苍白、出血、骨、关节疼痛等	发热、关节痛等	发热、关节痛、脱发、光过敏等
体征	皮疹、淋巴结肿大、球结合膜充血、唇皲裂、草莓舌、手足硬性水肿、指(趾)末端膜样脱皮、冠状动脉扩张等	淋巴结肿大、肝脾肿大、胸骨压痛等	红斑样皮疹、淋巴结肿大、肝脾肿大、浆膜炎等	面部蝶形红斑、口腔溃疡、浆膜炎、多脏器受累等
辅助检查	血常规、血沉、C反应蛋白、超声心动图等	外周血象、骨髓象、组织化学染色、溶菌酶	C反应蛋白、自身抗体、X线等	血常规、血沉、自身抗体等

六、诊断流程

小儿发热的诊断流程见图4-1。

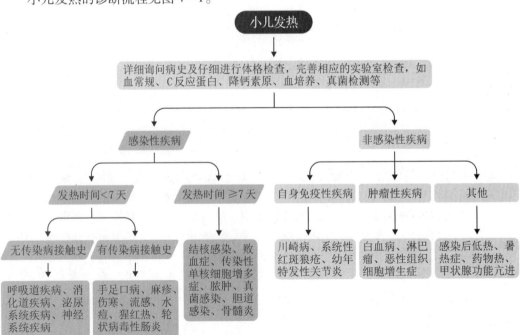

图4-1 小儿发热诊断流程

七、转诊原则

如发热患儿出现表 4-5 中的黄色预警或橙色警戒症状与体征须转诊至专科医院。

表 4-5　发热患儿的症状与体征分级

症状与体征	正常	黄色预警（危险因素）	橙色警戒（中度症状）
皮肤颜色	皮肤、嘴唇和舌的颜色正常	苍白（家长主诉）	苍白、花纹、苍灰和发绀
活动	反应正常，清醒，正常哭或微笑	对周围环境无正常反应，长刺激方能清醒，动作减少	对外界事物无反应，病态面容，各种刺激不能唤醒，虚弱，哭声尖或持续哭闹
呼吸	正常	鼻翼扇动；气促：6～12 个月患儿呼吸频率>50 次/分，>12 个月患儿呼吸频率>40 次/分，氧饱和度≤95%，闻及湿啰音	呻吟；气促：呼吸频率>60 次/分，中至重度吸气性凹陷
脱水	正常皮肤，眼睛和黏膜湿润	黏膜干燥，喂养困难，毛细血管充盈时间延长和/或尿量减少	皮肤弹性减弱，毛细血管充盈时间≥3 秒和尿量减少
其他		发热≥5 天，肢体或关节肿胀，不能负重，肢体瘫痪和肿块>2 cm；任何原因的发热>7 天，常规治疗疗效欠佳者	皮疹压之不褪，前囟饱满，颈强直，惊厥持续状态，神经系统阳性体征，频繁呕吐

八、小结

小儿发热是儿科常见的临床症状之一，很多疾病早期均可表现为发热，因此要注意以下情况：

（1）认真询问病史，以免遗漏重要信息。

（2）体格检查时一定要全面、仔细。

（3）通过病史询问及体格检查初步判断患儿发热的性质（感染性或非感染性）、定位（如呼吸系统、消化系统等），并进行相应的实验室检查进一步印证。

（4）儿科疾病病情变化快，易发展成重症，因此如何鉴别重症患儿是至关重要的，如表 4-5 所述，患儿一旦出现黄色预警或橙色警戒症状则须及时转诊。

九、思考题

患儿，女，1岁3月，因"发热7天"就诊。请思考该患儿的可能诊断及下一步处理。（问诊要点、体格检查要点、鉴别诊断、转诊原则）

（郑方芳）

第二节 小儿咳嗽

一、定义

小儿咳嗽是儿童疾病常见症状之一，既可以是呼吸道疾病的常见症状，也可以是非呼吸道疾病或全身疾病的常见症状。咳嗽是人体自身的一种保护反射，主要作用是消除呼吸道的刺激因素，清除呼吸道的分泌物、渗出物以及侵入呼吸道的异物，是机体防止感染的防御反射之一。

二、原因

小儿咳嗽的原因见表4-6。

表4-6 小儿咳嗽的原因

分类	常见的原因
呼吸道疾病	上呼吸道感染（鼻炎、咽炎、喉炎等）；下呼吸道感染（支气管炎、肺炎等）
胸膜疾病	胸膜炎、胸膜间皮瘤等
呼吸道梗阻	呼吸道受压迫或牵引：纵隔肿瘤、肺门淋巴结肿大等
	呼吸道阻塞：气管或支气管异物、支气管狭窄、呼吸道分泌物等
吸入刺激性气体	吸入寒冷空气、二氧化硫、甲醛等
变态反应和自身免疫性疾病	过敏性鼻炎、支气管哮喘、过敏性咳嗽、特发性肺含铁血黄素沉着症、系统性红斑狼疮等
其他	膈疝、膈下脓肿、肝脓肿、心力衰竭等

三、发生机制

咳嗽的发生主要由于感受区接受刺激后，将刺激传入咳嗽中枢，通过咳嗽中枢再将冲动传向运动神经从而引起咳嗽动作。咳嗽中枢位于延髓，咳嗽的感受区主要分布在耳、鼻、咽、喉、支气管、胸膜等部位。当感受区接受刺激后，会将刺激传入位于延髓的咳嗽中枢，咳嗽中枢再将此冲动传向喉下神经、膈神经及脊髓神经等运动神经，运动神经兴奋分别引起膈肌、咽肌以及其他呼吸肌的运动，从而完成一系列的咳嗽动作。机体则可出现深吸气后，声门关闭，突然快速呼气，气体冲出狭窄的声门裂隙，产生咳嗽动作和声音。

四、诊断思路

通过详细的病史询问和体格检查可以对咳嗽的病因进行初步判断，再选择相应的辅助检查进一步明确诊断。

（一）病史询问

（1）发病年龄、季节、传染病接触史、预防接种史、过敏史等。

（2）咳嗽起病的方式及病程：婴儿突起呛咳，应注意呼吸道异物吸入。若咳嗽与体位有关，应注意鼻后滴漏刺激咽喉引起的咳嗽。咳嗽病程大于4周，胸部X线未见明显异常则为慢性咳嗽，应考虑感染后咳嗽、上气道咳嗽综合征、咳嗽变异性哮喘等。

（3）咳嗽的性质：干咳或刺激性咳嗽多见于呼吸道感染早期或支原体感染；出现犬吠样咳嗽则须警惕急性喉炎；百日咳临床表现多为阵发性痉挛性咳嗽，伴吸气性吼声或鸡鸣样回声；突起的呛咳常见于异物吸入等。

（4）伴随症状：小儿不同咳嗽的伴随症状均不一样，详见表4-7。

表4-7 小儿不同咳嗽的伴随症状

伴随症状	常见疾病
发热	呼吸道感染、结缔组织疾病、白血病肺部浸润、肺部肿瘤、肺结核、肺脓肿等
胸痛	胸膜炎、大叶性肺炎、气胸、心包炎等
气喘	毛细支气管炎、支气管哮喘、呼吸道异物等
咯血	空洞性肺结核、肺炎、支气管扩张症、肺含铁血黄素沉着症等
果酱色痰	肺吸虫病、肺阿米巴病等

（二）体格检查要点

（1）生命体征。

（2）一般情况：营养状态、精神状态、面容、皮肤黏膜等。

（3）重要脏器体征：

肺部查体：有无实变体征或叩诊为过清音，呼吸音是否增强或减弱，呼吸音是否粗糙，有无干湿啰音等情况。

心脏查体：心率、心律、杂音、心脏大小等情况。

腹部查体：肝脾大小、肾脏大小、腹水、腹壁静脉曲张、腹部柔韧度、压痛及反跳痛等。

（4）其他查体：皮疹、淋巴结、神经系统、鼻旁窦区有无压痛、有无鼻后分泌物、咽部情况、扁桃体有无肿大等。

(三) 鉴别诊断要点

1. 呼吸道疾病导致小儿咳嗽的鉴别诊断

呼吸道疾病导致小儿咳嗽的鉴别诊断要点见表4-8。

表4-8 呼吸道疾病导致小儿咳嗽的鉴别要点

鉴别要点	上呼吸道疾病	气管及支气管疾病	肺部疾病
常见疾病	上呼吸道感染、慢性鼻窦炎、喉炎、感染后咳嗽等	气管及支气管炎、支气管哮喘、支气管扩张症等	肺炎、毛细支气管炎、支原体肺炎、肺结核、肺脓肿、肺真菌病、肺部肿瘤等
临床表现	咳嗽、发热、咽痛、流涕、鼻塞、皮疹等	发热、咳嗽、气喘、咯血、皮疹等	咳嗽、咳痰、咯血、发热、气促、发绀、胸痛等
体征	咽部充血,鼻后可见分泌物,肺部未闻及干湿啰音等	肺部可闻及痰鸣音或/和干啰音,部分可出现呼吸增快	肺部叩诊可呈实音,可闻及干湿啰音,部分出现肺不张
辅助检查	血常规、支原体抗体检测、鼻旁窦X线、鼻咽镜等	血常规、降钙素原、C反应蛋白、肺功能、胸部X线等	血常规、降钙素原、C反应蛋白、肺功能、胸部X线、胸部CT、纤维支气管镜等

2. 非呼吸道疾病导致小儿咳嗽的鉴别诊断

非呼吸道疾病导致小儿咳嗽的鉴别诊断要点见表4-9。

表4-9 非呼吸道疾病导致小儿咳嗽的鉴别要点

鉴别要点	心血管疾病	胸膜、纵隔疾病	先天性畸形
常见疾病	肺淤血、肺水肿、肺栓塞、心包积液、心包炎等	胸膜炎、纵隔肿瘤、纵隔结核等	先天性食管闭锁、横膈疝、消化道重复畸形等
临床表现	咳嗽、呼吸困难、咳粉红色泡沫痰等	咳嗽、胸痛等	出生后不久咳嗽、呛咳、发绀、吞咽困难等
体征	部分患儿双肺可闻及湿啰音,可有心衰表现	胸骨上端压痛	呼吸困难、三凹征,部分出现纵隔移位或肠梗阻表现
辅助检查	胸部X线、CT、超声心动图等	胸部X线、胸部CT	胸部X线、CT,支气管、消化道造影等

五、诊断流程

小儿咳嗽诊断流程见图4-2。

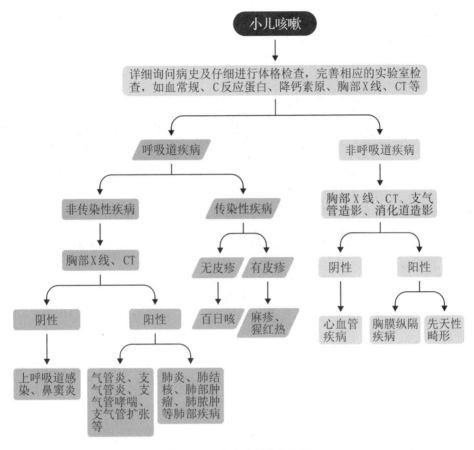

图 4-2 小儿咳嗽诊断流程

六、转诊原则

小儿咳嗽常见的病因以下气道感染多见,包括支气管炎和肺炎,如出现下列情况之一,建议转诊:

(1) 呼吸空气条件下,动脉血氧饱和度(SaO_2)≤0.92(海平面)或≤0.90(高原)或有中心性发绀。

(2) 呼吸空气条件下,呼吸频率(RR)增快,年长儿RR>50次/分,婴儿RR>70次/分,除外发热、哭闹等因素的影响。

(3) 呼吸困难:三凹征、鼻翼扇动。

(4) 间歇性呼吸暂停,呼吸呻吟。

(5) 持续高热3~5天不退者或伴先天性或基础疾病,如先天性心脏病、先天性呼吸道畸形、先天性支气管肺发育不良、重度营养不良、重度贫血等。

(6) 胸片等影像学资料证实双侧或多肺叶受累或肺叶实变并肺不张、胸腔积液或短期内病变进展者。

(7) 拒食或有脱水症者。

（8）2月龄以下肺炎患儿或家庭无法提供充分观察和监护的患儿。

（9）病因明确，经常规治疗疗效欠佳者。

七、小结

（1）小儿咳嗽是呼吸道疾病的常见症状之一，也是非呼吸道疾病或全身疾病的常见症状，切忌先入为主，误认为咳嗽就是呼吸道疾病的临床表现。

（2）全面询问病史和体格检查，尤其注意肺外症状及体征，以免误诊。

（3）通过病史询问及体格检查初步判断患儿咳嗽的来源，再进行相关检查进一步明确来源。

（4）儿童咳嗽常见的病因是下气道感染，容易出现心力衰竭、呼吸衰竭、中毒性脑病等，一旦出现呼吸困难、缺氧、全身情况差等表现则及时转诊。

八、思考题

患儿，男，10月龄，因"咳嗽1周，加重伴气喘3天"就诊。请思考该患儿的可能诊断及下一步处理。（问诊要点、体格检查要点、鉴别诊断、转诊原则）

（郑方芳）

第三节 小儿水肿

一、定义

水肿（edema）是指过量的液体在组织间隙或体腔中积聚导致组织肿胀的现象。按水肿累及的范围可将水肿分为全身性和局部性水肿。当液体在体内组织间隙呈弥漫性分布时呈全身性水肿；液体积聚在局部组织间隙时呈局部性水肿；水肿发生于体腔者称之为积液，如胸腔积液、腹腔积液、心包积液。一般情况下，水肿这一术语不包括脑水肿、肺水肿等内脏器官的水肿。

二、原因

小儿水肿常见的原因见表4-10。

表 4-10　小儿水肿的原因

分类	常见的原因
全身性水肿	肾性水肿疾病（急性肾小球肾炎、肾病综合征等）、心性水肿疾病（充血性心力衰竭、缩窄性心包炎等）、肝性水肿疾病（慢性肝炎、肝硬化等）、营养不良性水肿、水钠紊乱所致水肿（低钠血症、高钠血症等）、内分泌紊乱所致水肿（原发性醛固酮增多症、甲状腺功能减退症等）、结缔组织病所致水肿（过敏性紫癜、川崎病、系统性红斑狼疮、皮肌炎等）、药物性水肿（皮质激素、胰岛素等）、新生儿水肿（先天性肾病、原发性淋巴水肿）、新生儿硬肿症
局部性水肿	炎性水肿（疖肿、丹毒、蜂窝织炎等）、局部损伤性水肿（局部深组织挫伤、骨折等）、血管源性水肿、静脉阻塞性水肿（上腔静脉阻塞综合征、下腔静脉阻塞综合征等）、淋巴性水肿（丝虫病等）、神经营养障碍所致的水肿

三、发生机制

水肿的发生机制分为血管内外液体交换平衡失调，体内外液体交换平衡失调——钠潴留、水潴留，静脉回流障碍，淋巴回流障碍，详见第一章第二十节。

四、诊断思路

（一）小儿水肿发生的年龄特点

小儿水肿发生的年龄特点详见表 4-11。

表 4-11　小儿水肿发生的年龄特点

年龄	常见水肿疾病
新生儿期	新生儿溶血病、硬肿症、先天性心脏病等
婴幼儿期	低蛋白水肿、肾病综合征、先天性心脏病、神经血管性水肿等
年长儿	肾小球肾炎、肾病综合征、心力衰竭、肝源性水肿、静脉回流阻塞性水肿、血管神经性水肿等

（二）小儿水肿发生部位的特点

小儿水肿发生部位的特点详见表 4-12。

表 4-12 小儿水肿发生部位的特点

小儿水肿发生的部位	水肿的特点
肾性水肿	首发于颜面部、双眼睑、面部、双下肢,逐渐蔓延至全身
肝性水肿	常以腹水为主,皮下水肿次之,伴随低蛋白血症时水肿可波及全身,常因患者长期维持坐位,双下肢水肿则更明显
心性水肿	首发于双下肢、臀部等,严重时累及面部
血管神经性水肿	多为局部性,如唇、咽、喉、四肢远端以及躯干某区域,水肿的发生及消退均较迅速

(三) 伴随症状

不同小儿水肿伴随的症状也不相同,具体内容见表 4-13。

表 4-13 不同小儿水肿的伴随症状

不同小儿水肿	伴随症状
肾性水肿	水肿发生前可有感染病史,伴尿量、尿色的改变,部分可出现泡沫尿,或伴有高血压等
肝性水肿	可伴有肝大、肝硬化以及呕吐等消化系统症状,部分可见黄疸等
心性水肿	伴有心悸、呼吸困难、心率增快等心血管系统症状
营养不良性水肿	有慢性疾病或消化性疾病、热量供给不足或维生素缺乏等病史,常伴贫血、消瘦等症状
血管神经性水肿	有过敏病史或家族中有过敏史,伴有皮疹、瘙痒或疼痛等症状

(四) 体格检查要点

(1) 水肿的部位、范围、性质、程度。
(2) 生命体征。
(3) 一般情况:营养状态、精神状态、面容、皮肤黏膜等。
(4) 重要脏器体征:
心脏查体:检查心律、心率、杂音、心脏大小、有无颈静脉怒张等。
肺部查体:检查呼吸频率、呼吸音、有无呼吸困难等。
腹部查体:检查有无腹壁静脉曲张、肝脾大小、肾脏大小、有无腹水等。
(5) 其他体征:淋巴结、神经系统等。

(五) 鉴别诊断要点

1. 小儿全身性水肿的鉴别诊断

小儿全身性水肿的鉴别诊断要点见表 4-14。

表 4-14　小儿全身性水肿的鉴别要点

鉴别要点	肾性水肿	心性水肿	肝性水肿	营养不良性水肿	水钠紊乱所致水肿	内分泌紊乱所致水肿	结缔组织病所致水肿
病因	肾脏疾病	心脏疾病	肝脏疾病	营养不良	低钠血症、高钠血症	甲状腺、皮质醇功能异常等	过敏性紫癜、川崎病等
临床表现及体征	高血压、泡沫尿、尿量减少等	心悸、呼吸困难、心率增快等	肝大、肝硬化以及呕吐等	贫血、消瘦等	呕吐、嗜睡,甚至惊厥等	向心性肥胖、满月脸、生长发育迟缓等	皮疹、腹痛、淋巴结肿大等
水肿部位	颜面、双眼睑和双下肢水肿,逐渐蔓延至全身	首发于双下肢、臀部等,严重时累及面部	腹水、皮下水肿	首发于下肢,重者蔓延至全身	眼睑、面部浮肿,重者波及全身	面部、四肢,重者波及全身	手足、颜面,重者可有全身水肿
辅助检查	尿液分析、尿蛋白定量、肾脏彩超等	BNP、超声心电图等	肝功能、消化系统彩超等	血常规、血浆白蛋白、渗透压等	血电解质、血浆渗透压等	甲状腺功能、电解质、皮质醇、垂体MRI等	血沉、C反应蛋白、尿液分析、超声心动图、抗核抗体等

2. 小儿局部性水肿的鉴别诊断

小儿局部性水肿的鉴别诊断要点详见表 4-15。

表 4-15　小儿局部性水肿的鉴别要点

鉴别要点	炎性水肿	血管神经性水肿	静脉阻塞性水肿	淋巴水肿
病因	感染、化学性或物理性刺激、虫咬伤、烧伤等	过敏	上腔静脉阻塞综合征、下腔静脉阻塞综合征	淋巴管主干回流阻塞、丝虫病
临床表现及体征	全身发热,局部有红、肿、热、痛等	水肿区发痒、皮肤张力高、喉头水肿等	咳嗽、呼吸困难或腹胀等	皮肤粗糙、皮下组织增厚等

续表 4-15

鉴别要点	炎性水肿	血管神经性水肿	静脉阻塞性水肿	淋巴水肿
水肿部位	炎症部位	多位于头面部、颈部、上肢	上腔静脉阻塞所致披肩状水肿，即面、颈、肩、上肢等部位水肿；下腔静脉阻塞所致下肢水肿、阴囊水肿	多累及下肢，其次为阴囊、阴唇及上肢，呈离心性水肿
辅助检查	血常规、降钙素原、C反应蛋白等	过敏原检测等	上腔静脉造影、胸部X线、腹部X线等	淋巴造影等

五、诊断流程

小儿水肿的诊断流程详见图 4-3。

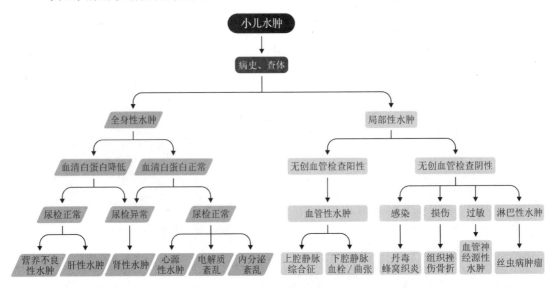

图 4-3 小儿水肿诊断流程

六、转诊原则

（1）严重水肿，出现浆膜腔积液时。
（2）出现水肿伴高血压、尿少时。
（3）过敏导致水肿，出现喉头水肿、呼吸困难时。
（4）生命体征不稳定时。
（5）病因不明的水肿，无法确诊或进一步诊治时。
（6）诊断明确的水肿，经积极治疗疗效欠佳时。

七、小结

（1）小儿水肿病因较多，如不详细询问病史和进行仔细的体格检查，容易漏诊或误诊。

（2）临床上可根据患儿的年龄、水肿部位及性质进行初步判断，如是全身水肿还是局部水肿，是否存在其他症状及体征，再结合实验室检查明确诊断。

（3）如有呼吸困难、合并全身症状、严重水肿或生命体征不平稳时应尽早转诊。

八、思考题

患儿，女，6岁8月，因"水肿1周，加重2天"就诊。请思考该患儿可能的诊断及下一步处理。（问诊要点、体格检查要点、鉴别诊断、转诊原则）

（郑方芳）

第四节 小 儿 呕 吐

一、定义

呕吐（vomiting）是胃或部分小肠内容物通过胃的强烈收缩经食道、口腔排出体外的一种临床症状。小儿呕吐是小儿常见的临床症状之一，如果不能及时有效地诊治可能会影响患儿摄入各种营养物质，引起电解质和内环境紊乱，病情严重者可导致脱水，甚至休克、死亡。

二、原因

小儿呕吐的常见原因见表4-16。

表4-16 小儿呕吐的常见原因

分类	常见原因
消化系统疾病	感染性：急性胃肠炎、细菌性痢疾、病毒性肝炎、胆道蛔虫、急性阑尾炎、口腔溃疡、鹅口疮
	梗阻性：先天性食管闭锁、贲门失弛缓症、先天性肥厚性幽门狭窄、先天性肠闭锁、肠旋转不良、先天性巨结肠、胎粪性腹膜炎、环状胰腺、肛门狭窄、肠梗阻及胎粪性肠梗阻、肠系膜上动脉综合征
中枢神经系统疾病	中枢神经系统感染性疾病、颅内占位、颅脑损伤、新生儿颅内出血

续表 4-16

分类	常见原因
其他因素	其他系统感染：呼吸系统感染、泌尿系统感染
	代谢障碍及体内毒素：糖尿病酮症酸中毒、尿毒症、低钠血症、急性全身性感染
	急性中毒：食物中毒、药物中毒
	喂养方法不当、咽下综合征、幽门痉挛、药物影响、神经官能性呕吐、晕车、晕船等

三、发生机制

呕吐是机体的一个复杂的神经反射动作行为，包括三个阶段：恶心、干呕与呕吐。恶心时胃的张力减弱，十二指肠的张力增强；干呕时胃窦部短暂收缩，胃上部放松；呕吐时胃窦部持续收缩，胃贲门开放，腹肌收缩导致腹压增加，从而使胃或部分小肠内容物急速而猛烈地向上反流，经食道、口腔排出体外。

呕吐中枢位于机体的延髓，它有两个功能不同的区域：一是神经反射中枢，即呕吐中枢，位于延髓外侧网状结构的背部，来自消化道、大脑皮质、内耳前庭、冠状动脉以及化学感受器触发带（chemoreceptor trigger zone）的传入冲动传至神经反射中枢，支配呕吐动作；二是化学感受器触发带，位于延髓第四脑室的底面，机体接受各种体外的化学物质或药物及内生代谢产物或毒素的刺激，可引发神经冲动，传至呕吐中枢引起呕吐。

四、诊断思路

通过详细病史询问和体格检查可以对小儿呕吐的病因做出初步的判断及分类，再选择相应的辅助检查以进一步明确诊断。

（一）问诊要点

（1）新生儿期：应询问有无胎儿宫内窘迫、窒息抢救、产伤及母难产史。

（2）呕吐的时间：进食后 15 分钟内即发生呕吐，多为食道病变引起，如贲门痉挛、食道闭锁等；进食后 30 分钟内出现呕吐，病变多在胃及幽门部位，如幽门痉挛、幽门肥厚性梗阻、食物中毒、胃炎或溃疡病等；在较晚期出现呕吐可见于下消化道梗阻和肾衰竭。

（3）呕吐与进食、药物、毒物等的关系：应询问呕吐的发生与进食、药物、精神因素是否相关；有无不洁饮食史及误服、过量服用药物、毒物史；有无颅脑外伤史。

（4）呕吐物及呕吐性质：呕吐物如为奶汁、奶块、食物而无胆汁可见于贲门失弛缓症、幽门痉挛及梗阻；呕吐物含胆汁可见于高位小肠梗阻及胆道蛔虫症；呕吐物带粪便多见于下段或更低位的肠梗阻。喷射性呕吐多见于高颅压及先天性肥厚性幽门狭窄；溢奶多见于喂养不当或胃食管反流的婴儿。

（5）其他伴随症状：呕吐伴腹痛、腹泻多见于胃肠道的急性感染性疾病；呕吐伴发热见于急性胃肠道或全身感染；呕吐伴剧烈头痛时注意高颅压情况。

(二) 体格检查要点

(1) 生命体征。

(2) 一般情况：有无脱水表现，精神状态、皮肤弹性、眼窝、有无眼泪、口唇黏膜、末梢循环。

(3) 腹部检查：胃肠型、蠕动波、腹肌紧张度、腹部压痛及反跳痛、包块、肝胆脾触诊、移动性浊音、肠鸣音。

(4) 心肺、神经等其他系统检查：应进行全面体格检查以发现相关阳性体征。

(三) 鉴别诊断

小儿常见呕吐性疾病的鉴别诊断要点详见表4-17。

表4-17 小儿常见呕吐性疾病的鉴别要点

鉴别要点	消化道感染性疾病	消化道梗阻	中枢神经系统疾病	代谢障碍	急性中毒
病因	细菌或病毒感染	先天畸形或梗阻	感染或颅内占位、出血，外伤史	代谢异常	中毒
临床表现及体征	呕吐、腹痛、腹泻、发热，症状轻重不一，重者伴脱水征、休克	呕吐、腹胀、腹痛、无肛门排气和排便，腹部体检可见胃肠型及蠕动波，肠鸣音亢进或减弱、消失，腹膜炎体征	喷射性呕吐、头痛、精神差、昏迷，前囟区隆起、腱反射亢进、脑膜刺激征	呕吐，伴随原发病表现	呕吐，伴随不同中毒症状及相关体征
呕吐时间	数小时或24小时内	出生后不久反复出现，下消化梗阻在较晚期出现	高颅压时出现	较晚出现	较早出现
呕吐与进食的关系	进食后	进食后	与进食无明显相关	与进食无明显相关	与进食无明显相关
呕吐物性质	胃内容物	含胆汁见于高位肠梗阻，带粪汁多见于下段或更低位的肠梗阻	胃内容物	胃内容物	胃内容物
病程进展	一般病程较短，治疗1~2天病情好转	病程进行性加重	病程进行性加重	依据原发病而定	病程进展快
辅助检查	电解质、呕吐物化验	食道X线造影、胃肠钡餐、腹部立位平片、内镜	脑超声波、颅脑CT或MRI、脑血管造影、脑脊液	电解质、肾功能、血糖、尿酮	毒物分析

五、诊断流程

小儿呕吐的诊断流程见图4-4。

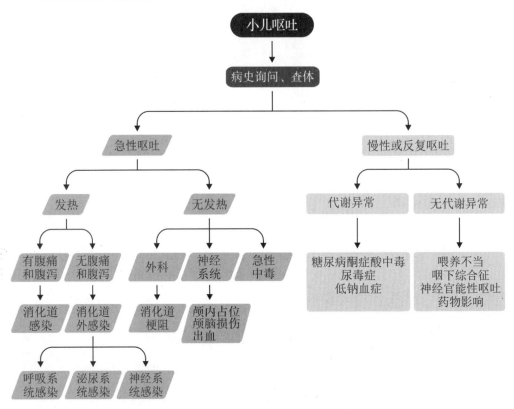

图4-4 小儿呕吐的诊断流程

六、转诊原则

(1) 呕吐伴随严重电解质紊乱、重度脱水征、休克,经治疗后无明显好转时。

(2) 呕吐伴随精神差、高颅压表现,全科医生无法确诊或进一步治疗时。

(3) 经积极治疗,疗效不佳者。

七、小结

(1) 小儿呕吐是小儿消化系统疾病及全身疾病的常见伴随症状之一,应全面详细询问病史并进行体格检查,以免误诊和漏诊。

(2) 通过询问病史及体格检查可初步判断患儿呕吐的病因及分类,再行相关检查进一步明确诊断。

(3) 如呕吐伴随严重的电解质紊乱、酸碱失衡、重度脱水征、休克,或伴随精神差、高颅压表现,经治疗后无明显好转时,应及时转诊至专科诊治。

八、思考题

患儿,男,10岁,因"呕吐伴发热、头痛2天"就诊。请思考该患者的可能诊断及下一步处理。(问诊要点、体格检查要点、鉴别诊断、转诊原则)

(伍俊)

第五节 小儿腹泻

一、定义

小儿腹泻(diarrhea)主要表现为大便次数增多或大便性状改变,可伴随发热、呕吐、腹胀、腹痛等症状,病情严重者可伴有不同程度的水、电解质、酸碱平衡紊乱,甚至休克、死亡。

二、原因

小儿腹泻的常见原因见表4-18。

表4-18 小儿腹泻的常见原因

分类	常见原因
感染性腹泻	肠道内感染:①细菌性,如大肠杆菌、空肠弯曲菌、耶尔森菌、鼠伤寒沙门菌、其他(变形杆菌、绿脓杆菌、枸橼酸杆菌、克雷伯菌、金黄色葡萄球菌、难辨梭状芽孢杆菌)。②病毒性,如轮状病毒、诺瓦克病毒、其他(小圆病毒、星状病毒、冠状病毒、腺病毒)。③寄生虫性,如蓝氏贾第鞭毛虫、结肠小袋虫、隐孢子虫、溶组织阿米巴原虫。④真菌性,如白色念珠菌
	肠道外感染:中耳炎、肺炎、肾盂肾炎、脑膜炎
非感染性腹泻	饮食护理不当、牛乳过敏、低或无丙种球蛋白血症、结肠过敏、先天性失氯性腹泻

三、发生机制

导致小儿腹泻的机制有:
(1)渗透性腹泻:肠腔内存在大量不易吸收的高渗透活性的物质。
(2)分泌性腹泻:肠腔内各种电解质分泌过多。
(3)渗出性腹泻:炎症反应所致的肠腔内液体大量渗出。

(4) 肠道功能性腹泻：肠管运动功能异常。

临床上大多数腹泻并不是由以上某种单一机制引起，而是在多种机制共同作用下发生发展的。

四、诊断思路

通过详细的病史询问和体格检查可以对小儿腹泻的病因做出初步诊断，再选择相应的辅助检查进一步明确诊断。

（一）问诊要点

（1）诱因及流行病学史：起病前有无不洁饮食或受凉史、年龄、性别、居住环境、个体或集体发病、散发或流行性、发病季节、最近有无腹泻病接触史。

（2）既往用药情况：是否长期使用各种广谱抗生素、激素或免疫抑制剂。

（3）粪便的量、次数、颜色、性状：有无饥饿性粪便、糖（淀粉）过多粪便、脂肪性粪便、小肠炎粪便、结肠炎粪便、黏液血便、水样便、蛋花样便。

（4）其他消化道症状：有无呕吐、腹胀、腹痛、反酸、嗳气。

（5）是否发热。

（二）体格检查要点

（1）生命体征。

（2）一般情况：神志烦躁或淡漠、嗜睡、昏睡、口唇湿润或干燥、前囟和眼眶正常或凹陷、皮肤弹性正常或变差、四肢温暖或冰凉、厥冷。

（3）腹部检查重点：有无舟状腹或腹部膨隆，腹部有无压痛及压痛部位，腹部有无反跳痛，腹部有无包块及包块大小、部位、形状、压痛、活动度，肠鸣音减弱、消失或亢进。

（4）心肺、神经等其他系统检查：应进行全面体格检查以发现相关阳性体征。

（三）鉴别诊断

小儿常见腹泻的鉴别诊断要点见表4-19。

表4-19 小儿常见腹泻病的鉴别要点

鉴别要点	肠道内感染性腹泻				肠道外感染性腹泻	非感染性腹泻
病因	细菌感染	病毒感染	寄生虫感染	真菌感染	胃肠外系统感染	喂养不当、过敏、低或无丙种球蛋白
临床表现及体征	腹泻伴发热、腹痛、呕吐，腹部有压痛，肠鸣音活跃，严重者伴脱水、酸中毒、休克	腹泻、呕吐、有前驱上感症状	腹泻、腹痛	腹泻，常有低热、纳差、精神萎靡	腹泻，伴随原发病症状及体征	腹泻，过敏者伴有哮喘、鼻炎、荨麻疹等

续表 4-19

鉴别要点	肠道内感染性腹泻			肠道外感染性腹泻	非感染性腹泻
粪便性质	黏液脓血便	蛋花汤样或水样便，无臭味	水样便、恶臭，血便及黏液便少见	泡沫状水样便，或有黏液、发酵气味	稀薄或水样便，无脓血	稀糊状或蛋花汤样便，无脓血及酸臭味，糖（淀粉）过多粪便，脂肪粪便
病程进展	起病急	起病急	急性或慢性	迁延或慢性	起病急	多为慢性迁延性
辅助检查	大便常规、大便细菌培养	大便常规、大便病毒检测、血清学检测	大便常规、电子显微镜检查、血清学检测	大便常规、大便真菌培养	大便常规	过敏原、免疫球蛋白检测

五、诊断流程

小儿腹泻的诊断流程见图 4-5。

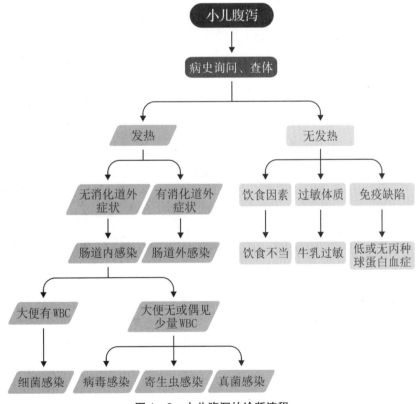

图 4-5 小儿腹泻的诊断流程

六、转诊原则

（1）腹泻伴随严重酸中毒、脱水征、休克，经治疗后无明显好转时。
（2）腹泻伴随全身感染中毒症状重，全科医生无法确诊或进一步治疗时。
（3）经积极治疗，腹泻无好转甚至加重时。

七、小结

（1）小儿腹泻是小儿消化道疾病及全身疾病常见的症状之一，应全面询问病史并进行体格检查，重点检查腹部体征及神志、有无脱水征。
（2）通过详细询问病史及体格检查可初步判断患儿腹泻的病因及分类，再行相关检查以进一步明确诊断。
（3）如出现腹泻伴随严重的酸中毒、脱水征、休克，或伴随全身感染中毒症状重，经治疗后无明显好转时，应及时转诊至专科诊治。

八、思考题

患儿，男，5月龄，因"腹泻3天，发热、嗜睡、尿少1天"就诊。请思考该患者的可能诊断及下一步处理。（问诊要点、体格检查要点、鉴别诊断、转诊原则）

（伍俊）

第六节 小儿皮疹

一、定义

皮疹（skin rash）是一种皮肤病变，有单纯的皮肤颜色改变、皮肤表面隆起、水疱、疱疹等多种表现形式，它是儿科各种疾病的常见体征之一。根据不同疾病的前驱期表现，皮疹的形态、大小、分布、出疹和退疹演变规律，分析皮疹的特征，有利于对原发疾病的诊断、鉴别诊断和治疗。

二、原因

小儿皮疹的常见原因见表4-20。

表4-20 小儿皮疹的常见原因

分类	常见原因
感染性疾病	病毒感染：麻疹、风疹、幼儿急疹、肠道病毒感染、传染性单核细胞增多症、巨细胞病毒感染、水痘-带状疱疹、天花、流行性出血热
	细菌感染：猩红热、流行性脑脊髓膜炎、伤寒和副伤寒、败血症、脓疱疮、新生儿脓疱疮
	其他：钩端螺旋体病、先天梅毒、斑疹伤寒、白色念珠菌病
变态反应性疾病	局限性：婴儿湿疹、接触性皮炎、荨麻疹、血管神经性水肿、尿布疹
	全身性：变应性亚败血症、血清病、药物疹、丘疹样荨麻疹
血液病	新生儿出血、免疫性血小板减少症、白血病、朗格汉斯细胞组织细胞增生症、血友病
维生素缺乏症	烟酸缺乏症、维生素C缺乏症、维生素A缺乏症
免疫风湿类疾病	川崎病、过敏性紫癜、风湿病、类风湿病、系统性红斑狼疮、皮肌炎、结节性多动脉炎

三、发生机制

临床上根据皮疹形态皮疹可分为斑疹、丘疹、斑丘疹、疱疹、大疱、脓疱、瘀点、紫癜、瘀斑、血肿、风团、结节、肿块等。发病机制如下：

（1）斑疹、丘疹、斑丘疹：斑疹为真皮内的血管扩张，多呈红色或淡红色，不突出皮肤表面，压之可褪色，形态、大小不等，可融合成大片状；丘疹为表皮或真皮浅层内的血管肿胀，各种炎性细胞浸润，血浆、红细胞渗出，皮疹上面的表皮细胞发生肿胀、坏死、角化、脱屑，所以丘疹突出于皮肤表面，形态、大小不等，也可融合成大片状；斑丘疹指斑疹和丘疹同时存在。

（2）疱疹、大疱：疱疹为皮肤表皮的棘状细胞变性、水肿，形成囊状细胞，进一步液化、破裂，相邻细胞融合成空腔形成疱疹；大疱为棘状细胞层松解，细胞间桥变性、萎缩、断裂，棘状细胞间不能紧密连接而出现表皮内裂隙，真皮渗出液进入裂隙而形成大疱。

（3）脓疱：当合并细菌感染时，表皮水疱液内进入很多中性粒细胞，清亮水疱液变成脓性疱液，形成脓疱。

（4）瘀点、紫癜、瘀斑、血肿：皮肤或黏膜血管中血液流出淤积在组织内，皮肤表面光滑呈红色斑点，随后由紫转青，最终变成淡黄色而消失。按出血程度轻重不等，出血斑点呈针头状大小者（小于3 mm）称瘀点；大小为3～5 mm者称为紫癜；出血成片者称为瘀斑（大于5 mm）；如出血过多积聚皮下，使皮肤表面隆起者称为血肿。

（5）荨麻疹（风团）：局部皮肤毛细血管扩张，发生红斑，血清渗出形成皮肤组织内血肿，呈片状略微隆起的皮疹，皮疹中央水肿区挤压组织呈淡白色，周围血肿区呈玫瑰色红晕。风团常迅速出现和消失，多伴瘙痒感和灼热感。

（6）结节、肿块：结节是真皮或皮下的炎症或非炎症性实体，边界分明，小结节隐没在皮肤内，触诊才可查及，大结节隆起皮面，视诊即可查及；肿块较结节大，常深入皮下组织。

四、诊断思路

通过详细的病史询问和体格检查可以对小儿皮疹的病因做出初步的判断和分类，再选择相应的辅助检查进一步明确诊断。

（一）问诊要点

（1）有关原发病或皮疹病因的病史。

（2）既往患病史、预防接种史、传染病接触史、食物及药物过敏史、喂养史。

（3）前驱期表现：前驱期时间长短和各种临床表现。

（二）体格检查要点

（1）生命体征：体温、脉搏、呼吸、血压。

（2）一般情况：精神状态。

（3）皮疹检查：皮疹的形态、大小、分布、数量、颜色、坚实度等，出疹和退疹的演变规律，有无脱屑或色素沉着。

（4）心肺、神经等其他系统检查：应全面进行体格检查以发现相关阳性体征，如口腔科氏斑（Koplik 斑）、淋巴结肿大、口腔皲裂、杨梅舌、脑膜刺激征等。

（三）鉴别诊断

小儿常见出疹性疾病的鉴别要点见表 4-21。

表 4-21 小儿常见出疹性疾病的鉴别要点

鉴别要点	麻疹	风疹	幼儿急疹	猩红热	肠道病毒感染	药物疹
病因	麻疹病毒	风疹病毒	人疱疹病毒-6型	乙型溶血性链球菌	埃可病毒、柯萨奇病毒	用药史
全身症状及其他特征	发热、咳嗽、畏光、鼻卡他、结膜炎、Koplik 斑	全身症状轻，耳后、枕部淋巴结肿大并触痛	主要见于婴幼儿，一般情况好，高热时可有惊厥，耳后、枕部淋巴结亦可肿大，常伴有轻度腹泻	发热、咽痛、头痛、呕吐、杨梅舌、环口苍白圈、颈部淋巴结肿大	发热、咽痛、流涕、结膜炎、腹泻、全身或颈部淋巴结肿大、枕后淋巴结肿大	原发病症状

续表 4-21

鉴别要点	麻疹	风疹	幼儿急疹	猩红热	肠道病毒感染	药物疹
皮疹特点	红色斑丘疹，自头面部—颈—躯干—四肢，退疹后有色素沉着及细小脱屑	面颈部—躯干—四肢，斑丘疹，疹间有正常皮肤，退疹后无色素沉着及脱屑	红色细小密集斑丘疹，头面部及躯干部多见，四肢较少，一天内出齐，次日即开始消退	皮肤弥漫性充血，上有密集针尖大小丘疹，全身皮肤均可受累，疹退后伴脱皮	散在斑疹或斑丘疹，很少融合，1～3天消退，不脱屑，有时可呈紫癜样或水疱样皮疹	皮疹多变，斑丘疹、疱疹、猩红热样皮疹、荨麻疹等。明显的痒感，摩擦及受压部位多
发热与皮疹的关系	发热3～4天后出疹，出疹期为发热的高峰期	症状出现后1～2天出疹	高热3～5天，热退疹出	发热1～2天出疹，出疹时高热	发热或热退后出疹	发热多为原发病引起
辅助检查	鼻咽拭子麻疹病毒、血清特异性麻疹IgM抗体	鼻咽拭子风疹病毒、血清特异性风疹IgM抗体	血常规、外周血淋巴细胞检测、人疱疹病毒-6型	抗链球菌溶血素、咽拭子培养	血常规、肠道病毒检测	血常规、嗜酸性粒细胞检测

五、诊断流程

小儿皮疹的诊断流程详见图4-6。

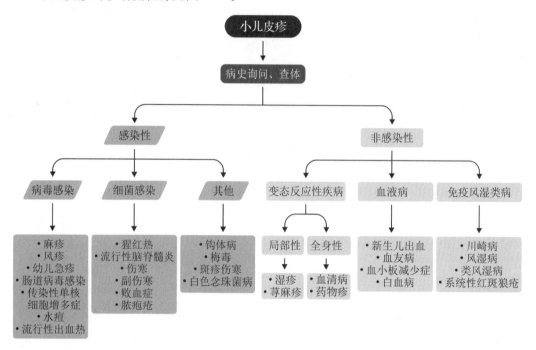

图4-6 小儿皮疹的诊断流程

六、转诊原则

（1）严重的皮疹伴随全身感染中毒症状，经治疗后无明显好转时。

（2）病因不明或皮疹推测是由血液肿瘤性疾病、免疫风湿类疾病等原因引起，全科医生无法确诊或进一步治疗时。

七、小结

（1）小儿皮疹是儿科各种疾病的常见体征之一。不同疾病的皮疹的形态、大小、分布、出疹和退疹演变规律不同。

（2）通过详细病史询问及体格检查可初步判断患儿皮疹的病因和分类，再进行相关检查进一步明确诊断。

（3）如出现严重的皮疹伴随全身感染中毒症状，病因不明或皮疹推测是由血液肿瘤性疾病、免疫风湿类疾病等原因引起，经治疗后无明显好转时，应及时转诊至专科诊治。

八、思考题

患儿,女,1岁,因"高热、畏光3天,精神差伴皮疹1天"就诊。请思考该患者的可能诊断及下一步处理。(问诊要点、体格检查要点、鉴别诊断、转诊原则)

(伍俊)

参考文献

[1] 封志纯,祝益民. 实用儿童重症医学 [M]. 北京:人民卫生出版社,2012:488-490.
[2] 胡亚美,江载芳. 诸福棠实用儿科学 [M]. 8版. 北京:人民卫生出版社,2015:287-290.
[3] 廖清奎. 儿科症状鉴别诊断 [M]. 2版. 北京:人民卫生出版社,2005:22-31.
[4] 罗双红,舒敏,温杨等. 中国0至5岁儿童病因不明急性发热诊断和处理若干问题循证指南:标准版 [J]. 中国循证儿科杂志,2016,11(2):81-96.
[5] 万学红,卢雪峰. 诊断学 [M]. 9版. 北京:人民卫生出版社,2018:16-18.
[6] 王卫平,孙锟,常立文. 儿科学 [M]. 9版. 北京:人民卫生出版社,2018:226-234.
[7] 中华医学会儿科学分会呼吸学组,中华儿科杂志编辑委员会. 儿童社区获得性肺炎管理指南(2013修订)(上) [J]. 中华儿科杂志,2013,51(10):745-752.

第五章 眼科常见临床症状

第一节 视力下降

一、定义

视力（visual acuity）是分辨二维物体形状、大小的能力，一般分为中心视力与周边视力。中心视力又分为远视力与近视力，反映了视网膜黄斑中心凹处的视觉敏感度。周边视力一般称为视野。视力下降一般指突然或者逐渐出现的看远物或看近物不清楚。本节主要讲述中心视力下降。

二、原因

视力下降的常见原因见表5-1。

表5-1 视力下降的常见原因

分类	常见原因
突然无痛性视力下降	视网膜动脉阻塞、视网膜静脉阻塞、孔源性视网膜脱离、视网膜出血、前段缺血性视神经病变等
突然伴眼痛的视力下降	急性闭角型青光眼、各种原因引起的角膜炎、各种类型的葡萄膜炎、急性视神经炎、各种眼外伤等
不伴眼痛的视力逐渐下降	眼部疾病：白内障、屈光不正、开角型青光眼、年龄相关性黄斑变性、其他慢性视网膜疾病等
	其他系统的疾病引起视神经传导通路受损或视网膜发生病变：如脑部肿瘤、脑部炎症、脑部外伤、高血压、糖尿病、白血病等
伴有眼痛的视力逐渐下降	眼表炎症：角膜炎、巩膜炎等
	眼球内炎症：虹膜睫状体炎、全葡萄膜炎、化脓性眼内炎等
	眼眶炎症：眶蜂窝织炎等
一过性黑矇	视网膜中央或分支动脉痉挛、一过性脑缺血发作、椎基底动脉供血不足、其他中枢神经系统病变、直立性低血压、过度疲劳、过度饥饿等

三、诊断思路

（一）问诊要点

（1）现病史：眼别（单眼或双眼）、发病的诱因、发病时间、起病缓急、持续时间、治疗或干预过程及病情变化、伴随症状（如眼胀、眼痛、畏光、流泪、头痛、头晕、恶心、呕吐、吞咽呛咳、声音嘶哑、肢体乏力、体重变化等其他系统症状等）。

（2）既往史：既往类似眼病或其他眼病史、治疗的过程及疗效结果、全身性疾病史（如高血压、糖尿病、血液及免疫性疾病、神经系统疾病）、眼部及其他部位（如头面部）外伤史，手术史（眼部手术及疗效，其他部位如头面部等手术史）等。

（3）个人史：特殊嗜好（如酗酒、吸烟、吸毒等）、生活习惯（如长期熬夜、强光下工作等）及周围环境（如放射性、毒物接触等）。

（4）家族史：家族成员中有无类似眼病史、其他遗传病史、传染性疾病史（如艾滋病、梅毒等）。

（二）眼科常规检查

眼科常规检查主要包括视力、裂隙灯、眼底、眼压检查。

（1）视力：裸眼视力（远视力、近视力）、矫正视力（远视力、近视力）或小孔视力。

（2）应用裂隙灯检查眼球前段：结膜、巩膜有无充血、结节，有无伤口；角膜是否混浊、水肿，有无异物或伤口，角膜后是否有沉着物；前房是否有房水闪辉、房水细胞、渗出、积脓或积血，虹膜纹理是否清晰，有无前后粘连、新生血管等；瞳孔形状、大小、对光反射；晶状体有无混浊、脱位。

（3）眼后段检查：应用检眼镜、前置镜、三面镜等检查方法，检查玻璃体有无混浊或积血；眼底视盘颜色、边界、C/D 比值，血管走形及动静脉比例，眼底有无出血、渗出，黄斑区结构是否清晰，中心凹反光是否存在等；必要时散瞳后行眼底检查。

（4）眼压：非接触眼压，必要时行哥德曼（Goldmann）眼压检查。

（三）辅助检查

（1）超声检查：既用于眼屈光间质混浊时的眼内探测、眼外伤、眼内异物、眼内及眶内占位性病变等，也可用于探测眼球壁厚度等情况。

（2）光学相干断层成像（optical coherence tomography，OCT）检查：必要时行视神经及黄斑 OCT 检查以了解眼底视网膜神经纤维层厚度、黄斑各层有无病变等。

（3）视野检查：目前常用的有 Humphrey 视野计等自动视野计，通过对视野缺损特点的判读，了解可能存在的眼部病变或神经系统疾病。

（4）CT、MRI 等影像学检查：必要时可通过 CT、MRI 等影像学检查了解球后、颅内有无视路受损情况，眼外伤后眼球壁完整性、有无异物等。

（5）根据患者病情，必要时可测量血压、血糖，以及行感染性、免疫性等相关疾病的检查、检验。

四、诊断流程

视力下降的诊断流程见图 5-1。

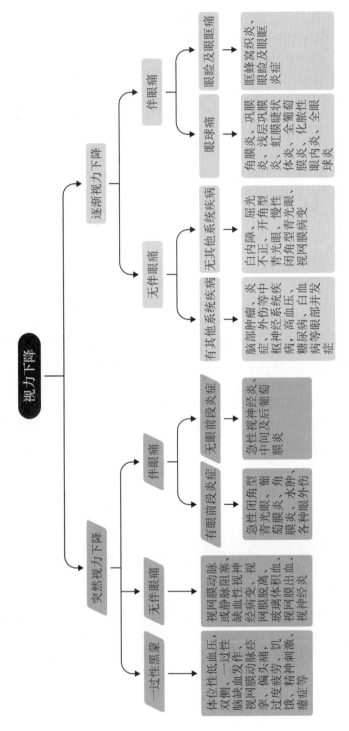

图5-1 视力下降的诊断流程

五、转诊原则

（1）视力突然下降的患者一般应到眼科专科就诊，视力逐渐下降的患者如经全科医师初步诊断及治疗未能明显缓解的也应到眼科专科进一步检查。

（2）视力下降且伴有全身性疾病、眼部疼痛等其他不适或其他系统不适症状的患者均应到眼科专科及相应的其他专科就诊，进行相关检查明确诊断。

（3）青少年视力下降大多为屈光不正引起，应到眼科专科验光并排除青光眼、视网膜病变等其他眼部病变的可能。

（4）老年人视力下降部分为白内障引起，应到眼科检查并排除青光眼、黄斑病变等其他病变的可能。

（5）中老年人视近物不清大多为老视引起，应到眼科专科验光并排除青光眼、视网膜病变等其他眼部病变的可能。

六、小结

（1）视力是形觉的主要标志，视力下降患者均应得到重视，积极寻找病因、明确诊断。

（2）大多数视力下降的患者经过治疗可以提升视力，但部分视力下降为不可逆的，尽早诊断治疗对其预后有重大的影响，所以及时进行眼科专科检查和指导治疗，对患者的预后有重要的意义。

七、思考题

患者，女性，45岁，会计，因"左眼黑影飘动10天、视力下降3天"就诊。请思考患者的可能诊断及下一步处理。（问诊要点、体格检查要点、鉴别诊断、转诊原则）

（刘洋　郑晓硕）

第二节　视野异常

一、定义

视野（visual field）是指眼向正前方固视时，黄斑区中心凹以外视网膜感光细胞所能见到的范围。视野反映了周边视敏度，又称为周边视力。正常视野有两个含义：①周边视力达到一定的范围；②视野范围内各部分光敏度正常，与视盘及大血管对应为生理盲点。

在视野范围内,除生理盲点外,出现其他任何暗点均为病理性暗点。我们可称之为视野异常。

二、原因

视野异常的常见原因见表5-2。

表5-2 视野异常的常见原因

分类	常见原因
向心性视野缩小	视神经视网膜病变:球后视神经炎,青光眼晚期,视网膜色素变性等
	其他系统疾病:癔症等
偏盲	同侧偏盲:多为视交叉以后的病变所致
	颞侧偏盲:多为视交叉病变引起
扇形视野缺损	扇形尖端位于生理盲点:缺血性视神经病变,视网膜分支动脉阻塞等
	扇形尖端位于中心注视点:视神经传导通路疾病
	象限盲:多为视放射的前部损伤
	鼻侧阶梯:青光眼早期视野缺损
暗点	中心暗点:黄斑部病变,球后视神经炎等
	弓形暗点:缺血性视神经病变,青光眼进展期等
	环形暗点:青光眼进展期、视网膜色素变性等
	生理盲点扩大:视盘水肿、高度近视等

三、诊断思路

(一) 问诊要点

(1) 现病史:眼别(单眼或双眼),发病的诱因,发病时间,起病急或缓慢,持续时间,治疗及治疗效果,伴随症状(如眼胀、眼痛、头痛、头晕、恶心、呕吐、吞咽呛咳、声音嘶哑、肢体乏力等其他系统症状等)。

(2) 既往史:既往类似眼病或其他眼病史,治疗的过程及结果,全身性疾病史(如神经系统疾病、高血压、糖尿病、血液及免疫性疾病等),眼部及其他部位(如头面部)外伤史,手术史[眼部手术及疗效、其他部位(如头面部等)手术史]等。

(3) 个人史:特殊嗜好(如酗酒、吸烟、吸毒等)、生活习惯(如长期熬夜、强光下工作等)及环境(如放射性物质、毒物接触等)。

(4) 家族史:家族中有无青光眼、神经系统疾病等眼病史,其他遗传性疾病史、传染性疾病史。

(二) 眼科检查要点

眼科常规检查主要包括视力、裂隙灯、眼底检查、眼压检查。

(1) 视力：裸眼视力、矫正视力或针孔视力。

(2) 应用裂隙灯检查眼球前段：特别注意瞳孔大小、形状、直接及间接对光反射，两侧瞳孔对比。

(3) 应用检眼镜或前置镜进行眼后段检查：检查眼底视盘颜色、边界、C/D 比值，血管走形情况，动静脉比例，有无静脉迂曲扩张、动脉纤细管壁反光增强等，有无动静脉交叉压迹，眼底有无出血、渗出，黄斑区结构是否清晰，中心凹反光是否存在等；必要时散瞳后行眼底检查。

(4) 眼压：非接触眼压，必要时行 Goldmann 眼压检查。

（三）辅助检查

(1) 视野检查：目前常用的有 Humphrey 视野计等自动视野计，通过对视野缺损特点的判读，了解引起视野异常的可能原因。

(2) OCT 检查：行视神经 OCT 检查以了解视网膜神经纤维层厚度，根据视网膜神经纤维层厚度异常的部位等特点结合视野判断可能的病变部位及性质。

(3) CT、MRI 等影像学检查：可通过 CT、MRI 等影像学检查了解球后、颅内有无视路受损等情况，必要时行增强检查，如怀疑视交叉病变时注意行蝶鞍区的薄层扫描。

(4) 超声检查：了解眼内及眶内占位性病变等情况。

四、诊断流程

视野异常的诊断流程详见图 5-2。

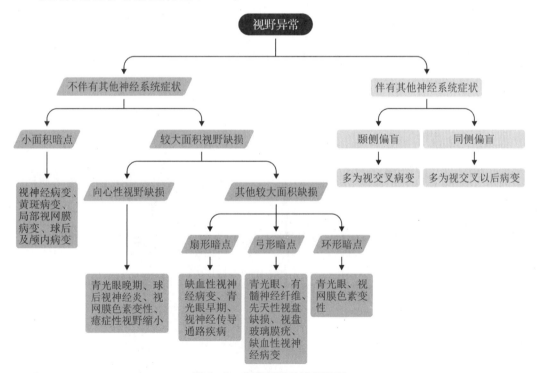

图 5-2 视野异常的诊断流程

五、转诊原则

（1）如为偏盲（颞侧偏盲、同侧偏盲等），特别是患者伴有其他神经系统症状的，考虑为视交叉及以后病变引起的可能性大，应转诊至神经内科或者神经外科。

（2）其余的视野异常需转诊至眼科专科就诊，进行进一步检查。

（3）病因明确的视野异常，经积极治疗疗效不佳者。

六、小结

（1）对于视野异常，无论视野缺损范围大小，均应积极寻找病因、明确诊断。

（2）视野异常多为视神经、视网膜病变及球后视神经、颅内病变引起，对患者视功能影响大，需要尽快检查，及时治疗。对于伴有其他神经系统症状的患者更要尽快转诊至神经科就诊，以免延误诊治，甚至危及生命。

七、思考题

患者，女性，55岁，职员，因"发现右眼外侧视野缺损1周"就诊。请思考患者的可能诊断及下一步处理。（问诊要点、体格检查要点、鉴别诊断、转诊原则）

（刘洋　郑晓硕）

第三节　眼　　红

一、定义

眼红（red eye）主要是指眼球的巩膜及球结膜部分发红，包括眼球充血及结膜下出血。眼球充血又分为结膜充血、睫状充血及混合性充血（同时存在结膜充血及睫状充血）。结膜下出血是指结膜、结膜下、巩膜表面的血管破裂、出血，一般单纯的结膜下出血患者可能并无明显眼部不适，如果结膜下出血伴有充血、外伤或者其他眼部异常，须结合其他异常进行相关检查及治疗。

二、鉴别及常见原因

眼球充血的鉴别及常见原因见表5-3。

表 5-3 眼球充血的鉴别及常见原因

鉴别要点	结膜充血	睫状充血
充血明显的部位	近穹窿处	近角膜缘处
色泽	鲜红	暗红
推动球结膜，血管是否移动	是	否
供血血管来源	结膜后动脉	睫状前动脉
供血血管层次	位于眼表	位于结膜下深层
视力下降	多无	多有
结膜囊分泌物	有	无
局部压痛	多不明显	多明显
常见病因	急性结膜炎、慢性感染性结膜炎、结膜外伤、异物等	角膜炎、虹膜睫状体炎、青光眼、角膜外伤、异物、球内炎症、球内异物等

三、诊断思路

（一）问诊要点

（1）现病史：眼别（单眼或双眼），发病的诱因，发病时间，起病缓急，持续时间，治疗及疗效，伴随症状（如眼胀、眼痛、畏光、流泪、视力下降、头痛、头晕、恶心、呕吐等）。

（2）既往史：既往类似眼病或其他眼病史（反复发作的眼部炎症或出血），治疗的过程及结果，全身性疾病史（过敏性鼻炎、免疫性疾病、高血压、糖尿病、血液病等），眼部及其他部位（如头面部）外伤史，手术史［眼部手术及疗效、其他部位（如头面部等）手术史］等。

（3）个人史：特殊嗜好（如酗酒、吸烟、吸毒等）、生活习惯（如长期熬夜、强光下工作、喜揉眼等）及周围环境（如放射性物质、毒物接触等）。

（4）家族史：家族成员中有无类似眼病史、其他遗传病史、传染性疾病史。

（二）眼科常规检查

眼科常规检查主要包括视力、裂隙灯、眼底检查、眼压检查。

（1）视力：裸眼视力、矫正视力或针孔视力。

（2）应用裂隙灯检查眼球前段：眼睑及眼眶有无充血、水肿；结膜、巩膜有无充血及充血的类型，有无水肿、结节，有无伤口；角膜是否混浊、水肿，有无异物或伤口；角膜后是否有沉着物；前房是否有房水闪辉、房水细胞、渗出、积脓或积血；虹膜纹理是否清晰，有无前后粘连、新生血管等；瞳孔形状、大小、对光反射；晶状体有无混浊、脱位。

（3）应用检眼镜或前置镜检查眼后段：检查玻璃体有无混浊或积血；眼底视盘颜

色、边界、C/D 比值、动静脉比例、有无出血、渗出、黄斑区结构是否清晰等；必要时散瞳后行眼底检查。

(4) 眼压：非接触眼压，必要时行 Goldmann 眼压检查。

（三）辅助检查

(1) 超声检查：用于眼屈光间质混浊时眼内探测、眼外伤、眼内异物、眼内及眶内占位性病变等，也可用于探测眼球壁厚度等情况。

(2) OCT 检查：必要时行视神经及黄斑 OCT 检查了解眼底视网膜神经纤维层厚度、黄斑各层有无病变等。

(3) 视野检查：目前常用的有 Humphrey 视野计等自动视野计，通过对视野缺损特点的判读，了解可能存在的眼部病变或神经系统疾病。

(4) CT、MRI 等影像学检查：必要时可通过 CT、MRI 等影像学检查了解球后、颅内有无视路受损情况，眼外伤后眼球壁完整性、有无异物等。

(5) 根据患者病情，必要时需行血压、血糖、血常规及风湿免疫性疾病的相关检查、检验等。

四、诊断流程

眼红的诊断流程详见图 5-3。

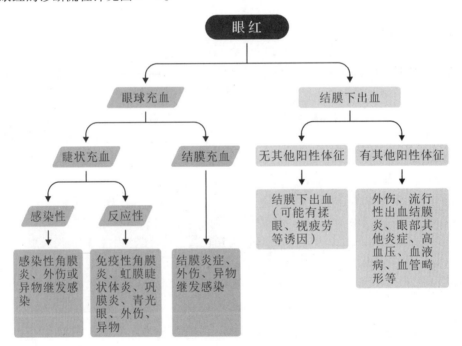

图 5-3 眼红的诊断流程

五、转诊原则

眼红患者未经裂隙灯等眼科设备检查时经常被诊为结膜炎或者红眼病，如经过治疗患者症状无明显改善，则应尽快转诊至眼科专科。

（1）有眼部外伤史的患者需要到眼科专科进行详细检查。

（2）伴有畏光、流泪、视力下降、眼痛甚至头痛等其他症状的患者应立即转诊至眼科专科就诊。

（3）小儿或其他特殊人群如不能清楚表述不适症状及病史，应转诊至眼科专科进行检查以助诊断。

（4）伴有全身性疾病或其他系统不适症状的患者均应到眼科专科及相应的其他专科就诊。

（5）诊断明确，但经积极治疗疗效不佳者。

六、小结

（1）眼红是常见的眼部症状，可由炎症或出血引起，首先要鉴别是眼球充血还是结膜下出血。

（2）部分眼红症状是由于虹膜睫状体炎、青光眼、巩膜炎、眼异物伤等外伤引起，均须及时治疗，临床中应结合病史及详细的查体进行鉴别，避免误诊。

七、思考题

患者，男性，46岁，个体户，因"右眼眼红、眼痛，伴视力下降3天"就诊。请思考患者的可能诊断及下一步处理。（问诊要点、体格检查要点、鉴别诊断、转诊原则）

（刘洋　郑晓硕）

第四节　眼　　痛

一、分类

眼痛根据疼痛部位分为眼球痛、眼睑痛及眼眶痛；根据疼痛的性质可分为胀痛、刺痛、痒痛等。

二、原因

眼痛的常见原因见表5-4。

表5-4 眼痛的常见原因

分类	常见原因
眼球痛	
胀痛	眼压升高：青光眼、各种原因导致的眼压升高，特别是急性眼压升高，患者眼胀痛症状明显
	眼表疾病：急性结膜炎、巩膜炎、干眼症等
	屈光不正和老视：近视、远视、散光、屈光参差、调节痉挛、老视等，特别是未经矫正的、伴有视疲劳的
	眶内及球后病变：球后视神经炎、眼眶感染性炎症、眼眶特发性炎症、甲状腺相关性眼病、眼眶占位性病变等
	眼外伤：继发性青光眼、前房积血、继发性葡萄膜炎等
刺痛	眼表疾病：角膜炎、急慢性结膜炎、干眼症、巩膜炎、电光性眼炎、角膜上皮损伤、结膜损伤等
	眼球内炎症：虹膜睫状体炎等葡萄膜炎、化脓性眼内炎等
痒痛	眼表疾病：过敏性结膜炎、春季角结膜炎、衣原体或细菌感染性结膜炎、干眼症、进展期翼状胬肉等
眼睑痛	睑皮炎、睑缘炎、睑腺炎、睑板腺囊肿继发感染、急性泪囊炎及泪囊周围炎、急性泪腺炎等
眼眶痛	眼眶炎症性疾病：眼眶蜂窝织炎、泪囊炎及泪囊周围炎等
	泪腺区痛：炎性假瘤、泪腺炎、泪腺区占位等
	眶缘处痛：眶上神经痛、视疲劳、青光眼等
	眶周痛：鼻窦炎或鼻窦占位病变累及眶周或眶内等
	其他：发热、偏头痛等

三、诊断思路

（一）问诊要点

（1）现病史：眼别（单眼或双眼）、发病的诱因、发病时间、起病缓急、持续时间、治疗或干预过程及病情变化、伴随症状（如畏光、流泪、眼红、视力下降、视野缺损、头痛、头晕、恶心、呕吐等）。

（2）既往史：既往类似眼病或其他眼病史（如屈光异常、青光眼、反复发作的眼部炎症等）、治疗的过程及结果、其他系统疾病史（如头颅疾病、鼻窦疾病、甲状腺疾病、风湿免疫性疾病等)，眼部及其他部位（如头面部）外伤史，手术史［眼部手术及疗效、其他部位（如头面部等）手术史］等。

（3）个人史：特殊嗜好（如酗酒、吸烟、吸毒等）、生活习惯（如长期使用电子产品、强光下工作、喜揉眼等）及周围环境（如放射性物质、毒物接触等）。

（4）家族史：家族成员中有无类似眼病史（如青光眼等）、其他遗传病史、传染性疾病史。

（二）眼科常规检查

眼科常规检查主要包括视力、裂隙灯、眼底检查、眼压检查。

（1）视力：裸眼视力（远视力、近视力）、矫正视力（远视力、近视力）或小孔视力。

（2）应用裂隙灯检查眼睑及眼球前段：眼睑及眼眶有无充血、水肿，结膜、巩膜有无充血、水肿、结节，有无伤口；角膜上皮是否完整，角膜是否透明，有无混浊、水肿，有无异物或伤口，角膜后是否有沉着物；前房中央及周边深度，是否有房水闪辉、房水细胞、渗出、积脓或积血；虹膜纹理是否清晰，有无前后粘连、新生血管等；瞳孔形状、大小、对光反射；晶状体有无混浊、脱位；结合应用前房角镜检查前房角宽窄、是否开放、色素分布等情况。

（3）眼后段检查：应用检眼镜、前置镜、三面镜等检查方法，检查玻璃体有无混浊；眼底视盘颜色、边界、C/D比值，血管走形及动静脉比例，眼底有无出血、渗出，黄斑区结构是否清晰，中心凹反光是否存在等；必要时散瞳后行眼底检查。

（4）眼压：非接触眼压，必要时行Goldmann眼压检查。

（三）辅助检查

（1）超声检查：用于眼屈光间质混浊时眼内探测、眼外伤、眼内异物、眼内及眶内占位性病变等，也可用于探测眼球壁厚度等情况。

（2）OCT检查：行视神经OCT检查以了解眼底视网膜神经纤维层厚度。

（3）视野检查：目前常用的有Humphrey视野计等自动视野计，了解是否存在视野异常，通过对视野缺损特点的判读，了解可能存在的眼部病变或神经系统疾病。

（4）CT、MRI等影像学检查：必要时可通过CT、MRI等影像学检查了解球后、颅内有无视路受损情况，眼外伤后眼球壁完整性、有无异物等。

（5）根据患者病情，必要时可予风湿免疫性疾病、甲状腺疾病等相关检查、检验。

四、诊断流程

眼痛的诊断流程见图5-4。

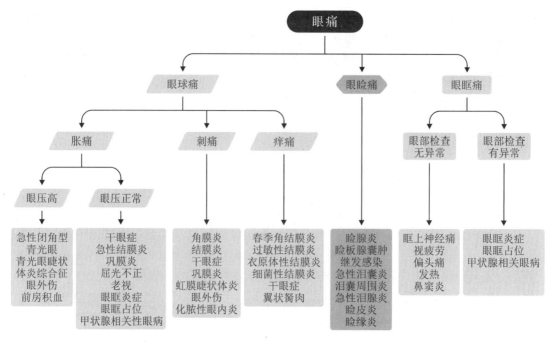

图 5-4 眼痛的诊断流程

五、转诊原则

（1）眼球疼痛症状明显，休息后或经全科医师初步治疗后症状仍不能缓解的患者应转诊至眼科专科。

（2）眼痛伴有视力下降等其他明显眼部不适或其他系统症状的患者，在生命体征平稳的情况下应尽快到眼科专科进行相关检查，如出现眼球胀痛、头痛、恶心、呕吐症状的患者应考虑急性闭角型青光眼的可能。

六、小结

眼痛的患者可能并无器质性病变，但也可能患有性质严重的眼病，需要全科医师视患者病情的轻重缓急及初步治疗效果，调整诊疗方案，必要时及时转诊。

七、思考题

患者，男性，38岁，电焊工，因"双眼红、痛、畏光不适3天"就诊。请思考患者的可能诊断及下一步处理。（问诊要点、体格检查要点、鉴别诊断、转诊原则）

（刘洋　郑晓硕）

参考文献

[1] 葛坚. 眼科学. [M]. 4版. 北京：人民卫生出版社，2018.
[2] 施殿雄. 实用眼科诊断[M]. 上海：科学技术出版社，2005.
[3] 徐亮，吴晓. 同仁眼科[M]. 北京：科学出版社，2018.
[4] 杨培增，范先群. 眼科学. [M]. 9版. 北京：人民卫生出版社，2018.

第六章 耳鼻喉科常见临床症状

第一节 鼻 出 血

一、定义

鼻出血（epistaxis）是指鼻部疾病或者全身疾病导致的鼻腔内出血，是耳鼻喉科常见的症状和急症之一，出血多为单侧，亦可双侧。出血量多少不一，轻者仅为涕中带血或能自行止血；重者可因大量出血导致休克，而反复鼻出血易导致贫血。

二、原因

（一）局部因素

（1）创伤（包括医源性损伤）：鼻外创伤——机械性（车祸、拳击等）或气压性的损伤；鼻内创伤——经鼻插管、挖鼻或用力擤鼻等。

（2）鼻腔和鼻窦炎症：各种鼻腔和鼻窦的非特异性或特异性感染。

（3）鼻中隔病变：鼻中隔偏曲、黏膜糜烂、溃疡或穿孔。

（4）鼻部肿瘤：良性肿瘤如鼻腔血管瘤或鼻咽纤维血管瘤，一般出血较剧。恶性肿瘤如鼻-鼻窦癌或鼻咽癌，早期可反复少量出血或血涕，晚期可因破坏较大血管致大出血。

（5）鼻腔异物：常见于儿童，多为单侧鼻出血，可分植物性和动物性异物。

（二）全身因素

（1）感染相关疾病：流感、出血热、麻疹、疟疾、鼻白喉、伤寒和传染性肝炎等。

（2）心血管相关疾病：高血压、血管硬化和充血性心力衰竭等。

（3）血液系统疾病：①凝血机制异常的疾病，如血友病、白血病、纤维蛋白形成障碍、异常蛋白血症（如多发性骨髓瘤）、结缔组织疾病和大量应用抗凝药物后等；②血小板量或质异常的疾病，如血小板减少性紫癜、再生障碍性贫血等。

（4）营养障碍相关疾病：维生素C、维生素K、维生素P或钙缺乏症。

（5）肝、肾系统相关疾病：肝功能损害、尿毒症、风湿热等。

（6）内分泌系统相关疾病：主要见于女性，常见于青春发育期、月经期、绝经期和妊娠期的最后3个月。

(7) 中毒：磷、汞、砷、苯等化学物质中毒，长期服用水杨酸类等药物。

(8) 遗传性出血性毛细血管扩张症：常有家族史，多见于儿童，是常染色体显性遗传病，表现为鼻、舌、腭、口唇等处黏膜易出血。

三、发生机制

(1) 局部因素导致的鼻腔黏膜血管损伤、骨折、血管破裂、瘤体破裂等。

(2) 全身因素导致的动静脉压增高、凝血功能障碍或血管张力改变，单独或合并因素引起鼻出血。

四、诊断思路

（一）问诊要点

(1) 性别和年龄。

(2) 出血的时间，首次还是反复出血。

(3) 部位、出血量：单侧或双侧，前鼻孔或后鼻孔出血，出血量多少。

(4) 病程进展：起病急骤或缓慢，持久或短暂。

(5) 诱发因素：有无诱因或前驱症状。

(6) 伴随症状或体征：如高血压、低血压、鼻塞、张口受限、腹痛、呼吸困难等。

(7) 是否月经期。

(8) 服药史：是否长期服用水杨酸类药物、抗凝药物、抗血小板药物。

(9) 既往史：有无心血管疾病、急性发热性传染病、血液病、肝肾等慢性疾病和风湿热。

(10) 肿瘤史：有无手术或外伤史；有无过敏史；有无长期大量饮酒史。

(11) 家族史：有无遗传性出血性毛细血管扩张症病史。

（二）体格检查要点

(1) 鼻出血局部体征：鼻出血的部位、出血量。

(2) 其他体征：①一般情况。血压、面容、皮肤黏膜。②心脏查体。心律、心率。③肺部查体。呼吸频率、呼吸音等。④腹部查体。腹壁静脉曲张、肝脾大小、肾脏大小等。⑤其他查体。紫癜等。

（三）鉴别诊断要点

鼻出血的鉴别诊断要点详见表6-1。

表6-1 鼻出血的鉴别诊断

鉴别要点	鼻出血	咯血	呕血
病因	鼻-鼻腔黏膜血管损伤、骨折、血管破裂、瘤体破裂等	肺结核、支气管扩张、肺癌、肺脓肿及心脏病导致的肺淤血等	消化性溃疡、肝硬化、食管-胃底静脉曲张、食管癌、胃癌等

续表 6-1

鉴别要点	鼻出血	咯血	呕血
出血前临床表现	鼻部热胀感或鼻腔异物感	咳嗽、胸闷、胸部不适	上腹部疼痛、恶心、呕吐
出血部位	鼻腔、鼻窦或鼻咽部	支气管、肺部	上消化道
出血特点	多从前鼻孔流出，严重时从口鼻同时涌出。鲜红色，一般无混杂物	咳出，严重时从口鼻同时涌出。鲜红色或暗红色，混有气泡或痰液	呕吐，严重时从口鼻同时涌出。咖啡色或棕红色，混有食物残渣
辅助检查	前鼻镜或鼻内镜	胸部影像学检查或纤支镜（非大咯血）	胃镜（非大呕血），呕吐物隐血试验

五、诊治流程

鼻出血的诊治流程如图 6-1 所示。

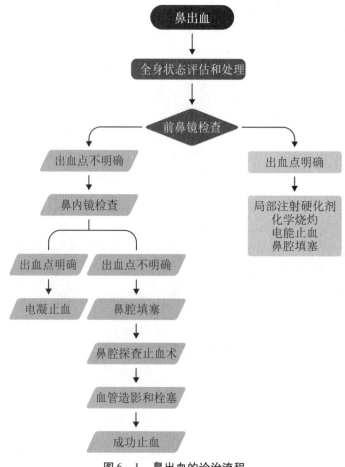

图 6-1 鼻出血的诊治流程

六、转诊原则

（1）若鼻出血量较小，经全科医师初步治疗后出血仍不能停止的患者应转诊至耳鼻咽喉科专科。

（2）若鼻出血量较大，应监测生命体征，防止出现休克，尽快转诊至耳鼻咽喉科专科，完善相关检查及治疗，查找具体出血点。

七、小结

（1）鼻出血患者要评估全身状态，评估出血量，警惕休克。

（2）无论是全身因素还是局部因素导致的鼻出血，首先应积极寻找出血点，进行止血。

八、思考题

患者，女性，7岁，学生，因"突发鼻出血1小时"就诊。请思考该患者的可能诊断及下一步处理。（问诊要点、体格检查要点、鉴别诊断、转诊原则）

（洪海裕　廖振鹏）

第二节　咽　　痛

一、定义

咽痛（pharyngalgia）是咽部疾患中最为常见的症状，是指咽部疾病、咽部邻近器官疾病或全身疾病引起的咽部刺痛、钝痛、烧灼痛、隐痛、跳痛、胀痛等；可为阵发性或持续性，疼痛程度轻重不一。

二、原因

咽痛的常见原因见表6-2。

表6-2　咽痛的原因

分类	常见原因
咽部疾病	咽部的感染性因素：急慢性扁桃体炎，扁桃体周围脓肿，咽旁和咽后脓肿，急慢性咽炎，疱疹性咽炎，咽结核，急性会厌炎等
	咽部的非感染性因素：反流性咽喉炎、异物、外伤、肿瘤、茎突过长、神经痛等

续表 6-2

分类	常见原因
邻近器官疾病	反射性咽痛，鼻-鼻窦炎，口腔炎症，喉部炎症、结核，颈部炎症（淋巴结炎、甲状腺炎、动脉鞘炎，纤维组织炎），食管炎或异物等
全身性疾病	血液病：如急性白血病、粒细胞白血病、单核细胞增多症等
	传染病：如流感、流脑、麻疹、猩红热、伤寒等
	风湿性疾病：如风湿病、痛风等

三、发病机制

咽部黏膜有丰富的神经与血管，咽部的疼痛感觉神经纤维来源于舌咽神经、三叉神经、副神经和迷走神经。这些神经的分支末梢在咽部纵横交织，并分布到其他邻近器官，这些部位受任何因素刺激都可通过神经反射而引起咽痛。

四、诊断思路

（一）问诊要点

（1）性别和年龄。

（2）咽痛持续时间。

（3）咽痛的部位、范围、程度、性质：左侧、右侧或正中，局限性或放射痛，隐痛、钝痛、针刺痛、跳痛、撕裂痛、吞咽痛、自发痛。

（4）病程进展：起病急骤或缓慢，持久或短暂。

（5）诱发因素：有无诱因或前驱症状。

（6）伴随症状或体征：发热、声音嘶哑、言语不清、张口困难、吞咽困难、呼吸困难、颈部活动受限等。

（7）与月经的关系。

（8）既往史：有无血液病、传染病、内分泌和代谢疾病、肿瘤史；有无手术或外伤史；有无过敏史；有无长期大量饮酒史；有无酸碱等腐蚀性化学物质接触史。

（9）家族史：有无咽喉部肿瘤家族史。

（二）体格检查要点

（1）口咽部局部体征：有无黏膜急性充血、水疱溃疡、白膜及伪膜等。

（2）口咽部所见正常时应详查舌根部、会厌以及喉咽部，尤其梨状窝，注意有无充血水肿、溃疡、肿物等。

（三）鉴别诊断要点

不同疾病引起的咽痛的鉴别诊断要点见表 6-3。

表6-3 咽痛的鉴别诊断

鉴别要点	急性扁桃体炎	急性咽炎	咽异物	咽部肿瘤	白血病性咽痛	流行性感冒
病因	扁桃体感染炎症	咽部感染炎症	咽部卡异物，如鱼刺	下咽癌或喉癌	急性白血病	病毒感染
临床表现及体征	双侧扁桃体充血肿大，甚至化脓	咽部黏膜充血肿胀，呈深红色，分泌物明显增多	伴有异物感，咽部发现异物	伴有异物感，可有吐血	不同程度的贫血、出血、感染发热及肝、脾、淋巴结肿大和骨骼疼痛	鼻腔黏膜充血，伴有全身酸痛、乏力以及头痛等症状
咽痛特点	咽痛剧烈，咽下困难	伴有咽部干燥、灼热、粗糙	伴有异物感	伴有异物感	咽痛轻	伴有全身酸痛、乏力以及头痛
辅助检查	查体、血常规	纤维喉镜	纤维喉镜	纤维喉镜	血常规、骨髓检查	血常规、流感病毒检测

五、诊断流程

咽痛的诊断流程见图6-2。

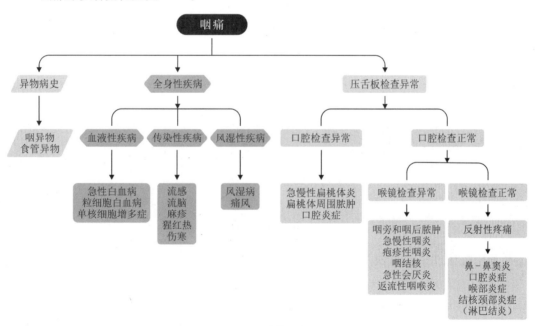

图6-2 咽痛的诊断流程

六、转诊原则

（1）严重的咽痛，经治疗后无明显好转，甚至有呼吸困难。
（2）咽痛由扁桃体周围脓肿、咽旁和咽后脓肿、急性会厌炎导致时。
（3）伴有高热，不排除传染病如流感、流脑、麻疹、猩红热、伤寒等。
（4）病因不明或咽痛推测是由肿瘤、异物等原因引起，全科医生无法确诊或进一步治疗时。
（5）诊断明确，经积极治疗疗效欠佳时。

七、小结

（1）无论是咽部疾病还是邻近器官疾病或全身性疾病导致的咽痛，首先应积极寻找病因、明确诊断。
（2）反流性咽喉炎导致的咽痛发病率高，扁桃体周围脓肿、咽旁和咽后脓肿、急性会厌炎要警惕出现呼吸困难，或脓肿蔓延至纵隔。

八、思考题

患者，男性，65岁，退休，因"吃鱼后咽痛半小时"就诊。请思考该患者的可能诊断及下一步处理。（问诊要点、体格检查要点、鉴别诊断、转诊原则）

（洪海裕　廖振鹏）

第三节　耳　　痛

一、定义

耳痛（otalgia）系耳内或耳周疼痛，多为炎性疾病所致，其余为牵涉痛或反射痛；按性质可分为钝痛、刺痛、抽痛等。

二、原因

按发生机制可将耳痛分为原发性与继发性二类：
（1）原发性耳痛系耳部疾病所致，常见的原因有：①耳外伤；②耳郭疾病，如耳郭软骨膜炎及湿疹、丹毒等耳郭疾病；③外耳道疾病，如外耳道疖、弥漫性外耳道炎、耵聍膨胀嵌顿等；④中耳疾病，如大疱性鼓膜炎、急性中耳炎、中耳乳突炎的并发症、鼓室负压或积液以及耳部恶性肿瘤等。

（2）继发性耳痛源于邻近或远隔器官如口腔、咽、喉部、颞颌关节及颈部的疾病，由神经反射所致，常见的原因有：①口腔科疾病，如下颌智齿阻生、磨牙嵌顿、龋病、错位咬合、颞颌关节炎症等；②咽、喉部疾病，如急性扁桃体炎、扁桃体周围脓肿、扁桃体切除术后早期、咽喉部恶性肿瘤或溃疡等；③其他，如颈性骨关节炎，呼吸道与消化道疾病等。

三、发生机制

（1）原发性耳痛：外伤刺激、炎症或肿瘤局部破坏、损伤、压迫导致；此外，严重的原发性耳痛尚可放射至颌部或颈部。

（2）继发性耳痛：

根据不同病变部位可通过下列神经联系将疼痛反射到耳部：①三叉神经下颌支的耳颞支；②舌咽神经鼓室支；③面神经感觉支；④迷走神经耳支；⑤枕小神经（第2颈神经）；⑥耳大神经（第2、第3颈神经）。

四、诊断思路

（一）问诊要点

（1）性别和年龄。

（2）耳痛出现和持续的时间。

（3）耳痛的部位、范围、程度、性质：左侧、右侧或双侧，局限性或放射痛，隐痛、钝痛、针刺痛、跳痛、撕裂痛、咀嚼痛。

（4）病程进展：起病急骤或缓慢，持久或短暂。

（5）诱发因素：有无诱因或前驱症状。

（6）伴随症状或体征：如耳闷、耳鸣、听力下降等。

（7）服药史。

（8）既往史：有无口腔科疾病、咽喉部疾病、颈性骨关节炎，呼吸道与消化道疾病、肿瘤史；有无手术或外伤史；有无过敏史；有无长期大量饮酒史。

（9）家族史：有无肿瘤病史。

（二）体格检查要点

（1）耳部一般常规检查及电耳镜检查。

（2）邻近或远隔器官检查，如口腔、颞下颌关节、咽喉部、颈部等。

（三）鉴别诊断要点

耳痛的鉴别诊断要点详见表6-4。

表6-4 耳痛的鉴别诊断

鉴别要点	耳耵聍	外耳道炎	中耳炎	耳肿瘤	耳神经痛
病因	耵聍积聚时可堵塞耳道,遇水膨胀	掏耳容易损伤耳道皮肤,引起感染	中耳腔内发生细菌感染	耳道或中耳腔内长有恶性癌肿	受到过强过久的噪音或不明原因的刺激
临床表现及体征	伴有耳闷	可伴有出血	可流脓	会出现耳道流血和听力下降等	无明显体征
耳痛特点	耳痛伴有听力受到影响	耳郭牵拉痛	耳内阵阵疼痛,可呈搏动性疼痛	程度不同的耳痛	耳痛时隐时现
辅助检查	电耳镜、耳内镜	电耳镜、耳内镜	电耳镜、耳内镜	电耳镜、耳内镜	电耳镜、耳内镜

五、诊断流程

耳痛的诊断流程见图6-3。

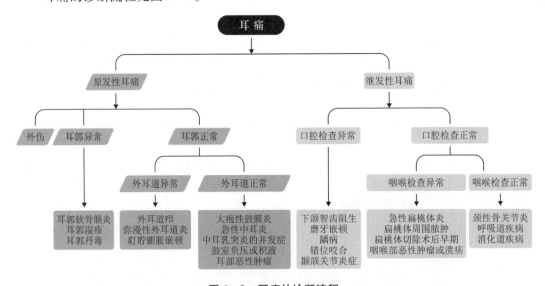

图6-3 耳痛的诊断流程

六、转诊原则

(1) 严重的耳痛,甚至出现周围放射性疼痛或经治疗后无明显好转。

(2) 外耳道或中耳内可见病灶、化脓,需要专科设备治疗。

(3) 病因不明或耳痛推测是由肿瘤、外伤等原因引起,全科医生无法确诊或进一步治疗。

(4) 诊断明确,经积极治疗疗效欠佳者。

七、小结

（1）无论是原发性耳痛还是继发性耳痛，首先应积极寻找病因、明确诊断。

（2）外耳道炎有耳郭牵拉痛，中耳炎常伴有流脓，颞下颌关节炎症咀嚼时耳痛会加重。

八、思考题

患者，女性，24岁，职员，因"上呼吸道感染后出现右耳疼痛1天"就诊。请思考该患者的可能诊断及下一步处理。（问诊要点、体格检查要点、鉴别诊断、转诊原则）

（洪海裕　廖振鹏）

第四节　耳　　鸣

一、定义

耳鸣（tinnitus）指主观上感觉耳内或头部有声音，但外界并无相应声源存在。耳鸣是耳科临床最常见的症状之一。耳鸣发病率随着年龄增长而增加，一般人群中17%的人有不同程度耳鸣，老年人耳鸣发生率可达33%。

二、原因

1. **听觉系统疾病**

（1）外耳道耵聍栓塞、肿物或异物。

（2）中耳各种类型炎症、咽鼓管阻塞、耳硬化症。

（3）内耳梅尼埃病、突发性聋、听神经瘤、噪声性聋、老年性聋等。

2. **全身性疾病**

（1）心脑血管疾病、高血压、低血压、高血脂、动脉硬化等。

（2）自主神经功能紊乱、精神紧张、抑郁、睡眠障碍、神经退行性变（如脱髓鞘性疾病）等。

（3）内分泌疾病：甲状腺功能异常、糖尿病等。

（4）其他：肾病、外伤、颈椎病、颞颌关节性疾病或咬合不良、药物中毒等。

三、发生机制

Jastreboff 在 1990 年提出,耳鸣产生于听觉皮层下中枢对神经末梢的微弱信号的觉察和处理过程中。耳鸣的发病机制如图 6-4 所示。

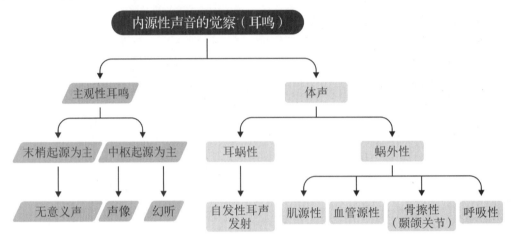

图 6-4 耳鸣的发病机制

四、诊断思路

病史采集极为重要,是耳鸣诊断的关键。

(一)问诊要点

(1) 耳鸣是否合并有其他耳部症状:如耳聋及眩晕,以及三者之间出现时间的先后关系。

(2) 耳鸣发生情况及病程:耳鸣出现时间、持续时间、变化的过程、诊断及治疗过程等。

(3) 耳鸣的特征:部位及耳别、持续性或间断性、有无波动性;如为间断性,应描述发生及间断的时间以及有无规律性变化。

(4) 耳鸣音调的性质:是高调还是中调、低调;耳鸣声的具体描述,如蝉鸣、哨音、汽笛声、隆隆声、咔嗒声等;是搏动性还是非搏动性,搏动性是否与心跳或脉搏同步,是否与呼吸有关;音调性质有否变化等。

(5) 耳鸣响度:可与环境声或生活声比较,记录响度指数。

(6) 耳鸣对生活、工作影响的严重性:根据耳鸣对情绪及生活、工作的影响,使患者感到烦恼的程度,可分轻、中、重三级。

(7) 耳鸣的可能原因:耳鼻咽喉科尤其是耳科的过去病史、颅脑外伤史、声损伤史、耳毒性药物史、心脑血管疾病史及变态反应疾病史等。

(8) 耳鸣的触发或加剧等的影响因素:与听力损失的关系,环境声的影响,失眠、疲劳的影响,头位及体位变化影响,心理状态的影响等。

(9) 耳病及与耳病有关的全身性疾病情况:特别是神经系统疾病的病史询问,以便确定耳鸣是否与神经系统疾病有关。

(10) 家族史：特别是与耳鸣有关的疾病史。

(二) 体格检查要点

(1) 耳部常规检查及电耳镜检查。

(2) 耳鸣的医学评价：①一般专科检查评价；②神经功能耳科学检查评价；③耳蜗及前庭功能检查评价；④耳鸣检查评价。

(3) 精神心理学评价：由于耳鸣与焦虑互为因果，故应对耳鸣患者做出精神心理学的评价，同时也应对耳鸣患者的性格进行了解。

(三) 鉴别诊断

耳鸣的鉴别诊断详见表6-5。

表6-5 耳鸣的鉴别诊断

鉴别要点	耳耵聍	中耳炎	梅尼埃病	老年性聋	高血压
病因	耵聍积聚时可堵塞耳道，遇水膨胀	中耳腔内发生细菌感染	特发性膜迷路积水	常见于60岁以上老人	血压过高不稳定
临床表现及体征	伴有耳闷	耳道流脓，鼓膜穿孔	头晕、耳鸣、听力下降	耳鸣常常是耳聋的前兆	可有头痛、头晕等高血压症状
耳鸣特点	低调性耳鸣伴听力减退	可为顽固性低调耳鸣	低调吹风样耳鸣，疾病缓解期，耳鸣可消失	多为双侧，高调性耳鸣	双侧性，与脉搏一致
辅助检查	电耳镜、耳内镜	电耳镜、耳内镜	电耳镜、耳内镜，纯音听阈检查	电耳镜、耳内镜，纯音听阈检查	监测血压，电耳镜

五、诊断流程

耳鸣的诊断流程如图6-5所示。

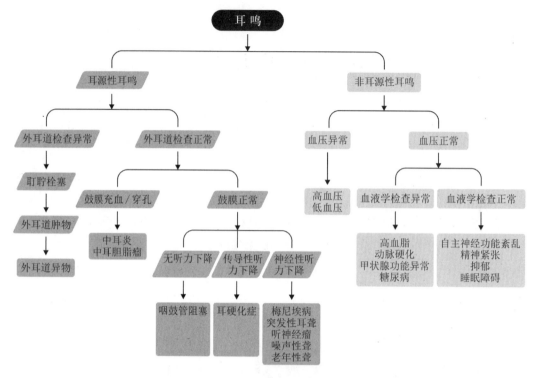

图 6-5 耳鸣的诊断流程

六、转诊原则

（1）进行性加重的耳鸣，经治疗后无明显好转时。

（2）伴有眩晕、听力下降时。

（3）病因不明或不排除是由肿瘤、胆脂瘤等原因引起，全科医生无法确诊或进一步治疗时。

七、小结

（1）无论是全身性还是听觉系统耳鸣，首先应积极寻找病因、明确诊断。

（2）梅尼埃病三大典型症状是发作性眩晕、波动性听力下降和耳鸣。患者突然发生的耳鸣，要检查有无听力下降，一旦确诊突发性耳聋，需尽快治疗挽救听力。

八、思考题

患者，女性，30 岁，家庭主妇，因"晨起突发左耳高调耳鸣伴听力下降半天"就诊。请思考该患者的可能诊断及下一步处理。（问诊要点、体格检查要点、鉴别诊断、转诊原则）

（洪海裕　廖振鹏）

第五节 听力下降

一、定义

听力下降，是指各种原因导致的听力损失，临床我们常称为耳聋（deafness）。按照听力下降的程度，我们一般将听力下降分为轻度（26～40 dB）、中度（41～55 dB）、中-重度（56～70 dB）、重度（71～90 dB）、极重度（大于90 dB）。其按病变性质可分为伪聋、功能性听力下降、器质性听力下降，其中，器质性听力下降为本节讲述重点；按病变部位可分为传导性听力下降、感音神经性听力下降和混合性听力下降三大类。

二、原因

1. 传导性听力下降

传导性听力下降是指发生在外耳、中耳或内耳声音传导路径上的任何结构或功能障碍，影响声波传导所致的听力下降。

（1）耵聍栓塞：外耳道耵聍堵塞，影响声音的传导，引起传导性听力下降。

（2）鼓膜穿孔：由于炎症或外伤导致鼓膜发生穿孔，从而导致传导性听力下降。

（3）分泌性中耳炎：是以鼓室内有积液引起传导性听力下降为特征的一种非化脓性炎症疾病。

（4）化脓性中耳炎：是指中耳黏膜的化脓性炎症，好发于儿童，亦是儿童听力下降的常见病因。

（5）听骨链损伤：外伤导致听骨链结构破坏或功能障碍，造成声音放大效应降低，引起传导性听力下降。

（6）鼓室硬化症：是指反复炎症导致鼓室腔内结构钙质沉积，包括鼓膜、听骨链上，引起传导功能受限，导致传导性听力下降。

2. 感音神经性听力下降

（1）突发性耳聋：72小时内突然发生的、原因不明的感音神经性听力下降。

（2）梅尼埃病：是一种以发作性眩晕、波动性听力下降和耳鸣、耳内胀满感为主要症状的疾病，目前认为主要是内耳膜迷路水肿所致，一般为单侧耳发病，青壮年多见。

（3）耳硬化症：是指原因未明的内耳骨迷路的致密骨板被海绵状新骨代替后逐渐钙化所产生的听力下降的疾病。

（4）老年性听力下降：伴随年龄增长，在人体老化过程中，听觉器官也发生退行性变所致。

（5）其他：听神经瘤、使用链霉素、长期高血压、糖尿病等导致感音神经性听力下降。

3. 混合性听力下降

混合性听力下降是指传音与感音系统同时受累而致的听力下降。

三、发生机制

炎症、外伤、肿瘤、异物等因素导致的在外耳、中耳或内耳声音传导路径上的任何结构或功能障碍引起的传导性听力下降，或者是迷路炎、细菌毒素、耳毒药物等经蜗窗膜渗入内耳，引起迷路液理化特性与血管纹、螺旋器的结构改变而继发感音神经性听力下降，或者是两部分损害原因不同所致的混合性听力下降。

四、诊断思路

（一）问诊要点

（1）性别和年龄。
（2）出现的时间，是否为首发。
（3）听力下降的侧别：单侧还是双侧，听力下降的程度。
（4）病程进展：起病急骤或缓慢，持久或短暂。
（5）诱发因素：有无诱因或前驱症状。
（6）伴随症状或体征：如耳闷、耳鸣、眩晕等。
（7）服药史。
（8）既往史：有无高血压、动脉硬化、糖尿病、甲状腺功能低下、急慢性传染病（如小儿麻痹症、白喉、伤寒）等；有无手术或外伤史；有无过敏史；有无长期大量抽烟饮酒史。
（9）家族史：有无肿瘤家族史。

（二）体格检查要点

（1）耳部一般常规检查及电耳镜、耳内镜检查。
（2）耳专科学检查：如纯音听阈测定、声导抗、耳声发射、听性脑干反应等。
（3）血液学检测：如血常规、肝肾功能检测、甲状腺功能、血脂等。
（4）影像学检测：如内听道 MRI 等。

（三）鉴别诊断

听力下降的鉴别诊断详见表 6-6。

表 6-6　听力下降的鉴别诊断

鉴别要点	分泌性中耳炎	化脓性中耳炎	突发性耳聋	梅尼埃病	听神经瘤
病因	机械性或功能性的咽鼓管阻塞	中耳腔内发生细菌感染	72小时内突然发生的、原因不明的听力下降	各种感染因素（细菌、病毒等）	多源于第Ⅷ脑神经内耳道段

续表6-6

鉴别要点	分泌性中耳炎	化脓性中耳炎	突发性耳聋	梅尼埃病	听神经瘤
临床表现及体征	耳闷胀感和听力下降,摇头可听见水声	耳道流脓,鼓膜穿孔,可有听力下降	突然发生的听力下降,单耳为主,可伴耳鸣、眩晕	发作性眩晕、波动性听力下降和耳鸣、耳内胀满感	一侧耳鸣、听力下降及眩晕
听力下降特点	传导性听力下降,随体位变化而变化	传导性听力下降	单侧突然的感音神经性听力下降	低频(125～500 Hz)下降的感音神经性聋,可为波动性,发作期听力下降,而间歇期可部分或完全恢复	感音神经性听力下降
辅助检查	耳内镜、纯音听阈测定、声导抗	耳内镜、纯音听阈测定、声导抗	耳内镜、纯音听阈测定、声导抗	耳内镜、纯音听阈测定、声导抗	耳内镜、纯音听阈测定、MRI

五、诊断流程

听力下降的诊断流程详见图6-6。

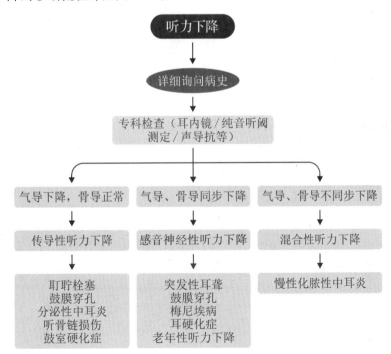

图6-6 听力下降的诊断流程

六、转诊原则

（1）进行性加重的听力下降，经治疗后无明显好转时。
（2）伴有眩晕、严重耳鸣时。
（3）病因不明或不排除是由肿瘤等原因引起，全科医生无法确诊或进一步治疗时。

七、小结

（1）无论是突然发病还是持续出现的听力下降，首先应积极寻找病因、明确诊断。
（2）突发性耳聋是72小时内突然发生的、原因不明的感音神经性听力下降，至少在相邻的两个频率听力下降≥20 dB。若患者突然发生听力下降，注意有无眩晕、耳鸣，并尽快完善纯音听阈检测，一旦确诊突发性耳聋，需尽快治疗，挽救听力。

八、思考题

患者，男性，40岁，程序员，因"突发左耳听力下降伴耳鸣半天"就诊。请思考该患者的可能诊断及下一步处理。（问诊要点、体格检查要点、鉴别诊断、转诊原则）

（洪海裕　廖振鹏）

第六节　嗅觉障碍

一、定义

嗅觉障碍（dysosmia）是指部分或全部嗅觉功能下降、丧失或异常，临床表现为嗅觉减退、嗅觉丧失、嗅觉缺失、嗅觉倒错、幻嗅和嗅觉刺激敏感性增加。

二、原因

（1）鼻-鼻窦炎相关嗅觉障碍：过敏性鼻炎、急性或慢性鼻窦炎、鼻息肉、慢性肥厚性鼻炎、鼻中隔偏曲。
（2）上呼吸道感染后嗅觉障碍：急性鼻炎、急性咽炎。
（3）外伤性嗅觉障碍：鼻外伤、鼻骨骨折、颅脑外伤。
（4）先天性嗅觉障碍：单纯嗅觉障碍、卡尔曼（Kallmann）综合征。
（5）老年性嗅觉障碍。
（6）神经系统疾病相关嗅觉障碍：帕金森病、多系统萎缩。
（7）毒物或药物性嗅觉障碍：甲醛、硫酸、吸烟。

(8) 其他病因导致的嗅觉障碍：鼻颅底手术、肿瘤等。
(9) 特发性嗅觉障碍：无明确已知的病因。

三、发生机制

气味分子经前或后鼻气流到达嗅上皮区，直接或在嗅素结合蛋白的帮助下与嗅神经元上特定的嗅觉受体结合。嗅觉受体属于 G 蛋白偶联受体（Golf）超家族中的一员。气味分子与嗅觉受体结合后激活 Golf，活化的 Golf 进一步激活腺苷酸环化酶Ⅲ，提高胞内第二信使环磷酸腺苷（cAMP）浓度，从而打开细胞膜上的环核苷酸门控阳离子通道，引起钙离子内流、氯离子外流，导致细胞去极化，形成动作电位，动作电位再通过嗅丝传导至嗅球。信息在嗅球内的嗅小球内换元后再传递给僧帽细胞。僧帽细胞通过嗅束将信息传递至更高的嗅觉皮层。嗅觉障碍则是在嗅觉信号传导上出现障碍。

四、诊断思路

病史采集极为重要，嗅觉障碍患者的病史对于其病因鉴别很有价值。

（一）问诊要点

(1) 性别和年龄。
(2) 首次还是再次出现，发病多久。
(3) 嗅觉障碍的部位、严重程度：左侧、右侧或双侧，嗅觉减退、嗅觉丧失、嗅觉过敏、嗅觉倒错或幻嗅。
(4) 病程进展：起病缓急，持久或短暂。
(5) 诱发因素：有无诱因或上感病史或外伤史。
(6) 伴随症状或体征：如鼻塞、脓涕、头痛、阵发性喷嚏、味觉障碍等。
(7) 对生活质量的影响。
(8) 特殊用药史。
(9) 既往史：有无刺激性物质接触史；有无内分泌系统及生殖系统相关疾病、肿瘤史；有无过敏史；有无手术或外伤史。
(10) 家族史：家族有无嗅觉障碍病史。

（二）体格检查要点

(1) 完善耳鼻咽喉头颈外科的专科检查。
(2) 通过鼻内镜可以直观地观察鼻腔的解剖结构（有无畸形、解剖异常等），需要着重检查中鼻道及嗅裂区的通畅程度及黏膜状态（有无充血、水肿、异常分泌物、干痂、新生物等）。
(3) 主观评估及心理物理测试。嗅觉障碍的主观评估是指受试者自报嗅觉功能障碍的程度，可采用视觉模拟量表（Visual Analogue Scale，VAS）进行评估，或作为相关疾病临床评估中的一部分进行采集。嗅觉心理物理测试通过受试者对气味刺激的回答来判定其嗅觉功能，主要包括气味阈值测试、气味辨别能力测试和气味识别能力测试。

（三）鉴别诊断

常见嗅觉障碍的鉴别诊断见表 6-7。

表6-7 嗅觉障碍的鉴别诊断

鉴别要点	鼻-鼻窦炎相关嗅觉障碍	上呼吸道感染后嗅觉障碍	外伤性嗅觉障碍	先天性嗅觉障碍	老年性嗅觉障碍
病因	鼻部各种炎症	上呼吸道病毒感染：鼻病毒、流感病毒感染等	头部外伤史	常染色体显性遗传	年龄的增长，嗅区黏膜或鼻腔黏膜的萎缩
临床表现及体征	伴有鼻塞、脓涕、头痛、阵发性喷嚏等症状	上感治愈后嗅觉障碍未好转，可伴有味觉障碍，一般不伴有其他鼻部症状	可伴有颅内出血、颅底骨折、脑脊液鼻漏等合并症	完全失嗅	渐进性的嗅觉减退，较正常老年人嗅觉减退明显
嗅觉障碍特点	嗅觉心理物理检查可显示不同程度的嗅觉障碍	嗅觉识别能力的减退更为明显	影像学可见颅骨骨折，颅内区域不同程度的损伤	自幼无嗅觉的病史、家族遗传史	渐进性的嗅觉减退
辅助检查	鼻内镜/鼻窦CT	嗅觉心理物理检查	颅脑CT或MRI	主客观嗅觉功能检测	主客观嗅觉功能检测

五、诊断流程

嗅觉障碍的诊断流程详见图6-7。

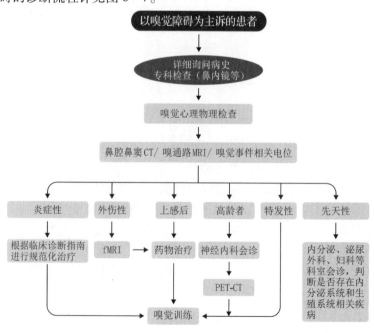

fMRI：functional magnetic resonance imaging，功能磁共振成像。

图6-7 嗅觉障碍的诊断流程

六、转诊原则

（1）上感或炎症性嗅觉障碍经治疗后无明显好转时。
（2）伴有外伤史、内分泌系统或生殖系统相关疾病时。
（3）病因不明，全科医生无法确诊或进一步治疗时。

七、小结

（1）嗅觉障碍患者，首先应积极寻找病因、明确诊断，针对原发疾病采取相应的治疗措施。

（2）国内外研究均报道上感、炎症和外伤是临床上引起嗅觉障碍的常见病因，其所占比例（国内/国外）分别为29.3%/36.0%、26.4%/30.0%、14.3%/18.0%。

八、思考题

患者，女性，40岁，银行职员，因"嗅觉下降5天"就诊。请思考该患者的可能诊断及下一步处理。（问诊要点、体格检查要点、鉴别诊断、转诊原则）

（洪海裕　廖振鹏）

参考文献

[1] 方力争，贾建国. 全科医生手册 [M]. 2版. 北京：人民卫生出版社，2017.
[2] 孔维佳，周梁. 耳鼻咽喉头颈外科学八年制 [M]. 3版. 北京：人民卫生出版社，2015.
[3] 魏永祥，刘钢，刘剑锋，等. 嗅觉障碍诊断和治疗专家共识（2017年）[J]. 中华耳鼻咽喉头颈外科杂志，2018，53（7）：484-494.
[4] 中华耳鼻咽喉头颈外科杂志编辑委员会. 鼻出血诊断及治疗指南 [J]. 中华耳鼻咽喉头颈外科杂志，2015，50（4）：265-267.

第七章 口腔科常见临床症状

第一节 牙 痛

一、定义

牙痛（toothache）是指各种原因导致牙齿及牙周组织的疼痛症状，是牙髓组织或牙周组织内神经受炎症、局部压力、冷热刺激、外力创伤等局部刺激出现的疼痛症状。此外，上、下颌牙齿周围三叉神经分布区域出现病变导致的疼痛与牙源性疼痛常常不能很好分辨，患者均以牙痛为主诉。

二、原因

牙痛的常见原因见表7-1。

表7-1 牙痛的原因

分类	常见原因
牙源性疼痛	炎性疾病：牙髓炎、根尖周炎、牙周脓肿等
	创伤性疾病：牙隐裂、牙（根）纵裂、牙折、牙脱位等牙外伤
	刺激性疼痛：牙本质过敏
神经性疼痛	扳机点在牙齿及牙龈上的三叉神经痛
邻近病变疼痛	颞下颌关节功能紊乱病、上下颌骨病变（中央性颌骨内癌，骨髓炎等）
系统性疾病	不典型性心绞痛
心理性疼痛	无伤害性病理过程的疼痛

三、发生机制

牙痛是疼痛症状在口腔颌面部的表现，是机体感受潜在或明显伤害的不愉快情绪及体验；是牙髓、牙周组织及颌面部邻近区域的痛觉感受器传入三叉神经节。目前比较明确的颌面部疼痛传入路径包括三叉丘系、脊髓丘系及脊颈丘脑束等入路。

当牙髓、牙周组织及邻近颌面部组织痛觉感受器接受炎症介质（如前列腺素、五羟色胺、肿瘤坏死因子、白介素-1、白介素-6）、局部渗出压力水平升高等刺激时，可产生疼痛感觉。另外，肿瘤压迫或侵犯神经、外周神经损伤、脱髓鞘变性导致电位改变等也可引起牙痛。

四、诊断思路

通过详细的病史采集和细致的体格检查以及影像学检查首先区分牙源性与非牙源性疼痛，再选择相应的辅助检查做进一步的鉴别诊断。

（一）问诊要点

（1）牙痛的性质特点：夜间发作、白天发作与全天发作；自发痛与刺激痛；阵发痛与持续痛；电击样痛与钝性痛。

（2）诱发因素：是否有近期外伤史、咬物刺激疼痛、冷热刺激痛、张口刺激痛等。

（3）伴随症状：食物嵌塞，局部口腔黏膜、舌麻木。

（4）既往史：有无头颈部手术史、头颈部恶性肿瘤放疗史等。

（二）体格检查要点

（1）牙痛区域牙齿情况：牙齿有无龋坏、松动、叩痛、咬合痛；冷热刺激有无不适；牙龈有无红肿、出血、溃疡、瘘管；牙齿有无裂纹及折裂。

（2）牙痛区域邻近组织情况：局部牙龈、颌骨有无新生物，疼痛区域有无扳机点。

（3）颞下颌关节检查：有无张口受限、开口型异常、颞下颌关节区弹响、咀嚼肌群压痛。

（三）鉴别诊断

常见牙痛的鉴别诊断要点详见表7-2。

表7-2 牙痛的鉴别诊断

病因	临床表现及体征	辅助检查
牙髓炎	夜间痛、阵发痛、自发痛、放射痛，服止痛药不能缓解，局部冷热刺激疼痛加重，牙齿多有严重龋坏或已为残冠	根尖牙片、口腔全景X线片
根尖周炎、牙周脓肿	有自发痛史，表现为咬合痛、叩痛、根尖区牙龈疼痛，根尖区牙龈可出现红肿，瘘管形成	根尖牙片、口腔全景片
牙折、牙外伤、牙根纵裂	有外伤史或咬硬物史，主要表现为牙体缺损、牙齿松动、咬合痛	根尖牙片、口腔全景片检查
三叉神经痛	白天为主，阵发性电击样疼痛，有扳机点	颅脑CT或MRI
颞下颌关节功能紊乱	张口受限，张口痛，开口型异常，咬合痛放射至面部，关节区弹响及咀嚼肌群压痛	颞下颌关节区CT或MRI

续表 7-2

病因	临床表现及体征	辅助检查
颌骨骨髓炎	牙根区域牙龈红肿，瘘管形成，死骨排出甚至病理性骨折	口腔全景 X 线片、颌面部 CT
不典型性心绞痛	伴有前胸后背区域疼痛，活动后加重，无法找到病源牙，以左侧居多，服用硝酸酯类药物可缓解	心电图、心肌酶、BNP 等检查

五、诊断流程

牙痛的诊断流程详见图 7-1。

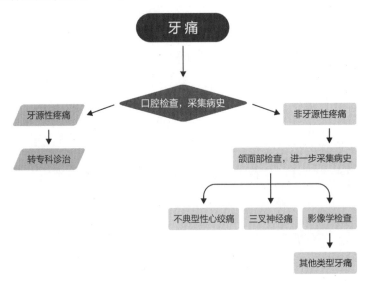

图 7-1 牙痛的诊断流程

六、转诊原则

（1）炎症引起的牙源性疼痛可予以抗感染及止痛等对症治疗，转诊至口腔专科治疗。外伤性牙痛可予以止痛治疗，转诊至口腔专科。

（2）三叉神经痛首先考虑口服卡马西平，若效果不佳转诊至口腔专科治疗。

（3）不典型性心绞痛予以应急处理，待病情平稳后进一步检查，必要时转诊至心血管内科治疗。

（4）颞下颌关节紊乱病可予以局部理疗，症状改善不明显转诊至口腔专科治疗。

（5）颌面部临近组织病变包括颌骨肿瘤、骨髓炎等可转诊至口腔专科治疗。

七、小结

（1）牙痛绝大多数是牙源性，注意仔细观察牙齿有无龋坏及牙周有无炎症。

（2）排除牙源性疼痛后，需要检查颌面部临近组织有无病变，包括上下颌骨、颞下颌关节、三叉神经等。

（3）注意鉴别不典型性心绞痛，及时做相应检查及治疗。

八、思考题

患者男性，18岁，高中生，因"发现左下颌牙痛，张口受限2天"就诊。请思考该患者的可能诊断及进一步处理。（问诊要点、体格检查要点、鉴别诊断、转诊原则）

（梁立中）

第二节 口腔溃疡

一、定义

口腔溃疡（oral ulcer）是指各种原因导致口腔黏膜上皮完整性被破坏的症状。口腔黏膜（包括上唇、下唇、舌、双侧颊部、磨牙后垫、上腭、牙龈等区域）中出现圆形或椭圆形中央凹陷的上皮缺损区，同时有周围红肿，表面黄色假膜覆盖，触之疼痛等表现考虑为口腔溃疡。

二、原因

口腔溃疡常见的原因见表7-3。

表7-3 口腔溃疡的原因

分类	常见原因
阿弗他溃疡	原因尚不明确，可能与免疫功能低下、遗传、胃肠道疾病、精神因素、应激作用、内分泌失调有关
创伤性溃疡	进食粗糙尖锐食物，有尖锐残根、残冠损伤口腔黏膜
感染性溃疡	结核杆菌感染、梅毒螺旋体、疱疹病毒破坏口腔黏膜
免疫性溃疡	药物与食物过敏性口炎，白塞氏病
其他黏膜病变	溃疡型白斑，糜烂型扁平苔藓
肿瘤病变	口腔鳞状细胞癌、小唾液腺恶性肿瘤破坏口腔黏膜

三、发生机制

口腔溃疡是指由各种原因造成的口腔黏膜完整性被破坏。口腔溃疡发病机制大部分为局部或系统性的免疫功能异常导致中性粒细胞、淋巴细胞浸润，进而导致口腔黏膜上皮破坏。创伤性溃疡则是牙齿或食物损伤黏膜。在感染性疾病中，病原体本身或病原体相关的免疫反应破坏口腔黏膜上皮。另外也有上皮下渗出形成疱，上皮脱落形成溃疡。肿瘤病变则是肿瘤细胞直接侵犯临近黏膜组织。

四、诊断思路

最常见的口腔溃疡是复发性阿弗他溃疡，反复发作，但有自限性，一般7～14天可自愈。若同一溃疡已持续1月不愈，对症治疗无效或增大者应考虑其他疾病，必要时进行活检或转诊。

（一）问诊要点

（1）溃疡持续时间：是否同一溃疡持续1个月以上，溃疡反复发作但在不同位置。

（2）伴随症状：眼睛及外生殖器有无伴发疼痛或不适。

（3）既往史：有无药物、食物过敏史；最近有无接触变应原或服用未曾服用过的药物；有无结核、梅毒等传染病史。

（4）个人史：有无吸烟、嗜酒史；有无咀嚼槟榔史；有无冶游史。

（二）体格检查要点

（1）口腔溃疡的性状：溃疡大小，质地，基底有无浸润，边缘有无隆起，表面有无坏死物等。

（2）溃疡周围病变：溃疡周围黏膜有无白色或红色斑块。

（3）颈部查体：颈部有无肿大淋巴结。

（4）生殖器查体：外生殖器有无溃疡。

（5）眼科检查：眼球有无充血，视力情况，有无葡萄膜、角膜、巩膜、脉络膜、视网膜炎。

（三）鉴别诊断

口腔溃疡的鉴别诊断要点见表7-4。

表7-4 口腔溃疡的鉴别诊断

病因	临床表现及体征	辅助检查
复发性阿弗他溃疡	反复发作的口腔溃疡，有自限性，质软（重型溃疡质地偏硬），表面一般无坏死物	必要时组织活检
疱疹性溃疡	初起为针尖大小溃疡，后期融合成片状溃疡，能自愈	—
结核性溃疡	形状不规则，鼠啃样溃疡，溃疡底部肉芽组织生长，基底可浸润，边缘稍隆起，不能自愈	组织活检、结核杆菌涂片

续表 7-4

病因	临床表现及体征	辅助检查
梅毒性溃疡	唇及舌黏膜硬下疳，表现为圆形或椭圆形无痛性溃疡，周围轻微隆起，质地较硬。同时伴有颈部或全身淋巴结肿大。3~8周能自愈	梅毒螺旋体检查，血清学检查（梅毒螺旋体特异抗体测定、甲苯胺红梅毒血清学试验定性检查）
创伤性溃疡	溃疡呈不规则，与口内残根或不良修复体相对应	—
口腔癌	溃疡周围隆起，基底浸润，质硬，底部多有坏死物，或呈菜花样增生。可伴有颈部淋巴结肿大，不能自愈	组织活检
溃疡型白斑	溃疡周围有白色斑块，不能被擦掉	—
糜烂型扁平苔藓	溃疡周围有白色条纹或红白相间斑块	—
药物与食物过敏性口炎	口腔黏膜出现水疱，破裂后形成溃疡，整个口腔多发，质软，可相互融合。可伴有全身皮肤及生殖器的红疹或水疱	—
白塞病	反复口腔溃疡，同时伴有外生殖器溃疡，眼炎（葡萄膜炎为主），也可伴有其他器官损伤（消化道、肾脏、肺、心脏、血管等）	血沉、C反应蛋白、针刺反应试验

五、诊断流程

口腔溃疡的诊断流程见图 7-2。

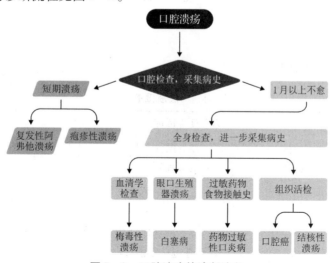

图 7-2 口腔溃疡的诊断流程

六、转诊原则

（1）口腔溃疡超过1个月不愈注意鉴别诊断，若考虑口腔癌或结核性溃疡需进行组织活检或转专科治疗。

（2）其他类型口腔溃疡诊断明确后保守治疗效果不佳者。

（3）诊断不明、需进一步完善检查的患者。

七、小结

（1）最常见的口腔溃疡是复发性阿弗他溃疡，反复发作，但有自限性，一般在7～14天可自愈。

（2）溃疡超过1个月不愈应与创伤性、感染性、免疫性、黏膜病变和肿瘤病变等因素引起的口腔溃疡相鉴别。

（3）若考虑恶性肿瘤者应及时转诊。

八、思考题

患者，男性，56岁，因"左舌缘溃疡2月余"就诊。请思考该患者的可能诊断及进一步处理。（问诊要点、体格检查要点、鉴别诊断、转诊原则）

（梁立中）

参考文献

[1] 陈谦明. 口腔黏膜病学［M］. 4版. 北京：人民卫生出版社，2017：45-116.

[2] 樊明文，周学东. 牙体牙髓病学［M］. 4版. 北京：人民卫生出版社，2016：203-219.

[3] 王美青，何三纲. 口腔解剖生理学［M］. 7版. 北京：人民卫生出版社，2016：337-340.

[4] 于世凤. 口腔组织病理学［M］. 7版. 北京：人民卫生出版社，2017：224-242.

[5] 张志愿，俞光岩. 口腔颌面外科学［M］. 7版. 北京：人民卫生出版社，2018：373-420.

第八章 精神心理科常见临床症状

第一节 抑 郁

一、定义

抑郁（depression）是一种负性情绪体验，亦可称为悲伤或悲痛，是对不幸遭遇的一种正常反应；如果其反应与其所遭遇的不幸不相称或持续过久，这种抑郁则为病理性抑郁。病理性抑郁常伴有兴趣减退、快感缺失、负性思维、精神运动性迟滞等，可见于任何精神障碍。

二、原因

抑郁的常见原因见表8-1。

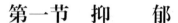
表8-1 抑郁的常见原因

分类	常见原因
器质性	颅脑疾病：痴呆、帕金森病、多发性硬化、癫痫、中枢神经系统感染、颅脑外伤、颅内肿瘤、脑梗死、脑出血
	躯体疾病：躯体感染、心血管疾病、呼吸系统疾病、消化系统疾病、肾脏疾病、甲状腺疾病、糖尿病、营养缺乏、风湿性疾病、血液系统疾病、手术及烧伤
	精神活性物质：酒精、阿片类药物、镇静催眠和抗焦虑药、中枢神经系统兴奋剂（可卡因、苯丙胺类、咖啡、茶等）
	中毒性：铅中毒、汞中毒、锰中毒、苯中毒、一氧化碳中毒、有机磷中毒、肾上腺皮质激素中毒、抗结核药物中毒等
功能性	精神分裂症及其他妄想障碍、抑郁障碍、双相情感障碍、广泛性焦虑障碍、恐惧障碍、强迫障碍、躯体形式障碍、急性应激反应、创伤后应激障碍、适应障碍、人格障碍等

三、诊断思路

抑郁的诊断主要依赖于完整的临床病史、疾病演变、转归和精神检查等综合判断。

(一) 问诊要点

(1) 性别：女性抑郁发病率高于男性。

(2) 年龄：抑郁平均起病年龄是 20~30 岁。

(3) 起病时间：抑郁好发于秋冬季节。

(4) 起病形式：抑郁多为亚急性或慢性起病。

(5) 发作频率。

(6) 起病诱因：询问病前有无不良生活事件，如工作变动、婚恋问题、家庭经济问题、父母关系问题、人际关系问题等等。

(7) 临床特征：是否存在情感低落、兴趣减退、疲倦或精力不足、思维迟缓、自卑自责、自我评价低、负性思维、消极观念及行为；睡眠及饮食情况，精神病性症状。

(8) 躯体症状：有无头痛、头晕、心慌、胸闷、腹痛、腹泻、尿频、尿急、麻木、肌肉疼痛、疲乏无力，或其他无明确位置或位置不固定的躯体不适等。

(9) 药物或心理治疗情况：治疗效果、服药种类、药物剂量、药物使用时间，是否规律服药。

(10) 既往史：有无精神活性物质接触史、酒精滥用史、非成瘾物质滥用史；有无脑外伤或脑器质性疾病史；有无自身免疫性疾病史；有无内分泌系统疾病如甲状腺疾病史等。

(11) 家族史：家族中有无精神疾病史。

(二) 体格检查要点

体格检查重在检查是否存在神经系统定位体征。

(三) 检查及检验

(1) 常规检查：血常规、尿常规、大便常规、肝肾功能检测、血糖。

(2) 内分泌检查：甲状腺功能、泌乳素、睾酮、雌、孕激素等。

(3) 自身免疫性检查。

(4) 心电图、脑电图、甲状腺彩超、超声心动图。

(5) 颅脑 CT 或 MRI。

（四）鉴别诊断

抑郁的鉴别诊断见表 8-2。

表 8-2　抑郁的鉴别诊断

鉴别要点	抑郁症	双相情感障碍	器质性疾病所致精神障碍	精神活性物质所致精神障碍	精神分裂症	分裂情感性精神障碍
病因	不详，多有诱因	不详	有器质性疾病病变基础	有精神活性物质接触史	不详	不详
临床表现及体征	单纯抑郁综合征为主要表现，可伴有焦虑症状	抑郁综合征交替或混合躁狂或轻躁狂综合征，可伴有焦虑、强迫、精神病性症状	除情绪症状外，还有突出的躯体症状和定位体征或认知功能损害如智力损害、记忆力的损害	除情绪症状外有反复出现的物质依赖或戒断症状	症状以幻觉、妄想等症状为主要表现	精神病性症状与情感症状同样突出，且情感症状好转后，仍会有一段时间的精神病性症状
情感障碍	情绪低落、兴趣减退，可伴有焦虑	情绪低落为核心，交替出现情感高涨，或易激惹，可伴有焦虑	情感脆弱或欣快多见	易激惹多见	情感淡漠或情感幼稚为主	情绪低落或情感高涨为主
量表评估	汉密尔顿抑郁量表和焦虑量表	轻躁狂量表或心境障碍问卷	无特殊	无特殊	阳性和阴性精神症状评定量表或简明精神病评定量表	无特殊

四、诊断流程

抑郁的诊断流程见图 8-1。

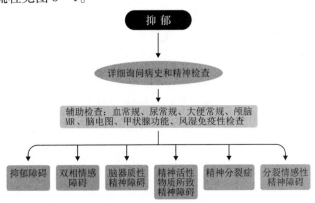

图 8-1　抑郁诊断流程

五、转诊原则

(1) 病情较重,严重影响患者社会功能者。
(2) 有精神病性症状、严重消极观念、反复自伤和自杀行为者。
(3) 有器质性病变基础、合并精神活性物质滥用者。
(4) 反复治疗,效果欠佳者。

六、小结

(1) 抑郁的发生常与生物、心理、社会因素综合原因密切相关,至今病因未明,对自身、家人及社会影响巨大,需要接受系统性、全病程治疗。
(2) 抑郁识别难度大、治疗复杂、病情易反复、致残率高。

七、思考题

患者,女性,17岁,高中生,因"心情差、易发脾气、自伤半年"就诊。请思考该患者的可能诊断及下一步处理。(问诊要点、体格检查要点、鉴别诊断、转诊原则)

(温盛霖 岳计辉)

第二节 焦 虑

一、定义

焦虑(anxiety)是对危险的正常反应,一定程度的焦虑可以促进人的行为反应,但过度的焦虑会对行为起到干扰作用。本节所涉及的焦虑,多指这种过度的焦虑,即病理性焦虑。病理性焦虑主要是指对危险的反应的严重程度与危险的威胁不相称或持续时间过长的异常状态,同时可伴有躯体及自主神经功能的改变。

二、原因和发生机制

焦虑的原因及发生机制见表 8-3。

表 8-3 焦虑的原因及发生机制

分类	常见原因
广泛性焦虑障碍	家族遗传、神经生物学机制(大脑中的杏仁核和蓝斑、5-羟色胺系统、γ-氨基丁酸系统、NE 系统等)、早年创伤体验、威胁性的应激事件、焦虑型人格等

续表 8-3

分类	常见原因
惊恐障碍	家族遗传、神经生物学机制（CO_2 超敏学说、GABA 系统、NE/5-HT 系统、γ-氨基丁酸等）、创伤性事件等
社交焦虑障碍	家族遗传、5-HT 系统、童年过度保护、童年忽视、童年虐待等
场所恐惧障碍	家族遗传、儿童期负性和应激事件、不良家庭模式（如不够温暖、过度保护等）
分离性焦虑障碍	家族遗传，家庭过度保护或过分严厉、苛求、粗暴等，心理应激（如初次上幼儿园、转学、受批评、移民等）
物质所致焦虑	某些物质中毒，如苯丙胺、大麻、可卡因、酒精、咖啡因等；物质戒断，如酒精、可卡因、镇静催眠药、抗焦虑药、中枢神经系统兴奋剂等；使用精神科药物，如抗精神病药、5-羟色胺再摄取抑制剂等；使用心血管药物，如卡托普利、地高辛、丙吡胺、肼曲嗪、利舍平；使用其他药物，如沙丁胺醇、氨茶碱、巴氯芬、溴隐亭、环丝氨酸、异烟肼、茶碱、左旋多巴、利多卡因、类固醇激素、甲状腺素等

三、诊断思路

（一）问诊要点

（1）性别：女性发病率高于男性。

（2）起病形式：广泛性焦虑障碍多慢性起病；惊恐障碍为急性起病，发作性病程。

（3）起病诱因：询问病前有无不良生活事件，如工作变动、婚恋问题、家庭经济问题、父母关系问题、童年不愉快经历等。

（4）临床特征：有无慢性焦虑、急性焦虑、预期焦虑，是否是对特定对象或场合的焦虑、回避行为等。

（5）自主神经功能症状：如心动过速、胸闷气短、头晕头痛、皮肤潮红、出汗或苍白、口干、哽咽感、胃部不适、恶心、腹痛、腹胀、便秘或腹泻、尿频、麻木、肌肉疼痛、疲乏无力等。

（6）药物或心理治疗情况：治疗效果、服药种类、药物剂量、药物使用时间，是否规律服药。

（7）既往史：有无精神活性物质接触史、酒精滥用史、非成瘾物质滥用史；有无脑外伤或脑器质性疾病史；有无自身免疫性疾病史；有无内分泌系统疾病如甲状腺疾病史等。

（8）病程特点：不同焦虑有不同病程标准。

（9）严重程度：是否对社会功能造成严重损害或给个人造成痛苦体验。

（二）体格检查要点

体格检查重在检查是否存在神经系统定位体征。

（三）检查及检验

（1）常规检查：血常规、尿常规、大便常规、肝肾功能检测、血糖。

（2）内分泌检查：甲状腺功能、泌乳素、睾酮、雌、孕激素等。

（3）自身免疫性检查。

（4）心电图、脑电图、甲状腺彩超、超声心动图、肾上腺彩超。

（5）颅脑 CT 或 MRI。

（四）鉴别诊断

焦虑的鉴别诊断要点见表 8-4。

表 8-4　焦虑的鉴别要点

鉴别要点	广泛性焦虑障碍	惊恐障碍	社交焦虑障碍	场所恐惧障碍	分离性焦虑障碍	躯体疾病相关焦虑	药源性焦虑
焦虑特征	无明确对象、不明原因	突发、不可预测、强烈体验	社交场合	特定场所或处境	与依恋对象分别时	对疾病的焦虑或由躯体疾病导致的焦虑	有用药史
有无回避行为	一般无	偶有	有	有	一般无	一般无	一般无
病程	6 个月	1 个月发作 3 次，或发作后持续担心 1 个月	6 个月	6 个月	18 岁以前，持续 1 个月	无明确病程，与躯体疾病相关	与用药相关

四、诊断流程

焦虑的诊断流程常见图 8-2。

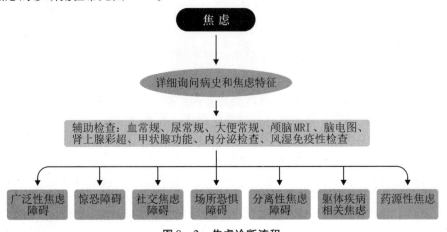

图 8-2　焦虑诊断流程

五、转诊原则

（1）焦虑急性发作。

（2）给患者造成严重社会功能损害或个人痛苦。

（3）焦虑干扰或加重了躯体疾病的治疗。

（4）患者出现严重消极行为、攻击行为等。

六、小结

（1）焦虑发病率高，但临床重视不足，临床表现多样化，以广泛性焦虑障碍最为常见。

（2）根据不同临床表现，可以对焦虑进行初步鉴别，因此病史采集及临床特征概念化至关重要。

七、思考题

患者，女性，55岁，退休人员，因"易紧张、担心半年"就诊。请思考该患者的可能诊断及下一步处理。（问诊要点、体格检查要点、鉴别诊断、转诊原则）

（温盛霖　岳计辉）

参考文献

[1] 郝伟，陆林. 精神病学[M]. 8版. 北京：人民卫生出版社，2018.
[2] 李凌江，马辛. 中国抑郁障碍防治指南[M]. 2版. 北京：人民卫生出版社，2015.
[3] 陆林. 沈渔邨. 精神病学[M]. 6版. 北京：人民卫生出版社，2018.
[4] 许又新. 神经症[M]. 2版. 北京：北京大学医学出版社，2010.
[5] 于欣，方贻儒. 中国双相障碍防治指南[M]. 2版. 北京：人民卫生出版社，2015.
[6] GELDER M，HARRISON P，COWENP. 牛津精神病学教科书：中文版[M]. 刘协和，李涛，译. 5版. 成都：四川大学出版社，2010.

附录 中英文名词对照表

英文缩写	英文全称	中文全称
AUB	abnormal uterine bleeding	异常子宫出血
AVB	abnormal vaginal bleeding	阴道异常出血
ADL	Activity of Daily Living	日常生活活动量表
ADA	adenosine deaminase	腺苷脱氨酶
AFP	alphafetoprotein	甲胎蛋白
BV	bacterial vaginosis	细菌性阴道病
BD	bipolar effective disorder	双相情感障碍
CEA	carcinoembryonic antigen	癌胚抗原检查
CNS	central nervous system	中枢神经系统
CRP	C-reactive protein	C反应蛋白
EEG	electroencephalogram	脑电图
HAMA	Hamilton Anxiety Scale	汉密尔顿焦虑量表
HAMD	Hamilton Depression Scale	汉密尔顿抑郁量表
HIV	human immunodeficiency virus	人类免疫缺陷病毒
LDH	lactate dehydrogenase	乳酸脱氢酶
MRI	magnetic resonance imaging	磁共振成像
MT	melatonin	褪黑素
MCI	mild cognitive impairment	轻度认知障碍
MMSE	Mini-Mental State Examination	简易精神状态检查量表
PCT	procalcitonin	降钙素原
REM	rapid eye movement	快速眼动
SAAG	serum-ascites albumin gradient	血清-腹水白蛋白梯度
GPCOG	the General Practitioner Assessment of Cognition	全科医生认知功能评估量表
TV	trichomonal vaginitis	滴虫性阴道炎
VVC	vulvovaginal candidiasis	外阴阴道假丝酵母菌病

(续上表)

英文缩写	英文全称	中文全称
	abdominal mass	腹部肿块
	abdominal pain	腹痛
	abnormal vaginal discharge	阴道分泌物异常
	affective disorder	情感障碍
	affective psychoses	情感性精神障碍
	agnosia	失认
	anemia	贫血
	anesthesia	感觉缺失
	aphasia	失语
	apraxia	失用
	arthralgia	关节痛
	ascending reticular activating system	上行网状激活系统
	ascites	腹水
	back and leg pain	腰腿痛
	breast mass	乳腺肿物
	chest pain	胸痛
	cognition	认知
	cognitive disorder	认知障碍
	coma	昏迷
	consciousness	意识
	constipation	便秘
	cough	咳嗽
	cyanosis	发绀
	deafness	耳聋
	deep sensation	深感觉
	dementia	痴呆
	diarrhea	腹泻
	disorders of consciousness	意识障碍
	disorders of memory	记忆障碍
	dizziness	头晕
	dyscalculia	计算力障碍

(续上表)

英文缩写	英文全称	中文全称
	dysesthesia	感觉倒错
	dysosmia	嗅觉障碍
	dysphagia	吞咽困难
	dyspnea	呼吸困难
	edema	水肿
	emaciation	消瘦
	endotoxin	内毒素
	epistaxis	鼻出血
	expectoration	咳痰
	fatique	乏力
	fever of unknown origin	发热待查
	fever type	热型
	fever	发热
	Guillain-Barrés syndrome	吉兰-巴雷综合征
	haemoglobin	血红蛋白
	headache	头痛
	hematemesis	呕血
	hematochezia	便血
	hematuria	血尿
	hemoptysis	咯血
	jaundice	黄疸
	neck lump	颈部肿物
	obesity	肥胖
	oral ulcer	口腔溃疡
	otalgia	耳痛
	pain	疼痛
	palpitation	心悸
	paralysis	瘫痪
	pelvic mass	盆腔肿块
	pharyngalgia	咽痛
	pleural effusion	胸腔积液

(续上表)

英文缩写	英文全称	中文全称
	proteinuria	蛋白尿
	pyrogen	致热原
	radiating pain	放射痛
	referred pain	牵涉性疼痛
	sensory disturbance	感觉障碍
	sensory	感觉
	skin rash	皮疹
	somnolence	嗜睡
	spoor	昏睡
	superficial mass	体表肿物
	superficial sensation	浅感觉
	syncope	晕厥
	synesthesia sensation	复合感觉
	tinnitus	耳鸣
	toothache	牙痛
	vertigo	眩晕
	vomiting	呕吐
	wallenberg syndrome	延髓背外侧综合征